改訂
ドクターヘリ

救急医療用ヘリコプターの現状と
救命医療システムのこれからを考える

小濱 啓次

川崎医科大学名誉教授
日本航空医療学会監事

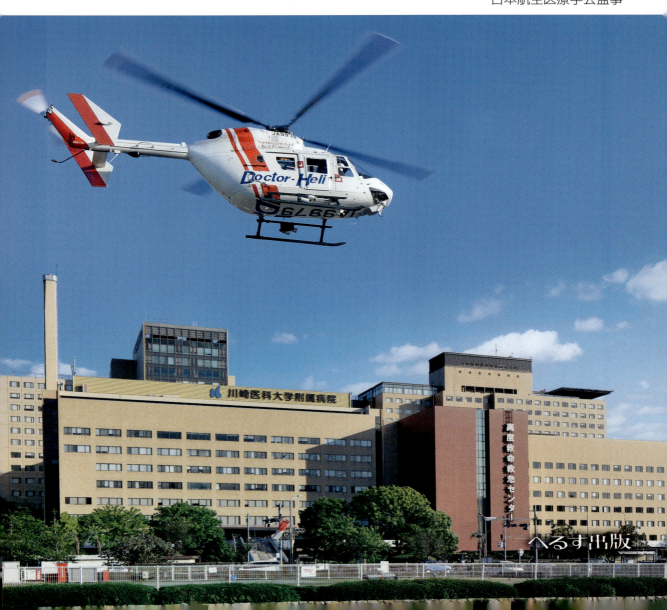

へるす出版

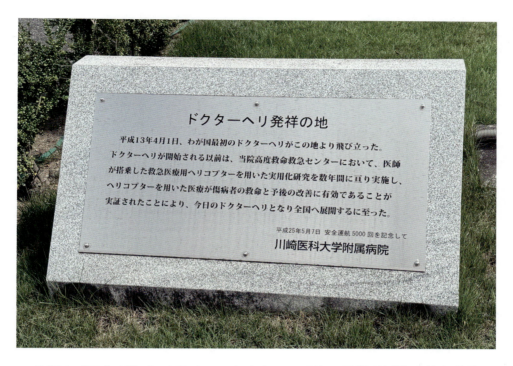

2001（平成13）年4月1日，ドクターヘリ第1号機が川崎医科大学附属病院高度救命救急センターで本格運航を開始した。2013（平成25）年5月7日に安全運航5,000回到達を記念して，「ドクターヘリ発祥の地」記念碑が設置された。

ドクターヘリ使用機種の紹介

MD902

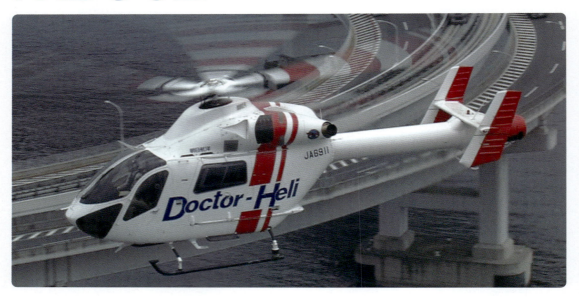

- ● 名　　称：MD902
- ● 型　　式：マクダネルダグラス式 MD900 型
- ● 製　　造：マクダネル・ヘリコプター社
- ● 生 産 国：アメリカ
- ● 全　　長：11.85 m
- ● 全　　幅：10.34 m
- ● 全　　高：3.66 m
- ● 最大全備重量：2,948 kg
- ● 最大巡航速度：250 km/h
- ● 搭乗者数：乗員 2 名，同乗者 3 名，患者 1 名
- ● 搬 出 入：キャビン後方よりロールインストレッチャーを使用
- ● ポイント：テール・ローターがなく低騒音。ドクターヘリの中では最も小型。テレビドラマの撮影に多用されたためか，ドクターヘリといえばこの型式を連想すヘリといえばこの型式を連想する方が多い。

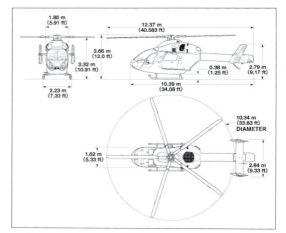

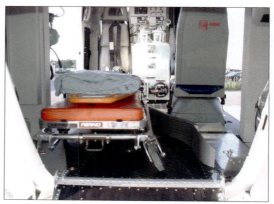

EC135P2i

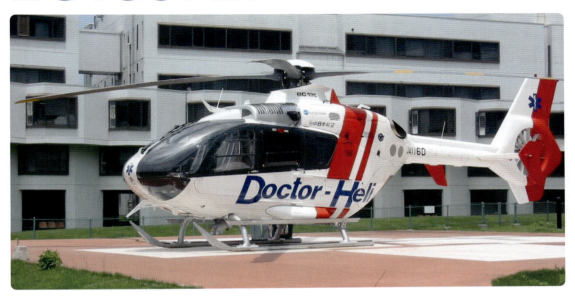

- 名　　称：EC135P2i
- 型　　式：ユーロコプター式　EC135型
- 製　　造：エアバス・ヘリコプター・ドイツ社
- 生産国：ドイツ
- 全　　長：12.16 m
- 全　　幅：10.20 m
- 全　　高：3.35 m
- 最大全備重量：2,950 kg
- 最大巡航速度：254 km/h
- 搭乗者数(通常)：乗員2名＋同乗者3名＋患者1名
- 搬出入：キャビン後方よりロールインストレッチャーを使用
- ポイント：ドクターヘリの中では最も多く用いられている。幅広い用途に活躍する汎用小型双発タービンヘリとして，世界中に1,300機以上が就役している。1,300機以上が就役している。想する方が多い。

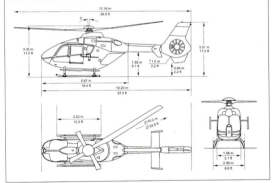

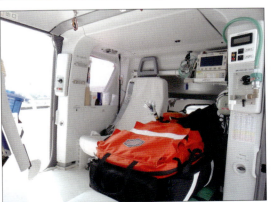

v

ドクターヘリ使用機種の紹介

BK117C-2

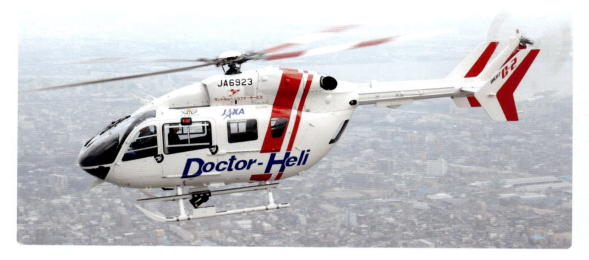

- 名　　称：BK117C-2
- 型　　式：川崎式　BK117型
- 製　　造：川崎重工業株式会社
- 生産国：日本
- 全　　長：13.03 m
- 全　　幅：11.00 m
- 全　　高：3.96 m
- 最大全備重量：3,585 kg
- 最大巡航速度：246 km/h
- 搭乗者数(通常)：乗員2名＋同乗者4名＋患者1名
- 搬 出 入：キャビン後方よりロールインストレッチャーを使用
- ポイント：ドクターヘリの中では最も大型で機内容積が最大。座席数に余裕があるため研修医の同乗などにも対応でき，評価が高い。

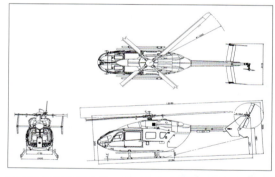

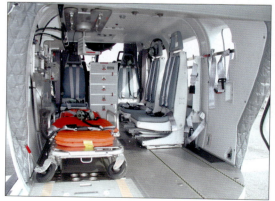

B429

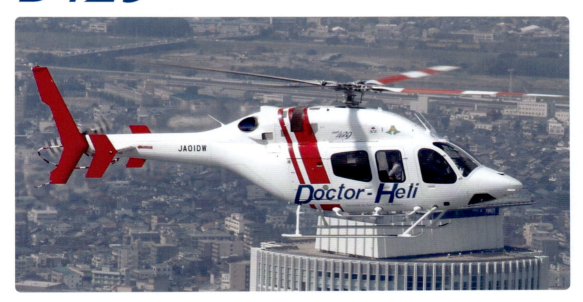

- 名　　称：B429
- 型　　式：BELL式　B429型
- 製　　造：ベル・ヘリコプター社
- 生 産 国：アメリカ
- 全　　長：13.11 m
- 全　　幅：10.98 m
- 全　　高：4.04 m
- 最大全備重量：3,175 kg
- 最大巡航速度：262 km/h
- 搭乗者数(通常)：乗員2名＋同乗者3名＋
　　　　　　　　患者1名
- 搬 出 入：キャビン後方よりロールインスト
　　　　　レッチャーを使用
- ポイント：比較的新しい開発機。わが国では
　　　　　少数の運航にとどまるが，今後増
　　　　　えてくる可能性がある。

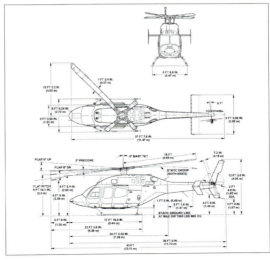

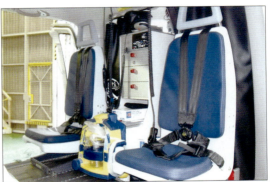

vii

ドクターヘリ使用機種の紹介

AW109 GRAND NEW SP

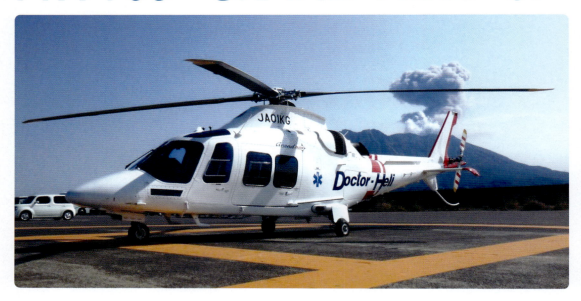

- 名　　称：AW109 GRAND NEW SP
- 型　　式：AW109SP 型
- 製　　造：レオナルド・ヘリコプター社
- 生 産 国：イタリア
- 全　　長：12.95 m
- 全　　幅：7.75 m
- 全　　高：3.06 m
- 最大全備重量：3,175 kg
- 最大巡航速度：290 km/h
- 搭乗者数(通常)：乗員 2 名＋同乗者 3 名＋
  　　　　　　　患者 1 名
- 搬 出 入：機体横よりリッターを利用
- ポイント：ポイント：ドクターヘリでは唯一
  　　　　　のホイール式降着装置を装備し
  　　　　　た，最速のドクターヘリ。

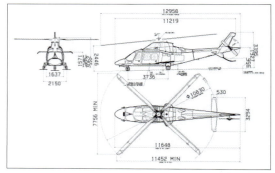

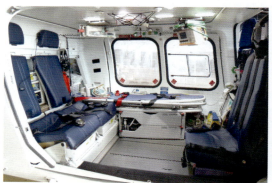

はじめに

　平成15（2003）年12月に，**初版の『ドクターヘリ』**を上梓して，早いもので20年が経過した。その間に，国のドクターヘリの法律である「**救急医療用ヘリコプターを用いた救急医療の確保に関する特別措置法**」が成立，施行され，**航空法施行規則第176条（捜索又は救助のための特例）にドクターヘリが加えられ，ドクターヘリの運航が，年間2.5〜3万件，全国の都道府県で，死亡事故もなく，安全に，円滑に，行われるようになった。**

　このことから，川崎医科大学附属病院高度救命救急センターで初めて行われた**ドクターヘリの運航**を，わが国の救急医療，救急医学教育を検討，評価しながら，救急医療用ヘリコプター（ドクターヘリ）が，いかに発展してきたかを詳細に述べることは，お世話になった皆様への感謝の気持ちになるではないかと思ったので，当初はこれを『改訂ドクターヘリ』として上梓しようと思ったのであるが，内容が増加して，著者がまとめることが不可能と思われたので，著者のドクターヘリ導入の主目的であった，へき地・離島にも都会と同じ高度救急医療体制を提供して，へき地・離島の過疎化を防ぐという趣旨で，『**ドクターヘリの全国展開と広域救急医療体制の構築**』という冊子にして上梓した。しかし，著者の気持ちとしては，どうしても『**改訂ドクターヘリ**』として，**川崎医科大学附属病院高度救命救急センターと日本の最初の救急医学講座としての医学教育を主体とした冊子を出版したいと思ったので，あらためて本書を『改訂ドクターヘリ』として出版することにしたのである。そのため，本書には前著と同じ図表，文章が含まれることとなったが，本書はドクターヘリ，救急医療，救急医学教育，日本航空医療学会での活動を中心にまとめたので，内容としては同じではないと著者は思っており，ご理解のうえご一読いただけたらと思っている。**

　また，川崎医科大学附属病院救急部の開設（北米型ER）は，昭和51（1976）年4月1日であり，令和8（2026）年4月1日には，救急部開設50周年，さらに，川崎医科大学におけるわが国最初の救急医学講座の開講は，昭和52（1977）年4月1日なので，令和9（2027）年4月1日には開講50周年を迎える。そこで，同窓会の幹事会で「本書を救急部開設50周年，救急医学講座開講の50周年の記念誌にしてはどうか」との話が出たので，本書を救急部開設・救急医学講座開講50周年記念誌にしたいと思ったので（現在の講座でも50周年の記念誌を出すのであろうが，著者がそれまで生きている自信がないので），本書を先に先に上梓することをご理解いただきたいと思っている。

　今から40年ほど前の昭和56（1981）年10月23日に，わが国最初の救急医療用ヘリコプター（ドクターヘリ）の実用化研究が，（社）日本交通科学協議会（現日本交通科学学会）の故冨永誠美副会長（元警察庁初代交通局長）の主催により1日だけ行われ，**ドクターヘリの導入が「重症傷病者の救命と予後の改善に有効であることが，実証，認定されたのである**（当時は，交通

事故による死亡者が年間2万人に近づきつつあったのである）。その後，（社）日本交通科学協議会によるドクターヘリの実用化研究は，20年にわたって5回行われた。

　平成13（2001）年4月1日に，内閣官房内閣内政審議室で行われた「救急医療用ヘリコプターの調査検討委員会」において，厚生省で行われた試行的事業での救急医療用ヘリコプターの導入が，**重症傷病者の救命率の向上と予後の改善に有効であることが認められて，わが国最初のドクターヘリが，川崎医科大学附属病院高度救命救急センターに配備されたのである**。そして，令和4（2022）年に香川県にドクターヘリが導入されたことによって，全国47都道府県への配備がなされたのである（京都府にはドクターヘリ基地医療機関はないが，関西広域医療連合に所属しており，他府県の医療機関のドクターヘリのお世話になったときには，京都府として運航費用を出しているので，制度上はドクターヘリが運航されていることになっている）。ドクターヘリが全国に配備されるのに，日本は，実に**40年の歳月を必要としたのである**。

　令和4（2022）年度には，年間36,434件の出動要請があり，受諾件数は年間29,245件，診療患者は年間22,892名であった。厚生省が行った試行的事業における救命率45.6％からみると，相当数の傷病者（患者）が救命されたことになるのである。

　著者がドクターヘリの導入に専念するようになったのは，昭和54（1979）年に川崎医科大学に救命救急センターが配備され，県北の市町村から重症の傷病者が多数搬送されるようになったが，その多くが**搬送途上で心肺停止となって来院することがきっかけ**であった。今の医学では，3分以上心肺が停止して脳に酸素が行かなくなると，いかなる治療を行っても，脳が再び回復し，普通の会話ができるようにはならない可能性が大きいのである。

　医学，医療としては，当たり前の話であるが，重症であればあるほど，いかに早く医師による適切な救命治療が開始できるかが，傷病者（患者）の予後に大きく関与しているのである。救急車による搬送途上で，傷病者が**心肺停止**になるのは，救急業務として救急車で，長距離を長時間かけて医療機関（救命救急センター）に搬送されるからであり，このことは，岡山県だけの問題ではなく，全国のへき地・離島を有するすべての都道府県で毎日起こっている問題である。これらの傷病者を救命するためには，当時，欧米では当たり前のこととして行われていた，**ヘリコプターに医師と看護師を搭乗させ，傷病者発生現場から医師による適切な救命治療を行わなければ，傷病者は救命されない**。すなわち，医療を行う厚生労働省が"ドクターヘリ"を導入しなければならなかったのである。

　そのため著者は，最初，救命救急センターを配備した厚生省（現厚生労働省）に行き，救急医療用ヘリコプターの導入を担当の指導課長（現地域医療計画課長）に会い，この話をしたところ，「**そんなお金もない。法律もない，前例もない**」とのないない尽くしであった。ここから，**著者と関係者と国（厚生省，総務省消防庁，運輸省〔現国土交通省〕）との厳しい交渉**が，始まったのである。結果として，**ドクターヘリのための法律ができ，航空法施行規則第176条を改正**して，ドクターヘリをこの法律の中に入れ，**傷病者発生現場で医師による救命治療が行われるようになった**のである。

このことは，傷病者の医療機関への搬送を厚生省ではなく，自治省消防庁の**搬送業務**にしたことで，重症傷病者は，早く医療機関に搬送しなければならないとの医療としての発想にならず，時間を要しても傷病者を医療機関に搬送すればよいとの単純な発想であったため，傷病者が**搬送途上で心肺停止になっていた**と想定されるのである。

　欧米では，傷病者の搬送には医師が必ず関与しており，重症傷病者には「医師が搭乗した救急医療専用のヘリコプターが必要なのである」との発言があったので，**欧米では1960年代から救急医療用ヘリコプターが導入された**のである。わが国では，ドクターヘリにより令和4 (2022) 年までに29万6,094名の重症傷病者が救急搬送されているので，厚生省の試行的事業で出された救命率46.5％から算出すると，少なく見積もっても10万人近くの重症傷病者がドクターヘリで救命搬送され，予後の改善を得ていることになる。少なくみて10％としても，1万人近くの傷病者がドクターヘリによって救命され，社会復帰と予後の改善を得ていることになる。年間でみると，毎年2千人の傷病者が予後の改善を得たことになるのである。このことは，ドクターヘリの運営費以上のお金が，社会（国）に還元されていることになるのである。

　平成13 (2001) 年4月1日に，国としてのドクターヘリの運航が，川崎医科大学附属病院高度救命救急センターで開始されて以来，20年以上が経過し，死亡事故のない，安全運航が，当たり前のこととして毎日行われている。多くの関係者の忍耐と努力により，ドクターヘリが世に送り出された結果が，今日のドクターヘリの隆盛，人命救助に関与していることは，間違いのない事実であると著者は思っている。

　著者のドクターヘリ導入時の信念は，「**重症患者の救命治療を行う救急医療用ヘリコプター（ドクターヘリ）に死亡事故があってはならない**」ということである。幸いなことに今まで，航空機事故，医療事故による死亡事故は1件もないが，著者は，ヘリコプターの事故のほとんどは人為事故だと思っている。すべての関係者が，「**人命救助を行うドクターヘリに事故があってはならない**」という共通の認識と信念を持って，ドクターヘリの運航を行う限りにおいて，**事故は起こらない**と著者は思っている。

　そのために著者は，一般人も参加できる日本航空医療学会主催のドクターヘリ講習会を毎年2回，運航関係者と医関係者が協力して開催し，安全運航に努力してきた。これまでに講習会は40回以上を数え，参加者も5,000名を超えている。この講習会を続ける限りにおいて，大きな事故は発生しないと著者は信じている。

　ドクターヘリは今や，テレビドラマや映画にもなり，ドクターヘリが空を飛んでいると「あっ，ドクターヘリだ」と子どもが叫ぶほど一般化された。ありがたいことである。今では，ドクターヘリが空を飛ぶことは，当たり前のように思われているが，このような状況になるまでには，解決しなければならない多くの問題があったのである。しかし，多くの関係者の協力により，今日のドクターヘリの活躍がある，と著者は感謝している。

　著者が，ドクターヘリ導入者の一人として述べておきたいことは，このドクターヘリのシス

テムは，医療人ではない警察庁で初代交通局長をされた故冨永誠美氏が，昭和40（1965）年頃から激増した交通事故による死亡者を，何としても助けたい（交通事故死を減らしたい）と思い，著者もまた，医師の責任としてへき地・離島の医療過疎地の国民の現場や搬送途上での死亡を減らし，都会と同様の高度医療を提供したい，という医師としての個人の願いが，今日のドクターヘリの隆盛に繋がっていると思うのである。公人である冨永氏は，執念をもって救急医療用ヘリコプターの実用化研究をされたが，この冨永氏の執念，熱意がなかったならば，民間人である著者が，このドクターヘリの実現に関与できなかっただろうと思うのである。

　多くの関係者の協力と援助があって，今日のドクターヘリの安全と活躍，隆盛があることを，忘れてはならないのである。特に，ドクターヘリの全国展開にドクターヘリの法律をつくり，さらに，財政状態が良くない道府県に地方交付税措置という総務省の補助金が得られるように尽力された，HEM-Netの**国松孝次**元会長（元警察庁長官），**篠田伸夫**現会長（元自治省消防庁次長）のお二人には，改めて感謝申し上げたい。

　著者は，ドクターヘリがゼロからスタートして，全国に展開されるまでの経過をまとめ，その歴史書として本書を残したく思い，上梓した。なお，第4章の「ヘリコプターの機能と構造」は，セントラルヘリコプターサービス株式会社の横田昌彦氏に執筆をお願いしたので，感謝申し上げたい。

　ドクターヘリの安全運航のために，現場で毎日関与されている医師，看護師，消防関係者，運航関係者など，すべての関係者の皆様にも，この場を借りて改めて感謝申し上げたいと思う。また，本書の編集においては，へるす出版の佐藤枢前社長，斉藤浩司氏，佐藤貴氏にも大変お世話になった。

　皆様，本当にありがとうございました。

令和6年11月25日

　　　　　　　　　　　　　　　川崎医科大学名誉教授（救急医学）
　　　　　　　　　　　　　　　一般社団法人日本救急医学会名誉会員
　　　　　　　　　　　　　　　一般社団法人日本航空医療学会監事・名誉理事長
　　　　　　　　　　　　　　　元認定NPO法人救急ヘリ病院ネットワーク副理事長
　　　　　　　　　　　　　　　　　　　　　　小濱　啓次

目　次

はじめに　ix

第1章　ドクターヘリの歴史　　1

I．総　論　　1

1　ドクターヘリの始まり　　1
　1　冨永誠美氏と川崎祐宣氏の出会い　　1
　2　ドイツ ADAC の訪問　　4
　3　救急医療用ヘリコプターの実用化研究　　5
　4　厚生省によるドクターヘリの運航開始　　7

2　日本の救急医療体制とドクターヘリ　　8
　1　日本の救急医療体制の変化　　8
　2　救急医学と救急医療　　9
　3　川崎医科大学救急医学講座の創設　　13
　4　大学病院としての救急医学講座　　15
　5　看護師の搭乗について　　16
　6　救急業務と救急医療の協力体制の必要性　　17
　7　ドクターヘリを救急医療に用いる原点　　22
　8　厚生省によるドクターヘリ予算案　　23
　9　ドクターヘリ調査検討委員会の創設　　25
　10　新しい病院前救急医療体制の構築　　26
　11　諸外国における現状と搬送途上における心肺停止事例　　27
　12　ドクターヘリ導入のための協力者　　28

II．各　論　　30

1　ドクターヘリの導入に関与された個人　　30
　1　岡村正明氏　　30
　2　冨永誠美氏　　30
　3　川崎祐宣氏　　31
　4　国松孝次氏　　31
　5　篠田伸夫氏　　32

2　ドクターヘリ運航の始まり　　32

xiii

1	昭和55 (1980) 年以前におけるドクターヘリの運航	32
2	昭和55 (1980) 年以降におけるドクターヘリの運航	34

3　ドクターヘリ運航に関係した団体，省庁，学会等 … 36

1	社団法人日本交通科学協議会（現一般社団法人日本交通科学学会）	36
2	認定NPO法人救急ヘリ病院ネットワーク（HEM-Net）	44
3	内閣官房内閣内政審議室	48
4	厚生労働省	51
5	一般社団法人日本航空医療学会	55
6	川崎医科大学	63
7	日本救急医学会	63
8	日本臨床救急医学会	67
9	日本病院前救急診療医学会	68
10	へき地・離島救急医療学会	69
11	総務省消防庁	70
12	国土庁	71
13	総理府警察庁長官官房交通安全対策室	71
14	関西広域連合	72
15	浜松救急医学研究会と浜松救急医療用ヘリコプター株式会社	73
16	メディカルウィング（医療優先固定翼機）研究運航事業	73
17	D-call Net（救急自動通報システム）	73
18	国際航空医療協議会（International Aeromedical Evacuation Congress；AIRMED）	74
19	ドクターヘリ基地病院連絡調整協議会	74

まとめ … 75

Ⅲ．ドクターヘリ創設の流れ　76

第2章　ドクターヘリの基本とその運営　83

1　ドクターヘリとは … 83

1	ドクターヘリの語源	83
2	法律に定めるドクターヘリとは	83
3	ドクターヘリの目的	84
4	ドクターヘリ施策の目標	84
5	日本航空医療学会によるドクターヘリの定義	85
6	ドクターヘリはなぜ必要か	85

2　ドクターヘリの効果 …… 89
- 1　厚生省の試行的事業における効果　89
- 2　外傷におけるドクターヘリの効果　89
- 3　社会復帰による経済効果　90
- 4　ドクターヘリ救命の好事例　90
- 5　ドクターヘリ効果のまとめ　91

3　ドクターヘリと消防防災ヘリ …… 92

4　ドクターヘリの運営 …… 94
- 1　公的運航と私的運航　94
- 2　対象とする地域のヘリポート調査　95
- 3　消防機関との協議　95

5　ドクターヘリ運営の実際 …… 96
- 1　適切な運用管理と情報管理　96
- 2　運営に必要な人員，施設，設備　96
- 3　機体の消毒洗浄　98
- 4　ドクターヘリ用基地ヘリポートのあり方　99
- 5　使用ヘリコプター　100
- 6　ドクターヘリ出動基準　102
- 7　ドクターヘリの事故につながる状態　106
- 8　ドクターヘリ運営のための費用　106
- 9　ドクターヘリを用いた診療に関する診療報酬上の取り扱いについて　107
- 10　搭載医療機器，医薬品　108
- 11　ドクターヘリ運航会社の資格　110
- 12　搭乗者の保険，搭乗手当について　111
- 13　ドクターヘリ搭乗スタッフの教育　112
- 14　ドクターヘリと消防防災ヘリとの協力体制のあり方　115
- 15　高速道路におけるドクターヘリの活動　118
- 16　無線について　126
- 17　夜間運航について　131

第3章　ドクターヘリ運航に関連する法律　133

I．総論　133

Ⅱ. 各論　137

1　航空法と航空法施行規則　137
  1　航空法　137
  2　航空法施行規則　141
  3　航空法施行規則第176条改正によるドクターヘリの運航について　142

2　ドクターヘリ特別措置法　158
  1　ドクターヘリ特別措置法の制定とその意義　158
  2　ドクターヘリ特別措置法成立の経緯①　159
  3　ドクターヘリ特別措置法成立の経緯②　160

第4章　ヘリコプターの構造と機能　165

1　ヘリコプターの概要　165
  1　ヘリコプターの歴史　165
  2　飛行機とヘリコプター　166
  3　ヘリコプターの分類, 形式　167
  4　ヘリコプターの規模　168
  5　ドクターヘリで活躍するヘリコプター　169

2　ヘリコプターの飛行原理　170
  1　揚力の発生　170
  2　操縦操作と姿勢の制御　171

3　ヘリコプターの構造と機能　174
  1　構造の概要　174
  2　メイン・ローター（主回転翼）　175
  3　テール・ローター（尾部回転翼）　176
  4　エンジン　178
  5　トランスミッション　178
  6　胴体構造　179
  7　電気系統　180
  8　機内/機外との通信　180

4　ヘリコプターの性能と特性　182
  1　飛行性能　182
  2　安全性　183
  3　機外騒音　183

4	機内騒音	184
5	振動と動揺	184
6	吹きおろし（ダウンウォッシュ）	184
7	飛行方式	185
8	制限・限界事項	185
9	その他	185

第5章　航空医学（Aviation Medicine）　187

1　ドクターヘリが高空を飛ぶことによって生じる環境変化　187
　1　気圧の低下　187
　2　低酸素症（低酸素血症）　189
　3　減圧症　192
　4　温度変化　193
2　ヘリコプターの飛行に伴う損傷の防止　193
3　飛行によって生じる各種症状と疾患　194
　1　気圧の低下を原因とする疾患　194
　2　航空機によって生じる各種症状と疾患　195
4　飛行によって生じる各臓器器官の変化　195
　1　中枢神経系　195
　2　感覚系（目，鼻）　196
　3　呼吸器系　196
　4　心血管系　196
　5　消化器系　197
　6　精神障害を有する患者　197
まとめ　197

第6章　事故の予防（ヒヤリ・ハット）　199

Ⅰ．総　論　199

Ⅱ．各　論　203
1　ヒヤリ・ハット，インシデント事例について　203

		1	ヒヤリ・ハット事例（日本航空医療学会安全推進委員会による）	203
		2	インシデント事例	211
	2	アクシデント事例：ハードランディングによる機体損傷		215

第7章　諸外国におけるドクターヘリの現状　219

1	ドイツ	220
2	スイス	221
3	フランス	223
4	イギリス	223
5	アメリカ	224
6	オーストラリア	225
7	国際航空医療学会 （International Society of Aeromedical Services ; AIRMED）	225

第8章　ドクターヘリと救急医療体制　227

1	救急医療（診療）体制の始まり		227
	1	救急告示医療機関と救命救急センター	227
	2	救急告示制度の問題点	228
	3	大学病院はいかにあるべきか	229
2	救急医療体制にドクターヘリを導入する目的と始まり		231
3	新しい救急医療体制の構築		232
	1	病院前救護の現状	232
	2	搬送・受け入れルール	233
	3	メディカルコントロール体制の確保	234
	4	メディカルコントロール協議会の役割	234
	5	救急医療機関の役割①	235
	6	救急医療機関の役割②	236
4	わが国の救急医療体制の流れ		237
5	今後の救急医療体制のあり方		237
	1	ドクターヘリの導入と広域救急医療体制の構築	237
	2	救急医療体制の一本化	238

第9章　ドクターヘリと災害医療　　239

- 1　災害におけるドクターヘリの必要性 ……………………………………… 240
- 2　災害時におけるドクターヘリの運航について …………………………… 242
  - 1　救急医療用ヘリコプターを用いた救急医療の確保に関する特別措置法
    （平成19年6月27日法律103号）　　246
  - 2　航空法施行規則第176条改正に伴うドクターヘリの運航について（通知）　　246
  - 3　大規模災害時のドクターヘリ運用体制構築に係る指針
    （厚生労働省医政局地域医療計画課平成28年12月5日）　　247
  - 4　防災基本計画の改定（平成30年6月29日）　　255
  - 5　災害時における自衛隊の活動と「情報提供ノータム」の発出　　255
  - 6　HEM-Net の提言　　256
- 3　災害医療に関連する法律 …………………………………………………… 258
  - 1　災害対策基本法（昭和36年11月15日法律第223号）　　258
  - 2　災害救助法（昭和22年10月8日法律第118号）　　261
  - 3　大規模地震対策特別措置法（昭和53年6月15日法律第73号）　　262
- 4　過去の災害におけるヘリコプターの医療としての運用 ………………… 263
  - 1　雲仙普賢岳火砕流（長崎県）　　263
  - 2　北海道中央高速自動車道多重衝突事故　　264
  - 3　北海道奥尻島地震（北海道南西沖地震）　　264
  - 4　阪神・淡路大震災　　265
  - 5　東日本大震災　　266
  - 6　熊本地震　　268

第10章　ドクターヘリとへき地・離島医療　　269

- 1　へき地・離島になぜドクターヘリが必要なのか ………………………… 270
- 2　へき地・離島医療の現状 …………………………………………………… 270
- 3　へき地・離島対策はいかにあるべきか …………………………………… 273
- 4　へき地・離島医療に関連する法律，省令 ………………………………… 273

第11章　ドクターヘリの現状と今後のあり方　　277

1　ドクターヘリの現状　　277
 1　ドクターヘリの配備状況　　277
 2　ドクターヘリ現場出動における経過時間　　277
 3　ドクターヘリ運航実績の推移　　278
 4　ドクターヘリ傷病者搬送件数の推移　　278

2　ドクターヘリの今後のあり方　　278
 1　広域救急医療指令センターの創設と消防機関との協力体制　　278
 2　ドクターカーの導入　　280
 3　固定翼航空機の導入　　282
 4　高速道路への離着陸について　　282
 5　夜間運航について　　282
 6　へき地・離島に夜間照明付き臨時ヘリポートの設営　　283
 7　消防機関と厚生労働省，日本医師会との新しい協力体制の構築　　283
 8　基地病院でカバーできない地域への新しい基地医療機関の創設　　283

日本航空医療学会について　　285

第1章 ドクターヘリの歴史

I. 総論

　救急医療用ヘリコプターの歴史に関しては，各種の報告[1〜4]がなされているが，ヨーロッパの山岳を有しているスイス，オーストリア等の山国においては，1960年代当初から，山岳における救助，救出にヘリコプターが用いられている[5]。国として医師が搭乗した救急医療用ヘリコプター（physician staffed EMS helicopter）の運航，導入は，欧米諸国では，1970年代（**表1-1**）から広く行われている。国のシステムとしては，ドイツのADAC（ドイツ自動車連盟）が1967-68年頃から，**国の半公的システムとしての救急医療用ヘリコプターの運航を行っている**[5〜8]。

　このことから，わが国は，ドイツADACのシステムを模範にして，国としての救急医療用ヘリコプターを導入しようということになったのである。

1 ドクターヘリの始まり

1 冨永誠美氏と川崎祐宣氏の出会い

　わが国での救急医療専用ヘリコプター導入の始まりは，昭和55（1980）年の6月頃にさかのぼる。（社）日本交通科学協議会の副会長をされていた故**冨永誠美氏**（元警察庁初代交通局長）（**写真1-1**）が，岡山県にある川崎学園に来られ，初代の理事長で川崎医科大学附属病院院長も兼務されていた故**川崎祐宣氏**（**写真1-2**）に面会を求められたことが，ドクターヘリ導入の契機となったのである。

　当時，わが国では，戦後の経済の改善とモータリゼーションによって交通事故による死亡者が年々増加し，今に年間2万人になるとして，大きな社会問題になっていたのである（昭和45〔1970〕年には，年間16,765名が死亡している）[9]（**表1-2**）。

　冨永氏は川崎理事長に，「交通事故による死亡者が増加して，今に年間2万人になるとして，大きな社会問題になっている。**ドイツのADACは，医師が搭乗した救急医療専用のヘリコプ**

1

表 1-1 諸外国におけるドクターヘリ導入の実態（西川渉氏資料[3]を一部改変）

	アメリカ	ドイツ	スイス	フランス	日本（ドクターヘリ）
特 色	商業的	体系的	国民的	官制的	停滞的
開始時期	1972年	1970年	1973年	1983年	2001年
運航主体	病院，警察	ADAC，軍，防災局，DRF（NPO）	REGA	SAMU	拠点病院
医療搭乗者	FN×2 FN＋PM	医師＋PM	医師＋PM	医師＋看護師	医師＋看護師
拠点数	450ヵ所	78ヵ所	13ヵ所	約30ヵ所	66ヵ所
飛行範囲	半径150～200km	半径50km	15分以内の時間距離	県単位	県単位
飛行条件	昼夜間，計器飛行	昼間	昼夜間	昼間	昼間
国土面積	7,843	357	41	544	378
運航費負担	医療保険	医療保険	パトロン＋寄付＋医療保険＋患者	国	国＋自治体

[注1] FN＝フライトナース，PM＝パラメディック
[注2] 国土面積の単位は千平方キロ。アメリカの面積はアラスカ州を含まない。
[注3] 実際の運航は世界のほとんどの国で民間ヘリコプター会社をチャーターしている例が多い。

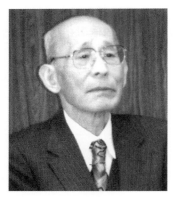

写真 1-1　冨永誠美氏

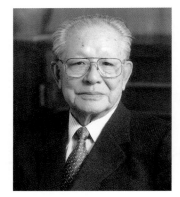

写真 1-2　川崎祐宣氏

ターを交通事故現場に降ろし，現場で医師が直ちに救命治療を開始することによって，交通事故による死亡者を減少させている（図1-1）。このシステムをドイツに見習い，日本においても救命救急センターに救急医療専用のヘリコプターを配備して，交通事故現場に着陸させ，現場で直ちに，医師が救命治療を開始して負傷者を救命し，交通事故による死亡者数を減らしたいので，ぜひ協力して欲しい」と懇願されたのである。

　東京の冨永氏が川崎医科大学に来られたのは，冨永氏が岡山県の県警本部長をされていたとき，川崎理事長が岡山県医師会の副会長をされていたので，冨永氏と川崎氏は，旧知の仲だったのである。冨永氏は，川崎医科大学附属病院に救命救急センターができ，著者が外傷外科の専門医として勤務していることを知って，川崎医科大学に来られたのである。

　そのとき著者は，救命救急センターの部長をしていたが，理事長から理事長室に来るように

表1-2 日本の交通事故による死亡者の推移（昭和48年警察白書[9]による）

年齢層別	区分	43年 死者数	構成率(%)	44年 死者数	構成率(%)	45年 死者数	構成率(%)	46年 死者数	構成率(%)	47年 死者数	構成率(%)
子供	幼児（6歳未満）	1,107 (100)	7.7	1,168 (106)	7.2	1,182 (107)	7.1	1,181 (107)	7.3	1,263 (114)	7.9
	小学生層（6歳〜11歳）	545 (100)	3.8	612 (112)	3.8	631 (116)	3.8	590 (108)	3.6	577 (106)	3.6
	中学生層（12歳〜14歳）	158 (100)	1.1	167 (106)	1.0	176 (110)	1.0	144 (91)	0.9	160 (101)	1.0
	小計	1,810 (100)	12.7	1,947 (108)	12.0	1,987 (110)	11.9	1,915 (106)	11.8	2,000 (110)	12.6
老人層（60歳以上）		2,819 (100)	19.8	3,392 (120)	20.9	3,688 (131)	22.0	3,648 (129)	22.4	3,516 (125)	22.1
その他（15歳〜59歳）		9,627 (100)	67.5	10,918 (113)	67.2	11,090 (115)	66.1	10,720 (111)	65.9	10,402 (108)	65.3
合計		14,266 (100)	100.0	16,257 (114)	100.0	16,765 (118)	100.0	16,278 (114)	100.0	15,918 (112)	100.0

（　）内は，昭和43年を100とする指数である．

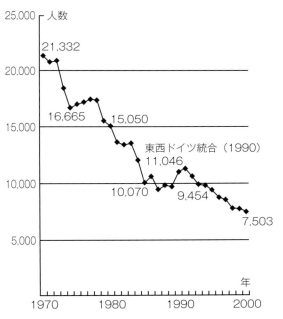

図1-1　ドイツにおける交通事故による死亡者数の経過

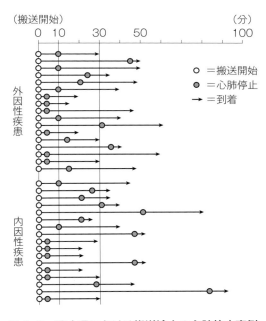

図1-2　岡山県における搬送途上の心肺停止事例

呼ばれ，冨永氏の話をされ，著者に意見を求められたのである．著者は，重症の傷病者が県北から来院時，長距離を長時間かけて救急車で川崎医科大学附属病院救命救急センターに搬送されてくるために，搬送途上で心肺停止状態になる傷病者を多数経験しており（図1-2），冨永氏が依頼された救急医療専用のヘリコプターの導入が，以前から必要と思っていたので，全面

的に賛同したのである。

　川崎理事長は，この冨永氏の要望に反対されるどころか，結論として，「とりあえずドイツに行って，ドクターヘリの実際を視察してくるよう」に指示されたのである。川崎医科大学は，まだ開学5年目で，卒業生も出ておらず，学園の運営，経営としても厳しい時期だと思われたのに，**川崎理事長は，断ることなくゴーサインを出されたのである**。この川崎理事長の決断がなかったならば，日本のドクターヘリの導入は，今もなかったであろうと思われるのである。

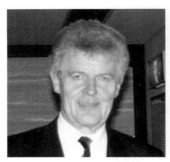

写真1-3　G. Kugler氏

　このことから，著者と冨永氏，それにADACのmedical directorをされていた故Gerhard Kugler氏（**写真1-3**）と仲の良い故山野豊氏（伊藤忠アビエーション営業部長）を加えた3人が，ドイツADACの視察に行くことになったのである。

2　ドイツADACの訪問

　冨永氏，山野氏，著者の3人は，昭和55（1980）年10月に，ドイツのミュンヘンにあるADAC本部でGerhard Kugler氏に会い，またADACの救急医療用ヘリコプターChristoph 1号機が配備されているミュンヘンのハーラッヒン病院を訪れ（**写真1-4**），ドクターヘリ運航のノウハウを学んだのである[4～8]。同じ時，Kugler氏が，ミュンヘンで**第1回国際航空医療協議会（AIRMED80）（写真1-5）**を会長として開催されたので，われわれもその会に参加し，世界の救急医療用ヘリコプターの現状を知ることができたのである[10]。

　冨永氏と山野氏は，ドイツからそのまま帰国したが，著者は一人で，当時から救急医療用ヘリコプターの運航で有名であった**スイスのREGA**を訪問し，また，**フランスのSAMUの創設者Prof. Cara**（パリ大学麻酔学教授）に会い，病院前救護体制に医師が参加しなければ，救命効果を得ることが難しい，との話を聞き，デンマークのFALK（民間の運航会社で海上

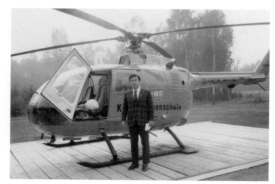

写真1-4　ハーラッヒン病院でのADAC救急医療用ヘリコプターの視察（著者）

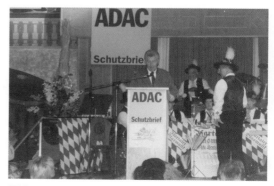

写真1-5　AIRMED 80の会長をつとめたG. Kugler氏

の救急医療も行っていた）も訪れ，それぞれの国の救急医療用ヘリコプターの現状を視察・調査し，帰国したのである[11, 12]。

3 救急医療用ヘリコプターの実用化研究

ドイツから帰国後，冨永氏は昭和55（1980）年に，（社）日本交通科学協議会内に「**航空機を用いた救護搬送検討委員会（委員長：小濱啓次川崎医科大学救急医学教授）**」を設置し，（社）日本交通科学協議会としての実用化研究（**表1-3**）を始めたのである。

すなわち，昭和56（1981）年10月23日，川崎医科大学附属病院救命救急センターに，医師と看護師が搭乗するドクターヘリを配備し，病院から35km離れた自動車専用道路ブルーハイウェイ黒井山グリーンパークの近くで，交通事故が起こり，重症傷病者が発生したとの想定であった[13]（**図1-3**）（このための費用は，すべて冨永氏が，関連団体，組織から集められた）。そして，従来通り，傷病者が救急車により医療機関に搬送されてきてから治療を開始する場合

表1-3 （社）日本交通科学協議会によるドクターヘリの実用化研究の歴史

第1回　1981年（昭和56年）10月23日 　　　自動車専用道における交通事故での救出・搬送	川崎医科大学
第2回　1987年（昭和62年）10月1日～10月31日 　　　救急医療システムにヘリコプターを導入する実用化研究	川崎医科大学
第3回　1990年（平成2年）9月1日～9月30日 　　　交通事故現場への救急医療ヘリコプターの実用化研究	札幌医科大学
第4回　1991年（平成3年）8月1日～9月30日 　　　高速道路における交通事故負傷者の救出・搬送	東海大学医学部
第5回　1992年（平成4年）7月1日～12月31日 　　　救急医療ヘリコプターの実用化研究	川崎医科大学

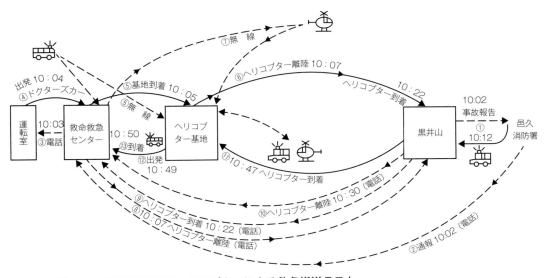

図1-3　第1回実用化研究でのヘリコプターによる救急搬送テスト

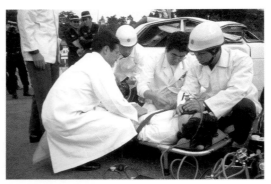

写真1-6 黒井山グリーンパークで行われたドクターヘリの実用化研究

表1-4 救護活動の所要時間の比較

救護活動の内容	救護活動の所要時間	
	ヘリコプター	救急車
①通報受信後事故現場到着までの時間 （内ヘリコプター飛行時間）	19分30秒　⑩-③ （15分01秒　⑨-⑥）	10分12秒　⑦-②
②負傷者救出に要した時間	—	4分51秒　⑧-⑦
③事故現場での医師の処置時間	7分23秒　⑪-⑩	
④事故現場から救命救急センターまでの時間 （内ヘリコプター飛行時間）	20分17秒　⑮-⑪ （17分17秒　⑬-⑪）	43分47秒　⑯-⑫
⑤事故発生から負傷者が救命救急センターに 収容されるまでの時間	50分00秒　⑮-①	1時間13分30秒　⑯-①
⑥負傷者が医師の医療を受けるまでの時間	22分20秒　⑩-①	1時間00分50秒 （⑧-①）+（⑯-⑫）

と，交通事故が起こり，重症傷病者が発生した時点で，直ちにドクターヘリを配備している医療機関にドクターヘリの出動を要請して，事故発生現場から救命治療を開始した場合と，どちらが早く治療が開始できるかについての実用化研究[13]を行ったのである。

　この研究は，交通事故により重症傷病者が発生したので，事故現場から地元邑久消防署に，直ちに救急車を出動させて，川崎医科大学附属病院救命救急センターに搬送して欲しいとの要請を行うと同時に，川崎医科大学附属病院救命救急センターにもドクターヘリの出動を要請し，待機しているヘリコプターに救急専門の医師（中村義博医師，藤井千穂医師）が，直ちに搭乗して，事故が発生した黒井山グリーンパークに向かい，指定されたヘリポートに着陸後，医師は事故現場に向かい，現場で医師が治療を開始（**写真1-6**）し，傷病者をヘリコプターに乗せて，救命治療を行いながら，川崎医科大学附属病院救命救急センターに向かうという想定の実用化研究であった。1日だけの研究であったが，救急医療用ヘリコプターを用いた，わが国最初の実用化研究であった。

　この研究の結果，ドクターヘリが出動した場合は22分20秒で救命治療が開始されたのに対し，従来の救急車の場合は，治療開始時間が60分50秒後であり，治療を開始する時間は，ド

表1-5 実用化研究にオブザーバーとして参加した官庁関係

○総務庁交通安全対策室
○警察庁交通局交通企画課
○防衛庁教育訓練局衛生課
○国土庁地方振興局山村豪雪地帯振興課
○厚生省健康政策局指導課
○運輸省航空局技術部運航課
○自治省消防庁救急救助課

表1-6 実用化研究に参加した関係省庁と岡山県関連部署

後 援：警察庁・総務庁・厚生省・自治省消防庁
協 力：官庁関係
　　　　　防衛庁・国土庁・運輸省・建設省
　　　　岡山県関係
　　　　　岡山県・岡山県警察本部・岡山県教育委員会・岡山県市長会・岡山県町村会・岡山県消防長会
　　　　　岡山県医師会・岡山県病院協会・川崎学園

クターヘリのほうが救急車より約3倍早くなることが判明したのである（表1-4）。この研究の結果，その後もドクターヘリの実用化研究を進めることになったのである。

　この実用化研究には，官公庁と岡山県関係者も入れて，100名近くの関係者が参加した（表1-5，6）。冨永氏はその後，4回にわたって救急医療用ヘリコプター（ドクターヘリ）の実用化研究を行ったのである。その後の研究は，現在のドクターヘリの運航方式とまったく同じ方式で，最初は1ヵ月，最後は半年間行い，**ドクターヘリが重症傷病者の救命率の向上と予後の改善に有効であることを実証・確認したのである。**

4　厚生省によるドクターヘリの運航開始

　救急医療用ヘリコプターのわが国最初の実用化研究が，昭和56（1981）年10月23日に行われた20年後の**平成13（2001）年4月1日**に，内閣官房内閣内政審議室で行われた「ドクターヘリ調査検討委員会」（座長：小濱啓次川崎医科大学救急医学教授）の検討結果[14]を経て，**厚生労働省によるドクターヘリ第1号の正式運航**が，川崎医科大学附属病院高度救命救急センターで始まったのである（写真1-7）。

　日本は，国としてのドクターヘリの正式の運航が始まるまでに，20年の歳月を必要としたが，欧米諸国では，1970年代に，救急医療用のヘリコプターの運航を開始（表1-1）しているので，欧米諸国と比べると日本は約30年近く遅れたことになるのである。しかし，わが国のドクターヘリには，スタッフとして，救急専門の医師と救命救急センターに所属する看護師が搭乗しており，また，運航費用については，厚生労働省と総務省の補助金と，都道府県の補助金によって，救急車と同様に無料で，全国均一に運航されている。世界に類のない施策で，公的に運航が行われているのである。日本のこのシステムは，公的予算が続く限り，消防防災ヘリと同様

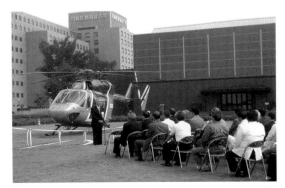

写真1-7　川崎医科大学におけるドクターヘリ運航の開所式

に，永続できる体制になっている。

現在，全国47都道府県に57機のドクターヘリが，67の基地病院に配備されている。年間3万件近い出動件数を誇り，航空機事故，医療事故による死亡者は一人もいない安全運航が，毎日行われており，世界に誇れる実績を挙げているのである。指導していただいたADACのKugler氏が来日したとき，すばらしいシステムでドクターヘリが運航されているとして，褒めていただいたのである。

> **メモ1-1　ドクターヘリとは**
>
> 　ドクターヘリ（doctor heli）とは，医師と看護師が搭乗した救急医療専用のヘリコプターをいうが，これは日本だけの名称であって，外国では通用しない。
> 　ヨーロッパでは，医師と上級救急隊員が搭乗しており，rescue helicopter，もしくはphysician staffed helicopterという。北米では，以前は医師が搭乗していたが，今では医師はほとんど搭乗せず，医療機関の患者搬送の場合は，重症病棟であるICU（集中治療室）やCCU（循環器集中治療室）で訓練された看護師（flight nurse）が航空医学を学んで対応するが，事故等で救急隊員が関与する場合には，上級救急隊員（paramedic）が搭乗して，傷病者を医療機関に搬送し，air ambulanceといわれている。患者を受け入れる医療機関の医師がMC（medical control）を行っている。

2　日本の救急医療体制とドクターヘリ

1　日本の救急医療体制の変化

　交通事故による死亡者が増加し，これをなんとかしなければならないということから，当初は負傷者を病院救急車，警察の搬送車，消防機関の救急車等で医療機関に搬送していたが，搬送体制を一本化すべきとの意見が出た。激論の末に，傷病者の医療機関への搬送は，24時間対応している市町村の消防署の救急車を用いて医療機関に搬送するのが良いとして，消防組織法，消防法を改正して，昭和38（1963）年度から，市町村の消防機関が，24時間体制で傷病者の医療機関への搬送を救急業務（搬送業務）として行うことになったのである。

　これを受けて厚生省は，この救急車を受け入れるための医療機関として，昭和39（1964）年度に**救急告示医療機関の制度（いわゆる救急病院）**を開始したが，このとき，その医療機関を手上げ方式で募集したために，**ほとんどの医療機関が私的個人医療機関であった**（**表1-7**）。そのために，交通事故による重症の救急疾患に対応できなかったのである。また，交通事故による外傷患者を診療するためにできた制度なので，内科，小児科疾患等の救急医療には対応で

表 1-7　救急告示病院等の告示状況（昭和 62 年 4 月 1 日現在）

区分＼開設者	国及び公的医療機関					私的等	合計
	国	国に準ずるもの	地方公共団体	公的等	小計		
救急告示病院	132	10	646	301	1,089	2,858	3,947
救急告示診療所	−	−	5	−	5	1,776	1,781
計	132	10	651	301	1,094	4,634	5,728

（注）消防庁「救急救助の現況」による。

きなかった。

　そのこともあって，厚生省は，大阪大学医学部麻酔学教授で，特殊救急部の部長も兼務されており，また日本救急医学会の代表幹事をされていた恩地裕教授の学会としての意見を取り入れて，昭和 52（1977）年に救急医療対策事業実施要項として，救急診療医療機関を初期，二次，三次救急疾患に分類する新しい救急医療制度をつくり，三次救急医療施設として，大阪大学医学部附属病院特殊救急部をモデルにして，**救命救急センターを全国の総合病院に配備したのである**[15]。このことによって，**それまで救急患者の通過場所であった大学病院の救急部が救命救急センターになり，重装備の救急診療部門になった**のである。

　そして，文部科学省が救急部を救急医学講座として大学医学部に加えることを認めたので，救急部（救命救急センター）が救急医学講座になったのである。このとき，これらの体制の変化を救急部および専門各科の教授が理解する前に，救命救急センターや救急医学講座までもが認められるようになり，制度化された。各大学の救命救急センターの運営，また救急医学講座のあり方が不明確のままに，急速に講座が認められたので，救急診療のあり方，救急医学の教育内容が，各大学でバラバラの状態になったのである。

2　救急医学と救急医療

　このような状況のとき，恩地教授が，第 1 回日本救急医学会総会・学術集会を神戸の国際会館で，昭和 48（1973）年 11 月 21 日に開催されたのである（この学会の母体は，**近畿救急医学研究会〔現在は日本救急医学会近畿地方会〕**である）。

> **メモ 1-2　第 1 回日本救急医学会総会の開催にあたって**
> 　　　　　（恩地教授；学会誌の序文から）
>
>
>
> 　わが国の救急医療の現状が極めて不満足な状態にあることは，すでにたびたび明らかにされてきました。救急医療が直接その対象としている不慮の事故死はすでに死亡原因の第 4 位，34 才以下の若年者の第 1 位を占めるに至っておりますが，その治療に関する系統的な研究はもとより，大学医学部における教育さえ，まったくなされていないのが現状で

あります。さらにこの不慮の事故以上に死因の上位を占めている脳卒中にしろ，あるいは心臓病にしろその発生は多くの場合突発的であります。したがって，その治療もはじめに行なっているのは，主に救急医療機関であることを考えますと，救急医療が現今の医療制度のなかで最も重視されなければならない部門の1つであることは明らかであります。しかし現実にはわが国でもっとも軽視されつづけた分野といっても過言ではありません。

　このような現状を憂慮し，私どもは救急医学に関する学術研究はもとより，その制度や運営などについても，ともに検討を加え，よりよい救急医療制度の確立をめざして日本救急医学会の設立を決意し，ここにその第1回総会をむかえることとなりました。ここまで到達することができたのも，ひとえに皆さまの力強い支援のたまものであると深く感謝しております。(以下略)

　日本救急医学会を創設した大阪大学医学部附属病院特殊救急部は，当時，交通事故による死亡者が多く，特に多発外傷による負傷者を治療できる医療施設が大阪府に不足していたことから，大阪府が昭和42（1967）年，大阪大学医学部附属病院の増改築に合わせて，病院の施設，設備費として大阪大学に3億円を委託し，交通事故による多発外傷の治療ができる施設をつくって欲しいと依頼されできたのである。

　このことから，特殊救急部の部長を兼務されていた**恩地教授は，外科系の教授に声をかけ，外傷外科の治療ができる医師を集められた**のである。当時の外科は，脳神経外科，胸部血管外科等が専門分化されていなかったので，これらの外科医によって，頭部外傷，胸部外傷，腹部外傷の治療ができるようになったのである。このことから，特殊救急部は，**当初，外傷外科学（Traumatology）**ともいわれていたのである（当時，**外傷外科学**の成書が，大阪大学特殊救急部の医師達によって，医歯薬出版から上梓[16]されている。もう絶版になっているので，購入はできない）。

　この特殊救急部は，**重症疾患に対応でき**，その後，心肺停止症例や呼吸不全，腎不全，急性中毒等の重症の内科系の救急疾患にも対応できることから，アメリカでいう「**救命治療医学**」（Critical Care Medicine）の領域にも対応できるようになったのである。このことから，**特殊救急部は，外傷外科学（Traumatology）のみならず，救命治療医学（Critical Care Medicine）の診療も専門に行う部門**になったのである。そして日本では，外科系専門の医師が，救急専門医になったのである（アメリカの救急医は，内科，小児科等の内科系の医師が，Emergency Medicineを行っているのである）。

　このように，大阪大学医学部附属病院特殊救急部で**救命治療医学**（Critical Care Medicine）が行われるようになったのであるが，特殊救急部からも日本救急医学会からもその内容が，公的に発表されなかったので，全国の医科大学，大学医学部では，各種の救急医学教育と救急診療が，救急医学として行われているのである。ひと時，この問題が日本救急医学会で議論されたことがあったが，学会としての具体的な意見を出さなかったので，今もって同じ状況が続い

ていると思われるのである。日本救急医学会も，準会員であった看護師も救急隊員もいなくなり，医師だけの医学会になったので，そろそろ救急医学としてのあるべき領域を救急医学として確立しても良いのではないか，とも著者は思うのである。

　著者の個人的な意見としては，もし今の状況で救急医学講座を申請しても，講座は認められないと思われるのである。著者が北米型の救急診療（Emergency Medicine）を行っているときに，救急医学講座の申請を行ったので，認めてくれたのである。その後，救命救急センターを誘致して，救急医学（Acute Medicine）として，全科の外傷外科学（Traumatology）と救命治療医学（Critical Care Medicine）を行ったが，その時点で講座の申請を行っていたら，救急医学講座は，たぶん認められていなかったであろうと思うのである。日本の救急医学（Acute Medicine）が，救命救急センターの創設によって専門科（化）されたので，現在の救急医学（Acute Medicine）の混乱が起こっている，ともいえるのである。

　著者の結論は，今の救命救急センターを救急医学講座として認めてもらう代わりに，北米型の救急医学（Emergency Medicine）を講座として行うか，総合診療医学と協力して行うことである。そのために，大学病院，総合病院に総合救急診療センターを開設して，そこで医学生，研修医の研修を2〜3年行うことに，解決のポイントがあるのではないか，と思っている。

　大阪大学医学部附属病院特殊救急部（現在は救急医学講座）と同じ，救急診療体制を行っていたのは，**大阪大学関連医療施設と，日本医科大学とその関連施設である**（日本医科大学関連施設は，災害医学にも力を入れている）。現在の日本救急医学会は，この両校の診療体制が，日本救急医学会の主要領域の疾患として，議論，検討されていると思われるのである。しかし，救命救急センターの多くは，麻酔学講座がICUとして管理しているパターンが，最も多いと思われるのであるが，この場合は手術をしないので，「外傷外科学」（Traumatology）はないことになる。ただし，手術をしなくても，救急医学としての術後管理が十分にできていれば，救急医学としての問題は発生しない，と思われるのである。

　もう一つのパターンは，専門各科が救命救急センターを管理し，救急医学講座は，北米型のER（Emergency Medicine）を行っているパターンである。このパターンでは，外傷外科学も救命治療医学も，大学病院として行っていないことになる。この場合，日本の名前は同じ救急医学であっても，英語名はEmergency Medicineである。また，日本救急医学会の英語名はAcute Medicineなのである。第1回日本救急医学会総会・学術集会の会長をされた恩地教授は，日本救急医学会を創設されたとき，相当苦労されて，英語名のAcute Medicineを考えられたと思うのである。

　恩地教授は，もともと整形外科の医師であったが，昭和26（1951）年に単身アメリカに渡り，東京大学の山村教授，札幌医科大学の高橋教授とともに，外科系の患者の苦痛を防ぐためにアメリカの全身麻酔を学び，日本に帰国後，奈良県立医科大学の整形外科学の教授として赴任されたのである。アメリカ在任中に書かれた『**麻酔の反省**』は，わが国最初の麻酔学の教科書である。このことから，整形外科の教授としての在任中に，日本麻酔学会総会の会長をされている。それゆえ，恩地教授は，大阪大学が麻酔学講座を創設したときに，初代の麻酔学の教授に

なられたのである。奈良県立医科大学では整形外科の教授であったが，外傷外科学に興味をもっておられたので，大阪大学に特殊救急部を大阪府の要請で創設するときに，大阪大学医学部整形外科学の教授で初代の救急部の部長を兼務されていた水野祥太郎教授に誘われて，大阪大学医学部麻酔学講座の教授になり，救急部の部長を兼務され，特殊救急部を創設されたのである。

恩地教授がアメリカにおられた頃には，アメリカにはまだ，Critical Care Medicine（救命治療医学）はできていなかったのである。できていれば，Acute Medicine ではなくて Critical Care Medicine にされていた可能性はあると思うのである。特殊救急部（現在の救急医学の研究，診療体制）は，すべて恩地裕教授が創設されたといって良いと思うのである。

著者は，大阪大学医学部麻酔学講座の大学院生であったが，特殊救急部創設当初より，当然のこととして特殊救急部の勤務を命じられ，無給医師として，診療，当直，患者の主治医になっていたのである。当時の大学病院では，このようなことが当たり前のこととして行われていたのである。よって，著者は特殊救急部の医師としての在任は古いが，大阪大学医学部救急医学講座の医局員にはなっていないのである。それゆえ，川崎医科大学救急部の創設を，恩地教授から命令されたのである。

本来は，大阪大学医学部救急医学講座が，第1回日本救急医学会総会・学術集会を開催しているので，流れからいって，**救急医学のモデル**になるべきとも思われるのであるが，その議論をする余裕もなく，救急医学講座と救命救急センターが全国に広がったために，救急医学（診療）の教育，診療内容が，今もって，大学により異なる結果になったと思われるのである。

著者は，特殊救急部の創設当初から，麻酔学講座の大学院生として診療に参加していた。特殊救急部の診療内容から，**外傷外科学（Traumatology）と救命治療医学（Critical Care Medicine）**が，日本の救急医学の基本と著者は思っていたが，川崎医科大学に日本で最初の救急医学講座を開講したとき，医学生，研修医のために，救急医学の原点と思われる**北米型の救急医学（Emergency Medicine）**を加えなければ，医学教育としての講座にはならないと思い，**救急医学（Acute Medicine）の一部**として，北米型の ER（Emergency Medicine）行ったのである。その後，講座になってから，救命救急センターを開設して，本来の外傷外科学（Traumatology）と救命治療医学（Critical Care Medicine）を開設して，北米型の救急医学（Emergency Medicine）と共に行ってきたのである。この組織が，**大学の救急医学講座（Dept. of Acute Medicine）の原点，**と著者は思うのである。

現在の日本救急医学会は，日本医学会の専門分科会になっているので，学会としての特色を出さねばならないのであるが，**著者は，「外傷外科学」と「救命治療医学」を表に出して，救命救急医学としての学会活動をすべきではないか，**と思っている。救急医療の問題は，医師，看護師，救急隊員が会員として参加している日本臨床救急医学会で議論すべきと著者は思うのである。よって，日本救急医学会は，救急医学とはいかなる医学かを検討する学会になるべき，と著者は思うのである。救急救命士を育てるための学会ではないのである。だから著者は，日本臨床救急医学会を苦労して創設し，日本救急医学会を医師だけの学会にしたのである。

3　川崎医科大学救急医学講座の創設

著者は，大学院終了後に米国ユタ大学の clinical fellow として1年間留学して，その後，大阪大学医学部第2外科におられ，特殊救急部の医師もされていた，太田宗夫先生が部長をされていた兵庫県立西宮病院付属交通災害医療センターに，医師が少ないということから，恩地教授の命令で外傷外科医として5年間勤務した。そして，昭和50（1975）年9月に，ふたたび恩地教授から，川崎医科大学が救急部を開設するのに困っているので，川崎医科大学に行くようにとの命令があったので，川崎医科大学に赴任したのである。

当時の川崎医科大学の救急部には，医師の定員がなかったため，麻酔学第1講座（高折益彦教授）の助教授の席が空いていたので，とりあえずそこに就任した。麻酔科の教授は，「あなたは麻酔科に来たのだから，麻酔科の仕事をするように」と昼も夜も日直，当直もしろといわれ，救急部開設の準備ができなかったので，理事長と学長にお願いして，麻酔学第3講座（救急部担当）の教授になって，救急部開設の準備をすることになったのである。理事長は，著者1人しかいないのに，昭和51（1976）年4月1日より，附属病院の救急部を開設するように命じたのである。しかし，救急部開設の予算もなく，机と椅子と血圧計と壁にレントゲンを診るためのシャーカステンがあるのみで，その他の医療器材は，専門各科から借りてくるようにといわれたのである。当時の大学病院の救急部には，専任の医師は不在で，いわゆる救急診療をしておらず，患者が来院すると看護師か事務員が，担当するであろう診療科の医師に電話して，その医師が自分の診療科の外来か病棟に患者を連れて行き，そこで診療を行っていたのである。したがって，大学病院の救急部の外来には，診療器材がなかったのである。

このような状態では困るので，病院の器材庫に行き，必要な器材（気管挿管のための診療器材等）を用意して，経過観察用のベッド5床で，救急部を開設したのである。救急部の開設に当たっては，専門各科は大反対で，「6人の入院患者が来たらどうするのだ。自分の科のベッドは貸さない」と言って，とても救急部を開設できる状況ではなかったのである。このことから，**著者は「問題が起これば，著者が責任を取るので，一切文句を言わないでください」**と言って，救急部を昼間だけ開設したのである。

すでに述べたが，著者は最初から救急医学を講座にしなければ，救急医学が医学教育の中に加えられないので，文部科学省に北米のER型の救急医学講座の申請を行ったところ，昭和52（1977）年1月1日付けで認可が得られ，麻酔学第3講座（救急部担当）は，**わが国最初の救急医学講座になったのである**（大阪大学医学部における救急医学講座の開講は，9年後の昭和61〔1986〕年5月になるので，国立大学病院としては，日本最初の救急医学講座である。日本医科大学の救急医学講座の開講は，6年後の昭和58〔1983〕年4月である）。麻酔学第3講座（救急部担当）を救急医学講座に変更するときにも，専門各科は24時間体制の救急診療には反対しているのに，「専門各科が，すでに救急診療を行っているのに，何でいまさら，救急医学講座を認めるのだ」と言って，教授会は救急医学講座の創設に大反対したのである。そのとき，川崎祐宣理事長は，**「川崎医科大学は，救急診療ができる医師を養成するために開校**

表 1-8　川崎医科大学におけるブロック講義救急医学講義項目（昭和53〔1978〕年）

講義項目	担当科	講義項目	担当科
救急医療概論・救急医療	救急医学	腹痛	消化器内科
救急患者の診察と鑑別	救急医学	外傷患者の初期診断と初期治療	救急医学
救急患者に対する検査処置	救急医学	外傷に伴う生体変化	救急医学
心肺蘇生法	救急医学	多発外傷・外傷後の管理と合併症	救急医学
重症救急患者の管理Ⅰ	救急医学	熱傷・電撃傷	救急医学
重症救急患者の管理Ⅱ	救急医学	異物・中毒・溺水	救急医学
ショック	救急医学	小児救急疾患Ⅰ	小児科
意識障害	救急医学	小児救急疾患Ⅱ	小児科
呼吸困難	救急医学	産婦人科救急疾患	産婦人科
不整脈	循環器内科	眼科救急疾患	眼科
吐血・下血	消化器内科	内視鏡検査	消化器内科

したのに，救急医学講座を開講して何が悪い」と言って，教授会を黙らせたのである。このようなことは，私立医科大学であるがゆえに可能だったのである。

　救急医学が講座になったので，他の診療科と同様に，教授1名，助教授1名，講師3名の定員の医師を配置できるようになり（川崎医科大学には，助教5名の定員はない），研修生と大学院生を募集して，24時間体制の救急診療が，昭和52（1977）年4月1日から可能になったのである。そして，講座ができたことによって，川崎医科大学で，救急医学の講義時間が90分で21単位もらえたのである（**表 1-8**）。

　救急診療に関しては，医師の数も少なかったが，臨床検査技師がまだ，当直，日直として，救急外来に不在であったので，研修生のための検査録を作って，研修生が白血球，血液ガス，電解質等の検査ができるように指導した。レントゲンの撮影も救急の医師が撮影するように，理事長に言われたが，これは断った。事務当直も，全員が初めてであったので，大変であった。

　大学病院の診療録委員会は，救急部の診療は専門各診療科に渡すまでの診療なので，診療録は不要だとして，救急部のための診療録を作成させてくれなかったのである。必要に応じて，専門各科の診療録を使用するようにといわれたのである。**要は，救急医学を専門診療科として認めない**，ということであった。このことから，著者は，救急医学が必要と思う救急部の診療録を作成したのである。ところが，各科が診療しない救急患者の入院を救急医学講座の患者として，入院させたので，病院の診療録部門から，「病院の外来用の診療録に応じた記録のできる診療録を，救急医学としてつくって欲しい」と要請されたが，「そちらがいらないといったので，救急部門で外来用の診療録を作成したのであって，いまさら，救急医学の診療録の変更はできない」と言って，3年間ほど救急専用の外来診療録を使用していた。しかし，関係者が「変更してくれないと救急部の診療録が保存できない」と言われたので，病院の様式に変更したのである。それだけ，救急部における入院患者が増加したのである。

　このことによって，収入も増加したので，川崎医科大学に**救急医学第2講座が開講**できたのである。そして，藤井千穂助教授を第2講座の教授に推薦し，助教授として鈴木幸一郎医師と

福田充宏医師を推薦したのである．講師の席も6名になったので，24時間体制の救急診療が手術を含めて可能になったのである．脳神経外科の専門医を持つ医師3名も採用できたのである．昭和54（1979）年に救命救急センターを誘致して，ICU 10床，HCU 6床，一般病床32床を獲得したので，外傷外科学（Traumatology），救命治療医学（Critical Care Medicine）の患者も増加したのである．同時に北米型の救急診療（Emergency Medicine）も医学生，研修医のために続行したので，**川崎医科大学としての救急医学講座（Dept. of Acute Medicine）が，完成したのである．**

　川崎医科大学に救命救急センターができたことによって，今まで岡山大学医学部附属病院集中治療室に入院していた心肺停止の重症傷病者が，川崎医科大学救命救急センターに搬送されるようになったので，岡山大学医学部附属病院の集中治療室の部長をされていた麻酔学講座の小坂教授が，麻酔学から蘇生学がなくなるとして，麻酔学講座を麻酔蘇生学講座に変更され，さらには，日本蘇生学会と日本ショック学会を新たに創設されたのである．

　医師の増加や病室の増加は，私立医科大学独特のあり方である．要は，収入が増えれば，医師の数も増加し，施設も大きくなるのである．著者は，可能な範囲で救急部に来院した患者を救急医学として入院，治療したのである．よって，救急医学講座が2講座になり，医師の数も増加したのである．

4　大学病院としての救急医学講座

　川崎医科大学附属病院救命救急センターは，救急医学講座が救命治療医学（Critical Care Medicine）として管理し，外傷患者が来院したときは，必要に応じて専門の外科医が対応するのを基本としたのである．著者が救急医学講座を文部科学省に要請したときは，医師の数が少ないために，北米型のER（Emergency Medicine）を行っていたのである．このとき，外傷外科学や救命治療医学を行っていたら，専門各科が反対して，救急医学講座は認められなかったであろう，と著者は思うのである．

　著者は，総合救急外来は，救急医学単独か，総合診療医学と協力して，24時間体制の軽重症を含めた総合救急診療として医学生，研修医のために行うことは，**救急医学の原点**と思っていたので，この体制は，著者が現役の教授の間は継続したのである．各大学病院の救急医学講座も，北米型のER（Emergency Medicine）も救急医学（Acute Medicine）の一部門として実現して欲しいと，著者は医学生，研修医の教育のために必要と思っているのである．これが実現できれば，**多くの研修医が集まるので，他の診療各科とも良い関係になり，講座としての負担にはならない，**と思っている．

　救急医学講座が，日本医学会の専門分科会として成り立つためには，大阪大学救急医学講座，日本医科大学救急医学講座のように，外傷外科学（Traumatology）と救命治療医学（Critical Care Medicine），災害医学（Disaster Medicine）を表に出して，**救命救急医学（Acute Medicine）**を主張して日本医学会の一つの専門医学分野にすれば，**救急医学の専門性を認め**

てもらえるのではないかとも，著者は思っている。**救命救急医学を救急医学として主張すべき**，と著者は思うのである。

　救急医療体制の立場から，日本救急医学会には，看護師や救急隊員が準会員として存在しており，**日本救急医学会を医師だけの学会にしなければ，日本医学会の専門分野としての医学会になれない**し，また，看護師，救急隊員等のコメディカルの人たちも正会員として医師と対等の立場で救急医療体制についての議論をしなければ，良い救急医療体制は構築できないであろうことから，著者が日本救急医学会の現職の理事のとき，苦労して日本臨床救急医学会を創設して，日本救急医学会を医師だけの学会にして，救急医学はいかにあるべきかを議論しようと思ったのである。救急医療には，医師，看護師，救急隊員，その他の薬剤師，臨床検査技師等も参加して，救急医療はいかにあるべきかを検討すべきと思っていたのである。

　ところが，著者は幸か不幸か，日本臨床救急医学会の理事長になって1年半後の62歳のときに，心房細動による心原性の血栓が右側中大脳動脈に詰まり，右側の脳の広範囲脳梗塞になり，学会活動ができなくなったので，日本臨床救急医学会の理事と理事長を引退したのである。このことによって，関係した多くの皆様に大変ご迷惑をかけ，誠に申し訳なく思っているが，理事長を辞めたことによって，日本航空医療学会に時間をとることができたので，ドクターヘリが全国に広がり，**広域救急医療体制の構築に役立つようになり，高度医療をへき地・離島の皆様にも提供できるようになり**，結果として良かったのかなとも，一人自己満足している。

5　看護師の搭乗について

　欧州諸国では，救急医療用ヘリコプターには医師と救急隊員が搭乗しているが，北米では，以前は医師が搭乗していたが，今は医療機関が関与する場合は，ICU（集中治療室）やCCU（重症心臓疾患治療室）を経験した看護師に航空医学の教育を行い，Flight Nurseとして患者の搬送を行っている。日本にも，医師の指導の下に特定行為として医療行為を行える救急救命士の制度があるが，外国のように十分な医学教育がなされていない。また，ドクターヘリには，ICUで使用されている多くの医療器材が装備されているが，これらの機器，器材に対する教育は，救急救命士に行われていない可能性がある。一方，救命救急センターの看護師は，毎日これらの機器，器材を使用，教育されている。このことから，ドクターヘリには，救命救急センターの看護師を搭乗させている。このことによって，**医療事故は，ドクターヘリの運航開始以来1件も起こっていないのである**。

メモ 1-3　フライトナース

　日本航空医療学会フライトナース検討委員会では，フライトナースの資格として以下の項目を定めている。

①教育目標
ⅰ）ドクターヘリ要請基準にある症状・疾患に関するアセスメントとケアの実践
　　意識障害，ショック，外傷
ⅱ）フライトナースの業務の理解と実践
　　フライトナースの役割，運航開始前の業務，機内での業務，現場と搬送中の業務，運航終了時の業務，搬送先医療機関の処置室での業務，搬送先医療機関との対応，医師との協働，操縦士・整備士・運航管理者との協力，救急隊との協働，操縦士，整備士，運航管理者との協力，物品管理，医療機器の保守点検，インシデント・アクシデント対策，フライトナース看護記録
ⅲ）フライトナース看護実践項目の実践
　　外傷処置，CPA対応，気道管理，呼吸管理，循環管理，神経学的アセスメント，簡易検査，コーディネート，記録
ⅳ）安全管理への理解と実践
　　ヘリコプターに関する安全管理，事故現場・災害現場での安全管理，医療安全管理
②方略：上記教育目標を達成するための手段
ⅰ）疫学及びグループ討論
ⅱ）シミュレーション訓練
　　各基地病院は，ドクターヘリのフライトナースとなる看護師の教育として，シミュレーション訓練を他のドクターヘリスタッフと共同で実施することが，望ましい。
ⅲ）搭乗訓練（On The Job Training：OJT）
ⅳ）指導者であるフライトナースと共にドクターヘリに搭乗してフライトナースとしての実践的な指導を受ける。OJTの後には，反省会を繰り返し行うことが望ましい。
③評価：教育効果判定
　　フライトナースに対する教育効果を判定するための評価表・評価指標の例を，実務評価表，実務評価表，フライトナース研修評価表に示される。

6　救急業務と救急医療の協力体制の必要性

　これまで述べたように，消防機関と救急医療機関が緊密な協力体制を構築しなければ，重症傷病者は救命されないのである。救急救命士が行う特定行為だけでは，重症傷病者の救命はできないのである。

　へき地・離島においては，ドクターヘリが導入されたことによって，治療開始時間が短縮され，多くの重症傷病者が救命されているが，都市部においては，**図1-4**に見られるように，救急救命士が導入される前の平成元年度における現場到着所要時間と，特定行為が行われている令和元年における現場到着所要時間には，あまり大きな差は認められないが，救急救命士に

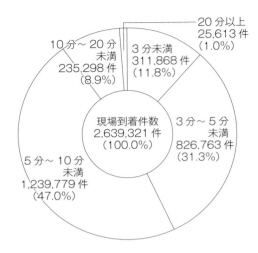
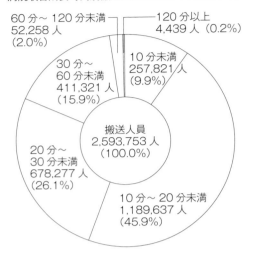
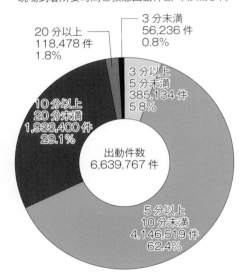
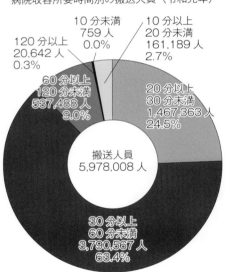

図 1-4　救急救命士導入前後における病院収容所要時間別搬送人員の状況（平成元年と令和元年における比較検討）（「救急・救助の現況」より）

現場到着所要時間には，あまり大きな差はないが，病院収容所要時間は著しく時間を要している。著者は，令和元年の現場到着所要時間 20 分以上の 118,478 件（1.8%）が，へき地・離島からの傷病者と思っていた。

　特定行為を認めた令和元年における病院収容所要時間は，平成元年における病院収容所要時間と比べると大きく異なっている。特定行為を認めた令和元年度においては，病院収容所時間が，東京都では 30 分以上を必要としており，著しく遅くなっているのである。ドクターヘリが飛行しているへき地・離島は，ドクターヘリによって医師による救命治療開始時間が早くなり，多くの重症傷病者が救命されているのに，**都市部では，これとまったく逆の現象が起こってい**

るのである。

　すなわち都市部では，救急救命士の特定行為の増加により，医療機関に重症傷病者が搬入される時間が，著しく遅くなっているのである。だから著者は，救急救命士の特定行為が本当に有効であるのか否かの検証を早急に行うよう，たびたび厚生労働省に言っているのである。救急救命士の医療行為が有効でないのならば，救急救命士の特定行為は，傷病者救命のために禁止すべきなのである。救急救命士の業務拡大ではなく，都市では，医師が搭乗した病院ドクターカーの適切な活用が望まれるのである。

　千葉大学医学部救急医学の平澤博之教授による厚生労働科学医療技術評価総合研究事業では，救急救命士が行う特定行為が効果ありとの評価ができなかったので，**新たに再検討を行うようにとの評価が出ている**[17,18]のに，いまもって，特定行為についての公的な再評価がなされていないのである。

　結論として，**傷病者の医療機関への収容が遅くなっており**，ということは，それだけ医師による救命治療開始時間が遅くなるということである。ドクターヘリとまったく逆の現象が，都会では毎日起こっているのであり，特定行為の予後への影響を早急に評価，検証すべきなのである。秋葉原で胸部を刺されて心肺停止になった警察官も，ピストルで撃たれた国松元警察庁長官も，現場では何の救命手当もされずに医療機関に直行して，救命され，社会復帰しているので，この問題の回答は，すでに出ていると著者は思っている。**国として厚生労働省は，早急に特定行為の再評価を行うべきなのである。**

　重篤な外傷による損傷は，血管損傷が推測されるので，早急に救命救急センターに搬送され，手術が行われなければ重症傷病者の救命はないのである。この当たり前の医学教育が，救急隊員に適切に教育されていないので，秋葉原殺傷事件では，多くの傷病者の医療機関への搬送が遅くなったのである。**重症の外傷は，すべて赤タッグであり，**アメリカのparamedicも重症外傷は血管損傷が疑われるので，**現場での特定行為はすべきではないとしているのである。**すなわち，**直ちに医療機関に搬送すべきとしているのである。**

　東京都のように特定行為の多い都市部には，救急医が同乗した**病院ドクターカーの導入が必須**と考えられるのである。そして，医療行為はすべて医師が行うべきなのである。このことに関連しては，日本医科大学救急医学の横堀將司教授が，日本病院前救急診療医学会理事長で八戸市民病院院長・救命救急センター長の今明秀先生とともに，厚生労働省の病院ドクターカーの導入に努力しており，このシステムが全国に広がれば，**都市部における重症傷病者の救命率の向上と予後の改善が期待されるのである。**

　ドクターカーの出動は，医師，看護師，救急救命士が，一致して現場に出動し，医師が中心になって傷病者の救命に努力し，この医療行為を手助けするのが，看護師，救急救命士なのである。都会では，この行為を医師ではなく，救急救命士に任せているのである。東京都もドクターカー（ラピッドカー）の導入を検討しているが，これは医師に予後の診断をして欲しいからで，医師の治療が必要と思っているのではない，と著者は理解している。

　秋葉原殺傷事件に関しては，医療ジャーリストの伊藤隼也氏が，週刊文春に3回にわたって，

その経過と対策を詳しく述べられている[19]が，これを参考に，都市殺傷事件の訓練を行えば，多くの傷病者が，同様の事件が発生したとき，救命されるであろうことが想像されるのである。

　著者の判断は，重症傷病者の救命教育は，当たり前のことであるが，いかに早く救命救急センターに傷病者を搬送できるかに関わっている，と思うのであるが，今は，救急救命士の特定行為の増加によって，医療機関への搬送時間が年々遅くなっていると思わざるを得ないのである（図1-4）。

　このことによって，救命が損なわれている可能性もあるので，**法律を管理している厚生労働省は，早急に特定行為の効果の有無を検討しなければならないのである**。そして，**有効との答えがなければ，特定行為を中止して，早急に収容可能な医療機関に救命搬送すべきと思うのである**。

　このためには，受け入れ医療機関は，必ず重症傷病者を受け入れる体制を早急に可能にしなければならないのである。このことは，東京消防庁と東京都医療福祉部の仕事と思われるのである。たびたび述べるように，多くの医師と医療器材を有する都内の大学病院が，医師，看護師の救急医学教育も含めて対応できるようにしなければならない，と著者は思うのである。

メモ1-4　救急救命士の特定行為について

　厚生労働省の文書（「救急医療に対する厚生労働省の取り組み等について」厚生労働省医政局地域医療計画課，令和4年10月19日）として以下の資料がある。

　「救急救命士とは，厚生労働大臣の免許を受けて，救急救命士の名称を用いて，医師の指示の下に，重度傷病者が病院若しくは診療所に搬送されるまでの間又は診療所に到着し当該病院若しくは診療所に入院するまでの間（当該重傷傷病者が入院しない場合は，病院又は診療所に入院するまでの間）に，救急救命処置を行うことを業とする者」（平成3年に救急救命士法により制度創設，令和3年に改正）とある。そして，「傷病者発生現場から医療機関に搬送するまでの間，又は医療機関に入院するまでの間，救急救命士による救急救命処置によって，傷病者の救命率の向上，予後の向上を図る」という制度なのである。

　著者は，この制度の創設に日本医科大学の大塚敏文救急医学教授と学会として関与したが，最初から，救急隊員に特定行為として救急救命処置を認める，という委員会であったように思うのである。要するに，特定行為として救急救命処置を認めるか，認めないかの委員会は，この前には開催されてはいないと思うのである。医師が行うべき気管挿管を，最初から救急救命士に認めるための国の検討委員会であったようにも，著者には思えたのである。

　気管チューブによる気道確保は，基礎医学として解剖学，生理学，生化学，臨床医学として麻酔学，救急医学，集中治療医学を学んだ専門医が，救命治療として行う処置である。このことから，気管チューブによる気道確保ができない医師もいるのである。その専門医による医療行為を，医師でない救急隊員に検討会なしに認めたこと自体が，あってはなら

ないことだと，著者は以前から思っているのである．このことによって，重症傷病者が，医療機関に搬入される時間が遅くなっていることは，事実であろう．

　厚生省で行った委員会では，アメリカのparamedicが使用している30数種の薬剤のどれを認めるかの検討会であったが，多くの薬剤の使用を認めると相加相乗作用によって，薬剤の効果が不明になるので，できるだけ少なくしたほうが良いとして，エピネフリンと静脈路確保のための乳酸加リンゲル液のみを認めたが，当時の消防庁の救急救助課長は，「アメリカのparamedicは救命のために30数種の薬剤を使用しているのに，なんで日本は2種しか認めないのか」と著者に苦言を言ったが，著者は，「あなたがそういうことを平気で言うから，認めないのだ．著者だって，医師になって10年以上になるが，いまもって，30数種の薬剤の相加相乗作用が理解できてないのに，あなたがそういうことを平気で言うので認めない」と答えた．

　よって，この委員会では，アメリカのparamedicが行っている，30数種の薬剤をどれだけ日本の救急救命士に認めるかの委員会でもあったようにも思うのである．この件に関して消防庁の救急救助課長は，アメリカのparamedicは，30数種の薬剤を使用しているので，日本の救急救命士にも30数種の薬剤を認めるように要求したのである．大塚教授と当時厚生省の指導課長をされていた医師の篠崎課長と，30数種の薬剤を認めると薬剤の相加相乗作用によって効果が不明になるので，薬剤の使用を少なくしようということから，以前にも述べたように，エピネフリンンと乳酸リンゲル液を静脈路確保のために認めるための検討委員会でもあったのである．

　医療行為である気管チューブによる気道確保は，本来，医師が行うべき救命治療であり，これを救命救急士に認めるならば，医師と同様の医学教育を行うべきと著者は思うのである．特定行為によって，医療機関に搬送する時間が30分以上遅くなっているのは，事実である．しかもその遅れは，本来，医師が行うべき静脈路の確保や気管挿管によって，遅くなっていると思われるのである．ドクターヘリの導入によって，医師による救命治療の開始時間が早くなって，救命率の向上が認められているのと逆の現象が，東京で起こっているので，特定行為の効果の有無を早急に検討するか，救急医が搭乗したドクターカーを早急に導入する必要があると著者は思うのである．

　救命治療を行うのは，原則医師なのである．よって，医師が行うべき特定行為を救急救命士に現場で行わせるのならば，著者は，救急救命士に医師と同じ教育をICUで2年間実習させなければならない，と思うのである．救命救急センターでは，各種の医療器具，機器が使用されているが，これらの操作を誤れば，それは重症傷病者の死に繋がるのである．医師が行う気管挿管を認めるのならば，医師と同じ救命のための領域を，戦前の軍医を養成するために行われていた医学専門学校に近い医学教育を行い，救急現場のための医学教育を経験しなければ，重症疾患を救命する現場の救急救命士として認めることはできない，と著者は思うのである．

メモ 1-5　医師の具体的指示を必要とする救急救命処置

1. 乳酸リンゲル液を用いた静脈路確保のための輸液
2. ラリンゲアルマスク又は気管チューブによる気道確保
3. エピネフリンの投与
4. 乳酸リンゲル液を用いた静脈路の確保，及び輸液
5. ブドウ糖溶液の投与
6. 外傷傷病者に対する静脈路の確保と輸液

7　ドクターヘリを救急医療に用いる原点

　ヘリコプターを用いての傷病者の救助，救出，治療，搬送は，救急医療専用のヘリコプターが導入された1960年頃から，スイス，オーストリア等の山岳の多い国において実用化されつつあったが，本格的に実用化されるようになったのは，朝鮮戦争（1950～53年），ベトナム戦争（1960～75年）において，米軍が負傷兵をヘリコプターで，早期に後方搬送することによって，死亡率が著しく減少[20]し，予後の改善に良いことが理解されてから，救急医療にヘリコプターを活用することが，世界中に広まったのである。この戦争時に，ヘリコプターの運航が，負傷者の予後の改善に良いことを軍隊に提言したのは，アメリカのバルチモア大学外傷センターのR. A. Cowley教授である。外傷患者の治療において，救急車で病院に搬入された負傷者よりも，当たり前の話であるが，ヘリコプターで早く医療機関に搬送収容された負傷者の予後が良かったからである[21]。

　わが国においては，防衛省（防衛用），消防機関（消火，防災，救助，救出用），警察（視察，交通事故用），海上保安庁（海上捜索・救助）には，早期からヘリコプターが導入されたが，医療においては，脳死患者の臓器を搬送するためにヘリコプターが使用され，一時話題になっただけで，救急医療にヘリコプターを導入しようという話にはならなかったのである。すなわち，**救急業務が救急医療には，ならなかったのである。**

　これからは，救急業務と救急医療の協力が，重症傷病者救命のために必要，と著者は思っている。重症傷病者の救命には，医師が関与しなければならないのである。このことは，ドクターヘリの実績が証明しているのである。救命のために今，医師が行っていることを救急救命士に認めろと言うならば，それこそ医師と同じ医学教育をしなければ，認めることはできないのである。医師は特定行為を行うために，解剖学，生理学，生化学の基礎教育の実習を受けて，医療を行っているのであって，気管挿管にしても解剖学で気道を徹底的に教育され，どのような場合に気管挿管が必要か，また，気管挿管ができない場合は，どうするかの医学教育を受けて，医師は気管挿管を行っているのである。

　救急医療体制が不十分な体制にある原因は，著者がたびたび述べているように，日本の**医療，**

医学が，専門性と研究を重んじるドイツ医学の教育，診療[22]に専念し，医療で最も重要な総合救急診療を24時間体制の総合救急診療の中で大学病院が，ドイツ医学の専門性と研究を誇示するために，なんでも屋の総合救急診療を大学病院で行うことを拒否し，若い医学生，研修生にとって，最も必要で重要な全科24時間体制の総合救急診療を医学教育の中で行わずに，これらをすべて，街の医師と消防機関に任せていることにある，と著者は思っている。

総合救急診療は，全科の診療ができる部門なので，医学教育においては，欠かしてはならない領域であり，救急医学講座としては，医学教育上関与しなければならない領域なのである。総合診療医学講座と協力して，総合救急診療を救命救急センターの一部門として検討する必要がある，と著者は思うのである[23,24]。

戦後の昭和20（1945）年に，日本の医療にアメリカの患者中心の臨床医学が導入され，医学の教科書が，ドイツ語から英語に代わったが，**大学病院の診療体制は，依然としてドイツ医学の専門性と研究を重視しているのである**[22]。早急に日本の医学をアメリカの臨床中心の医学に変更して，全科の重症疾患に対応できる医師を養成して，その医師をドクターヘリ，ドクターカーに乗せ，早急に現場で傷病者に対応することによって，多くの傷病者が救命されるのである。

諸外国では，傷病者の医療機関への搬送には，**医師が必ず最終責任者として関与している**が，それが日本では，医療を行う厚生労働省ではなく，総務省消防庁に任せている。だから医療として，重症傷病者は早く医療機関に搬送しなければならない，との発想にならなかったと思われるのである。遠距離でも救急車で医療機関に搬送するという救急業務（搬送業務）で良い，との発想で終わっていたのである。ひと時，消防庁の救急救助課と厚生省の指導課を混ぜて，救急庁をつくればいいではないかとの話もあったが，誰も関心がなく，立ち消えになった。

ドクターヘリの運航結果をみれば理解できるように，病院前救護体制に医師（医療）が関与することによって，多くの重症傷病者が救命されるのである。救急隊員が行う救急救命処置では，救命されないのである。だからといって，これ以上特定行為を増加させることはあってはならないのである。特定行為を増加させるのならば，今までの救急隊員の特定行為によって，重症傷病者が救命されていることを検証しなければならないのである。

本来は，昭和38（1963）年に消防法が改正された際に，医師が関与した法律をつくるべきであったと思われるのである。しかし，著者が医学生の時は，1学年の定員が40〜60名であったので，医師不足で，それどころではなかったのも事実である。

医師が救急業務（救急搬送）に関与することによって，重症患者（傷病者）が救命されることは，厚生省が行ったドクターヘリの試行的事業およびドクターヘリの全国展開によって，実証されているのである。

8　厚生省によるドクターヘリ予算案

ドクターヘリの予算を当時の厚生省に編成してもらうには，非常に困難を極めたが，この

状況を一変させたのが，平成7（1995）年1月17日に発生した**阪神・淡路大震災**であった。

この震災では，死者6,425名，負傷者43,772名が発生したが，このとき，ヘリコプターで非災害地の高度医療機関に搬送され，救命された負傷者は，挫滅症候群で血漿カリウム値が8mEq/Lになり，血液透析のために大阪大学医学部附属病院特殊救急部に搬送された**負傷者1名のみであった**[25]。また，震災後の検証において，200名以上の負傷者が挫滅症候群で死亡していることが判明した[26]。

さらに，当時の災害担当省庁であった国土庁が行った「南関東地域大規模震災における医療と搬送に関する調査検討委員会」[27]で，ヘリコプターを所有する省庁，地方公共団体である都道府県市は，災害発生24時間以内は担当部署の業務（視察）のために必要であるとして，ヘリコプターを傷病者搬送用に貸すことはできないとの議論になったのである。このような場合，欧米諸国では救急医療用ヘリコプターが多数飛来して，重症負傷者を非災害地にある高度医療機関に搬送して，救命しているのである。たとえば，ドイツで新幹線事故（1998年6月8日）が起こり，死亡者10名，負傷者200名が発生したが，2時間以内に39機の救急医療用ヘリコプターが飛来し，87例の重症負傷者を50km以内の22の医療機関に適切に救命搬送したという事案が，マスコミで報道されたのである[28]。

このようなことから，厚生省としても，独自のヘリコプター（ドクターヘリ）を厚生省として保持しなければならないとの考えになり，厚生省として，初めてドクターヘリの予算案を作成したのである。ところが，当時の大蔵省は，**「傷病者の搬送は消防庁の業務だ」**として，ドクターヘリの予算を全額削除したのである。

このことを厚生省から聞いた著者は，すぐに橋本龍太郎代議士の事務所に電話をして，橋本代議士に本日会いたいと電話したところ，午後7時ならば東京麹町にある橋本事務所で会えるとの了解を得たので，著者は橋本事務所で橋本龍太郎元内閣総理大臣に，直接お会いできたのである。そして，「ドクターヘリの予算」の復活をお願いしたのである。翌日，**厚生省から予算が全額復活した**との電話をもらった。

このことによって，ドクターヘリが**救急車と同様に無料**となり，ドクターヘリの出動件数が増加し，多くの重症傷病者が救命される結果になったのである。救急車が無料の間は，ドクターヘリによる搬送も無料でなければ，誰もドクターヘリを利用しない。厚生省の予算が認められたことによって，ドクターヘリによる搬送費が無料になったのである。このことは橋本代議士のお蔭である。国民は，橋本元内閣総理大臣に感謝しなければならないのである。橋本代議士は，この問題を内閣官房内閣内政審議室で，ドクターヘリ運航の可否を検討してくれたのである。このことによって，他の省庁は否定的な意見が言えなくなったのは，事実であろう。結果として，医師と看護師が搭乗した現在の**救急医療用ヘリコプターになったのである。**

当時の運輸省は，ヘリコプターを民間の搬送業として認めるならば，1時間40万円をもらってもいいとの話もあったのである。民間で1時間40万円も取られるならば，誰もドクターヘリを利用しないであろう。この意味において，橋本元内閣総理大臣が，厚生省の予算を復活してくれたことによって，ドクターヘリによる傷病者の搬送が，救急車と同様に**無料**になり，今

日のドクターヘリの活躍と重症傷病者の救命があるともいえるのである。

9 ドクターヘリ調査検討委員会の創設

その後，内閣官房内閣内政審議室に「ドクターヘリ調査検討委員会」（座長：小濱啓次川崎医科大学救急医学教授）が設置され，ドクターヘリが本当に必要なのか，効果があるのかが検討され，厚生省で1年半に及ぶ試行的事業[29,30]が行われ，委員会の報告書[14]にあるように，有効との判断を得て，今日の**救急医療用ヘリコプター（ドクターヘリ）**が存在しているのである。その他，ドクターヘリのあり方，効果，費用，法律等が1年間にわたって検討され，**平成13（2001）年4月1日より，第1号のドクターヘリの運航が，川崎医科大学附属病院高度救命救急センターで開始されることになったのである**（写真1-7）。

橋本元内閣総理大臣は，無責任に予算を復活させたのではなく，国として十分な検討を行い，このシステムが国民の日常の医療において必要であるとの結果を得て，国の予算として，国民に必要であることを確認して，ドクターヘリの運航を認めてくれたのである。

内閣官房内閣内政審議室が，厚生省の予算を編成したことによって，救急車と同様に，医療機関への重症傷病者のヘリコプターによる搬送が，無料になったのである。審議室における委員会は，野中広務氏（元自民党幹事長）が，セット対応してくれた（ご両人は，鬼籍に入られたので，名前を表に出すことにした）。橋本龍太郎元内閣総理大臣，野中広務氏の御両人には，感謝申し上げなければならないのである。

担当の厚生省にとっては，ドクターヘリは高額の予算を必要とし，これを厚生省で負担することは不可能と思われたので，国のドクターヘリの法律（**救急医療用ヘリコプターを用いた救急医療の確保に関する特別措置法**）を議員立法でつくるときには，著者は何回も厚生省から強く法律の作成に反対され，法律を国会に出さないように言われたのである。著者は，「**国のドクターヘリの法律をつくらなければ，本当にドクターヘリが必要な都道府県にドクターヘリが導入されない**」と言って，法律の取り下げを拒否したのである。

現在では，ドクターヘリの予算として，毎年1か所あたりおよそ2億5千万円を必要としている。厚生労働省にとっては大変な予算であるが，ドクターヘリ推進議員連盟の国会議員の先生方が，毎年総会を開催して，ドクターヘリの予算を認めるように応援してくれているのである。ドクターヘリ推進議員連盟（会長：尾辻秀久参議院議員〔元厚生労働大臣〕）にも感謝しなければならないのである。

阪神・淡路大震災における兵庫県の医療被害と今後の災害医療のあり方については，著者が兵庫県立西宮病院交通災害医療センターに5年間在籍していたのと，当時厚生省の災害関係の委員をしていたこともあって，兵庫県の医療被害の調査と今後のあり方委員会の委員長として参加し，医療被害を調査し，今後のあり方を検討するように，兵庫県保健福祉部から依頼された。そして答申書で，**災害医療センターの創設と屋上にヘリポートを設置すること**を兵庫県に提言した。このことによって，**兵庫県に災害医療センターと屋上にヘリポートができたのであ**

るが，建築が遅れたために，周囲にマンションが建ち，ヘリコプターの離着陸が制限されていると聞いているが，災害が発生すれば，そのような問題はなくなり，多くの市民が災害医療センターを活用してくれると思うのである。

10　新しい病院前救急医療体制の構築

　ドクターヘリが運航されるまでに，消防署の救急車の出動頻度からいえば，救急車は毎日出動しており，市町村としては救急業務が重要なので，ヘリコプターの使用は，救急業務が優先されるべきであると著者は思うのであるが，消防業務が救急業務より先に制度化されたので，当然のことながら，防災業務にヘリコプターが専用運用されているのが現状である。防災ヘリは，都道府県が保有しているヘリコプターなので，都道府県が所有しているヘリコプターは，へき地・離島の医療のために，救急業務として運航されているのであるが，山間へき地，広域へき地にもヘリコプターが運航できるようにすべきと思うのである。規則上は，使用できるようになっているが，現状では使用したくても使用できないようになっていると，外から見ていると思われるのである。今は，消防防災ヘリに名前が統一されたので，これからは，救急医療において，活動が広がることが期待されるのである。

　ドクターヘリは，年間1機あたり300～400回出動，運航されており，国民の税金は毎年有効に活用されていると著者は思うので，消防防災ヘリも，一部の都道府県において，傷病者の搬送に利用されているが，訓練の時間をもっと現場の救急業務に活用すべき，と著者は思うのである。ドクターヘリの運航において，訓練は行われていない。すべて本番で運航されているのである（必ず傷病者が搭乗している）。外から見ていると，救急隊がヘリコプターを救急活用できない状況にあるようにも思われるのである。消防機関のヘリコプターは，自由に救急業務にも活用されることが望まれるのである。

　消防法施行令第44条（救急隊の編成及び装備の基準）には，平成7（1995）年に阪神・淡路大震災が発生するまで，航空機の記載はなかったのである。だから，消防のヘリコプターは，救急業務ではなくて，防災ヘリコプターとして運用されるようになったと著者は思っている。また，消防ヘリを所有している市町村の消防機関には，高度医療機関が多数開設されているので，ヘリコプターが消火，防災用になったのもいたし方のないことであったとも思うのである。

　本当にヘリコプターが必要な市町村，道府県には，ドクターヘリを導入するお金がないのである。このあたりのことが長年続いたのは，**「救急業務が医療としての対応ができていなかった」（重症傷病者は早く医療機関に搬送しなければならないという救急医療が，消防機関に理解されていない）**ことが，大きく影響していると著者は思っている。今後は，消防防災ヘリとドクターヘリが共存共栄して，災害時も救急業務においても市民のために，協力していかなければならないと著者は思っている。

　重症の傷病者は，道路のある限りにおいて，すべて救急車で高度医療機関に長距離を長時間かけて，医療機関に搬送されていたのである。そして，重症であるがゆえに，搬送途上におい

て，心肺停止になる事例もあったのである（**図 1-2**）。これらの重症傷病者は，ドクターヘリの導入によって，救命されているであろうことが，推測されるのである。

離島は道路がないため，早期から重症傷病者は，ヘリコプターで島外の高度医療機関に搬送されてきたが，その他の広域へき地や山間へき地の重症傷病者は，道路があるがゆえに，その多くが，高度医療機関に長距離を長時間かけて救急車で搬送されていたのである。傷病者の医療機関への搬送が，救急医療としてではなく，消防の搬送業務として行われてきたことが，この結果になったとも思われるのである。よって，今後は，救急業務は救急医療と協力して，傷病者の救命に努力しなければならない，と著者は思うのである。そして，医療サイドもこのことを理解して協力しなければならないのである。前にも述べたが，救急業務が消防機関に委ねられたとき，医師が救急業務にもっと早く関与すべきだったのである。

しかし，当時（昭和 38 年）は，医師の数が少なく，病院前に医師が参加できない状況にあったのも事実である。その後，医学部が増加し，医師の数も倍増したので，ドクターヘリの基地病院も増加し，日本病院前救急診療医学会も活動を開始し，病院ドクターカーの全国展開も始まるであろう状況なので，今後，病院前の救護体制も大きく変化すると思われるのである。消防機関もこれに参加して，これまで以上に活動して欲しい，と著者は思うのである。

11　諸外国における現状と搬送途上における心肺停止事例

欧米諸国では，搬送業務にはすべて，医師が組織の中で関与している。傷病者搬送の最終責任は，医師に委ねられているのである。このことが，救急医療用ヘリコプターの導入に繋がり，傷病者の救命に繋がっているのである。このことは，ドクターヘリの導入によって，わが国でも実証されているのである[14, 29, 30]。

消防庁が毎年発行している「救急救助の現況」[31]には，搬送途上の心肺停止例の報告はないので，へき地の重症傷病者の搬送途上での心肺停止の事例が年間何例あったかの実数を知ることはできないが，平成 3（1991）年に救急救命士の制度ができてからは，消防が関与した心肺停止傷病者の実数が出ているのをみると，令和元（2019）年度には，年間 126,271 名の心肺停止傷病者に関与しており，その中の 6,185 名が，道路での心肺停止になっている（**図 1-5**）。交通事故，もしくは歩行中に心肺停止になった事例もあるであろうが，搬送途上での心肺停止事例も含まれていると思われるのである。全国で相当数の傷病者が搬送途上で心肺停止になっていることが，岡山県の事例から推測されるのである。

ドクターヘリ試行的事業における結果からみると，**相当数の心肺停止事例がドクターヘリによって防がれている**のは，事実であろう。ちなみに，道路上での死亡のデータが出始めた平成 30（2018）年から 4 年間の数字を並べてみると，平成 30（2018）年 6,388 名，令和元（2019）年 6,370 名，令和 2（2020）年 6,185 名，令和 3（2021）年 5,768 名と毎年死亡者が減少している。このことは，交通事故による死亡者が減少したことも考えられるが，ドクターヘリ運航の恩恵かもしれないのである。ドクターヘリ試行的事業における救命率 46.5%（**表 1-9**）から考え

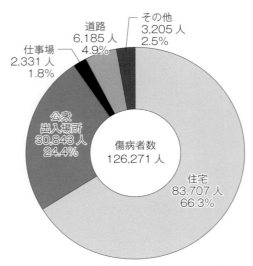

図 1-5　心肺機能停止傷病者の発生場所（令和元年）

表 1-9　厚生省試行的事業におけるドクターヘリの効果

手段	施設	死亡	障害あり	軽快
救急車（推定）	川崎医大	96	62	25
	東海大	147	71	151
合計		243	133	176
ドクターヘリ	川崎医大	38	38	107
	東海大	92	41	236
合計		130	79	343

　　　　　　　　　　　　　　↓　　　↓
　　　　　　　　　　　　救命率の向上　予後の改善

ると，心肺機能停止傷病者126,271名の半数近くの5万人の傷病者が，ドクターヘリの導入によって，救命されたといってもおかしくはないと思うのである。

　ドイツでは，15分以内に傷病者発生現場で治療を開始することが，原則になっている。そのために，rescue helicopter が出動する。それゆえ，ドクターヘリの基地病院は，ドクターヘリが15分以内に到着できるよう全国に配備されている。今後は，消防防災ヘリも救急医療に参加して15分以内に救命治療が開始されるようになれば，さらに多くの国民が救命されるとも思われるのである。

12　ドクターヘリ導入のための協力者

　救急医療用ヘリコプター（ドクターヘリ）の実用化研究を行い，今日の発展に繋げた冨永氏は，ドクターヘリの導入を関係省庁に働きかけたがかなわず，残念なことに，**平成9（1997）年1月23日に，ドクターヘリの運航開始を見ることなく亡くなられた**。その遺志は，手前味

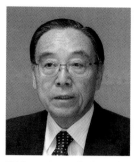
写真 1-8　国松孝次氏

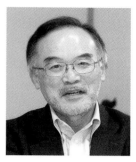
写真 1-9　篠田伸夫氏

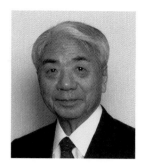
写真 1-10　尾辻秀久氏

噂になるが，一般社団法人日本航空医療学会を創設した著者をはじめとした関係者に引き継がれ，今日のドクターヘリの発展，充実に繋がったといえると思うのである。

　冨永氏の亡き後は，認定NPO法人救急ヘリ病院ネットワーク（HEM-Net）理事長の国松孝次氏（元警察庁長官）（**写真 1-8**）および副理事長の篠田伸夫氏（元自治省消防庁次長）（**写真 1-9**）ご両人の経験に基づく強力な指導力によって，「救急医療用ヘリコプターを用いた救急医療体制の確保に関する特別措置法」の成立，施行，また，財政状態の良くない都道府県への総務省の地方交付税措置による財政援助，さらには，ドクターヘリ推進議員連盟の会長をされた尾辻秀久参議院議員（元厚生労働大臣）（**写真 1-10**）等，多くの関係する人達の協力，援助によって，今日のドクターヘリの全国配備が整い，救急医療のみならず，へき地・離島医療，災害医療，小児周産期医療，移植医療等にも活躍しているのである。ありがたいことである。

　今日では，ドクターヘリは，わが国の高度救命救急センターを中心とした広域救急医療体制の一つとして，なくてはならない存在になっている。これは昭和56（1981）年に冨永氏よって行われた「**救急医療用ヘリコプターの実用化研究**」[13]における成果が，今日のドクターヘリ隆盛の礎になったのは，事実であろう。

　筆者は長年，（社）日本交通科学協議会および厚生行政科学研究で，**広域救急医療体制の研究**を行ってきた[32〜34]。これは高度医療をできるだけへき地・離島を含めた多くの国民に提供することを目的にしてきた。しかし，へき地・離島医療の充実をいくら叫んでも，対象人口が少ないので，ドクターヘリの実現は困難と思われたが，冨永氏が当時，最も大きな社会問題になっていた**交通事故による死亡者をドクターヘリの導入により救命する**という，当時の厚生省も消防庁，警察庁，運輸省も反対できないテーマで，ドクターヘリを導入するシステムをつくられたので，著者にとっては，救急医療のためにも，へき地・離島医療のためにもドクターヘリが必要なので，厚生省単独の救急医療用ヘリコプターが，運営できることを目的にして，ドクターヘリの実現に努力してきたのである。

II. 各 論

各論では，ドクターヘリの運航に直接関与した個人，組織，団体，省庁，学会，その他について述べたいと思う。

1 ドクターヘリの導入に関与された個人

1 岡村正明氏

岡村正明氏は，東京大学医学部ご出身の医師であり，自衛隊，東京消防庁の航空隊に所属し，ヘリコプターに搭乗して，医療行為を行っていた。今でいうドクターヘリと同じ医療行為を行っていたのである。このことから，岡村氏は，わが国最初のドクターヘリ搭乗医師といえる。

岡村氏は，救急医療用ヘリコプターの必要性は述べておられるが，これを全国に広げようとの発想はなかったと思うのである。また，これを公の制度として広げた実績もないのである。著者が知る限りにおいて，ドクターヘリ全国展開の必要性を公表された論文もないのである。

岡村氏は，（社）日本交通科学協議会にも所属され，川崎医科大学における冨永氏の実用化研究にも参加されていたが，ドクターヘリが，わが国に必要であるとの話をされたことは，なかったのである。

2 冨永誠美氏（写真 1-1）

東京帝国大学法学部卒，宮崎県警察本部長，岡山県警察本部長，宮城県警察本部長，警察庁初代交通局長，公益法人日本交通科学協議会会長を歴任された。副会長をされているとき，協議会の中に昭和 55（1980）年「航空機による救護システム調査検討委員会（会長：小濱啓次川崎医科大学救急医学教授）を組織され，5 回にわたってドクターヘリの実用化研究を行い，ドクターヘリの効果を検討され，救命率の向上と予後の改善に有効であることを実証され，ドクターヘリの全国展開に大きな役割をされたのである。初代川崎学園理事長で，院長も兼務されていた川崎祐宣氏に会われ，川崎医科大学附属病院救命救急センターでドクターヘリの実用化研究をさせて欲しいとお願いされたのである。著書に『交通安全への道』（若草書房），『交通未来学』（大陸書房）がある。

冨永氏は，すでに述べたように，ドイツの ADAC（ドイツ自動車連盟）が，ヘリコプターに医師を搭乗させて交通事故現場に降ろして，事故現場で医師が直ちに救命治療を行うことによって，交通事故による死亡者を減少させている（**図 1-1**）ということから，川崎祐宣氏を訪ねて来られ，川崎医科大学附属病院救命救急センターに民間の**ヘリコプターを用いた救急医**

療用ヘリコプター（ドクターヘリ）を配備して，本当に効果があるかの**実用化研究**をしたいとお願いされたのである。そして，5回にわたる実用化研究で，**救急医療用ヘリコプターが重症傷病者の救命率の向上と，予後の改善に有効であること**を実証されたのである。このことによって，現在のドクターヘリが**全国で行われる**ようになったのは，事実である。また，冨永氏は最初から個人としてではなく，国としてドクターヘリのシステムを導入しようと考えておられたのも事実である。

　残念なことに，冨永氏は平成9（1997）年1月23日，ドクターヘリの実現を見ることなく，冬の寒い日に亡くなったと聞いている。質素で誠実，真面目な公僕そのもののお役人であった。奥様に先立たれ，お子様もいなかったので，養子のご息女がおられると聞いていたが，自宅で亡くなられて，発見されたということであった。お葬式に参加できなかったので，お墓参りでもと思ったが，家族と連絡が取れないとのことで，お墓参りもできていないのが，心残りである。冨永氏が岡山に泊られるときは，ともに飲食し，夜中まで麻雀を楽しんだのを覚えている。

　著者は，冨永氏の遺志を引き継ぎ，**日本エアレスキュー研究会（現日本航空医療学会）**でドクターヘリ実現のために努力することが，著者の使命，仕事，冨永氏への恩返し，と心に決めたのである。現在のドクターヘリの活躍を見ると，冨永氏の願いも，著者の希望も叶えられていると思っている。

　この事業は，その後，救急医療用ヘリコプター実現のために活躍された**国松孝次氏（元警察庁長官）**と篠田伸夫氏（元自治省消防庁次長）のお二人に引き継がれ，**ドクターヘリの全国展開の実現**へと繋がったのである。

3　川崎祐宣氏（写真1-2）

　岡山医科大学（現：岡山大学医学部）卒業，第2外科に入局，最初は岡山市内に診療所を開設し，これを川崎病院にされ，この病院を元に川崎医科大学を倉敷市に創設されたのである。多くの救急患者を診療されていた経過もあって，救急診療，救急医学教育を非常に重要視されていた。このことが，**日本で最初の救急医学講座の開設，ドクターヘリの導入**に繋がったと思われるのである。

4　国松孝次氏（写真1-8）

　東京大学法学部卒，元警察庁長官で，多くの公的委員会に関与され，国民のための多くの法律をつくられているが，ドクターヘリの法律である「救急医療用ヘリコプターを用いた特別措置法」の創設にも大いに努力された。暴漢にピストルで撃たれ瀕死の重傷を負われたが，一命をとりとめ，スイス大使に就任後，命の恩人である日本医科大学の医師である辺見，益子両医師に頼まれて，認定NPO法人である救急ヘリ病院ネットワーク（HEM-Net）理事長，会長をされた。現在は引退されているが，ドクターヘリの全国展開に大いに努力，活躍された。

5　篠田伸夫氏（写真1-9）

　京都大学法学部卒業，元自治省消防庁次長で国松氏とともにNPO法人HEM-Netの副理事長，理事長として，ドクターヘリの全国展開に大いに活躍された。航空法施行規則第176条（捜索又は救助のための特例）の中に救急医療用ヘリコプターを加えてもらうために，大変お世話になった。また，地方交付税をお金のない道府県に分配できるようにされ，ドクターヘリの全国展開に大いに活躍され，現在は認定NPO法人HEM-Netの会長をされている。

2　ドクターヘリ運航の始まり

　わが国のドクターヘリの歴史を考えるとき，岡村正明氏が医師個人として活躍された昭和55（1980）年以前と，冨永誠美氏が公的に救急医療用ヘリコプター（ドクターヘリ）を導入しようとされた昭和55（1980）年以降に分けることが，この際必要と考えられたので，以下では，この二つの年代に分けて述べる。

1　昭和55（1980）年以前におけるドクターヘリの運航

　東京消防庁における調査（資料提供：大森軍司元東京消防庁航空隊長），また，岡村正明氏個人から聞いた情報，および滝口雅博氏の論文[1]から推測すると，自衛隊，東京消防庁におられた医師の岡村正明氏による個人的な航空機を用いた事故現場における医療行為が，わが国最初のヘリコプターを用いた傷病者への医療行為と思われるのである。しかし，これらの医療行為について公的に発表された資料があまりない（著者が調査，検索した範囲で）ので，以下に述べる実績がどこまでが事実なのかは，本人は，もうおられないので，詳細は不明である。

　自衛隊は，昭和34～35（1959～60）年頃から，関東地区の住民のために，訓令により，陸上，海上，航空自衛隊による特別救難隊が，災害時を目的としたヘリコプター（ベル47G：**写真1-11**）を配備し，出動体制がとられていた[1]。昭和38（1963）年には，東京都を中心とした関東地方に24時間体制の特別救難隊が正式に自衛隊の中に編成され，5か所の基地（市ヶ谷，霞ケ浦駐屯地，館山航空基地，入間基地，横須賀基地）を中心に，半径100kmの円によって囲まれた地域をカバーする緊急出動体制ができていたようである。この救難隊は，昭和38（1963）年7月5日の発足から，昭和41（1966）年6月30日までに，のべ87名の負傷者や患者等の搬送を行っていた。岡村氏はこのヘリコプターに搭乗し，救急医療活動を行っていたと著者に述べられた。

　これらのすべてに岡村正明氏が搭乗していたかどうかは不明だが，搬送事由としては，重症患者転院23件，交通事故16件，作業事故7件，登山事故8件，海難事故8件，航空事故6件等であり，緊急事態の偵察を入れると，のべ132回の出動があったとされている。

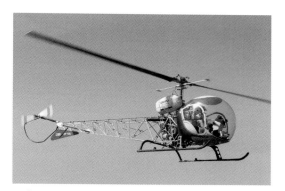
写真1-11　ベル47G

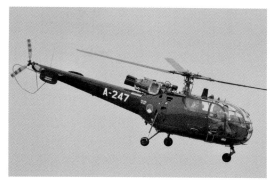
写真1-12　アルウェットⅢ

　岡村氏は自衛隊を退職され，昭和39（1964）年に東京消防庁に入庁し，東京消防庁が昭和42（1967）年にヘリコプター（アルウエットⅢ型：**写真1-12**）を導入し，航空隊の運用を開始すると同時に，このヘリコプターに搭乗し，退官した昭和48（1973）年までに，190件の傷病者の搬送に従事されていた。その搭乗時間は，368時間30分であった。昭和47（1972）年3月10日に中央高速道路小仏トンネル付近で発生した交通事故では，「東京消防庁のヘリコプターちどりに搭乗し，高速道路上に着陸，負傷者1名を武蔵野赤十字病院に搬送した」と岡村医師は私に言っておられた。著者は，東京消防庁におられ，飛行隊長をされていた大森軍司氏にお願いして，岡村氏が東京消防庁におられたときに，どれだけ医師として活動していたかを調査していただいた。ここに出てくる岡村氏の東京消防庁における活動実績は，すべて大森氏から得た資料であり，本人が公的な雑誌，書物に執筆し，発表された実績ではないので，これを公的な資料として認めることはできないと思うのである。

　その後，岡村氏が医学雑誌『脳・神経外傷』に「高速道路の救急業務の実態」という論文を発表[35]されているのをみつけたが，その内容には，岡村氏が実際に出動された症例は書いてなく，岡村氏がどれだけ高速道路に出動したかのデータも書いてなかったので，岡村氏の出動件数は不明である。

　いずれにしても，全体の回数の数字を公的書物でみたことがないので，詳細なデータを述べることはできないが，実際にヘリコプターに搭乗して，医療行為を行っていたのは事実なので，岡村正明氏が，ヘリコプターに搭乗して医療を行ったわが国最初の医師であるのは，事実だと思うのである。

　岡村氏は，（社）日本交通科学協議会の前身である日本交通政策研究会において，冨永氏とは別に，昭和49（1974）年から昭和50（1975）年にかけて，西ドイツのADACに行かれ，Kugler氏と外傷外科医であるBruckhart氏（**写真1-13**）にも会い，ミュンヘンにあるハーラッヒン病院も訪問されている。そして，ご両人を日本に呼んで講演をお願いされているのである。著者は，この話を冨永氏，岡村氏のご両人から直接聞いたことがなく，今回参考資料[36]を読んで初めて知ったのである。この意味からすると，岡村氏は救急医療用ヘリコプターの必要性を示しておられるが，これを全国に発展するようには発言されていない。また，ドクターヘリ

導入の活動もされていないと思われるのである。また，岡村氏は，これを公の制度として広げた実績もないのである。著者が知る限りにおいて，ドクターヘリ全国展開の必要性を公表された論文がないのである。岡村氏は，(社) 日本交通科学協議会にも所属され，川崎医科大学における冨永氏の実用化研究にも参加されていたが，ご自分がドイツにいかれた実績について，著者に具体的に話をされたことはなかった。また，ドクターヘリがわが国に必要であるとの話をされたこともなかったのである。

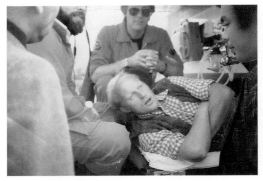

写真 1-13　外傷外科医である Bruckhart 氏

これに対して冨永氏は，最初から実用化研究をオープンにして，国の関係者を加えて，公的に動かれたので，国としての新しいドクターヘリの制度をつくられたといえると思うのである。このことから，岡村正明氏は，わが国で初めて医師としてヘリコプターを用いて医療行為を行った医師ではあるが，国としてのドクターヘリを救急医療システムの一環として，公的に全国に構築されたのは，**冨永誠美氏である**といえる。

2　昭和 55（1980）年以降におけるドクターヘリの運航

　昭和 55（1980）年以降のドクターヘリの運航にかかわる公的な実用化研究としては，(社) 日本交通科学協議会の副会長をされていた**冨永誠美氏**が，昭和 56（1981）年 10 月 23 日に表に出した (社) 日本交通科学協議会主催の「**ヘリコプターによる交通事故負傷者の救護システムの調査研究**」[13)]が，わが国最初のものといえる。冨永氏がわが国の新しい**ドクターヘリの実用化研究**を行い，ドクターヘリが全国に広がる礎をつくられたのである。

　この第 1 回の実用化研究には，**表 1-5** に示す国の省庁の役人が参加しており，また，岡山県からも**表 1-6** に示す公人が参加している。これ以降，4 回に及ぶ公的な実用化研究（**表1-3**）が行われたが，冨永氏が意図したドクターヘリは，いずれも民間のシステムとしてつくろうとされたのではなく，あくまでも**国のシステムとして導入**しようとされたのである。それゆえ，第 1 回の実用化研究から，**国の役人を研究会に参加させている**。著者は，岡山県でこの新しい救急医療システムの完成に努力してきたが，著者も岡山県のためにドクターヘリを導入したのではなく，冨永氏と同様に，**国のために導入**しようとしたのである。なぜならば，**岡山県で起こっている搬送途上における傷病者の心肺停止は，岡山県だけの問題ではなく，全国の都道府県で毎日発生しているであろう**と推測されるからである。そして，国としてドクターヘリが導入されると，当然のこととして岡山県にも国の制度として導入されるので，国の補助金を得ることができるのである。結果として，**岡山県がドクターヘリ発祥の地になる**のである。

　冨永氏ご逝去の後は，著者がエアレスキュー研究会（現日本航空医療学会）の関係者を集め

て，救急医療用ヘリコプターの実現のために弘前大学の滝口雅博氏，厚生省の土居弘幸氏（当時厚生省医政局指導課〔現医療計画課〕課長補佐，その後に岡山大学医学部公衆衛生学教授），朝日航洋の**西川渉氏**等と努力してきたが，**認定NPO法人救急ヘリ病院ネットワーク（HEM-Net）の理事長に元警察庁長官の国松孝次氏が就任されてからは**，行政絡みの動きが急速に進み，著者は学会単独で動くよりもHEM-Netと共存共栄でドクターヘリの実現に努力するほうが，ドクターヘリの発展に繋がると思い，いったん脳梗塞を理由に退任したHEM-Netの副理事長に復帰することを篠田氏にお願いして，HEM-Netでも副理事長として，ドクターヘリ実現のために努力したのである。このこともあって，ドクターヘリの行政絡みの仕事が増加したのである。関係省庁との交渉においては，常に法律に詳しい篠田氏に同伴をお願いして，国相手の仕事がスムースに動くようになったのである。

当時の国相手の仕事は，国松，篠田氏がおられるので，位の上昇もあってスムースに動くようになり，学会活動も同時に多忙になった。このことが，厚生省の機嫌を損ね，かえって動きにくくなった面もあった。しかし，その後のドクターヘリ実現のための国としての新しい方策は，国松理事長の大変な努力により，議員立法による「**救急医療用ヘリコプターを用いた救急医療の確保に関する特別措置法**」という国のドクターヘリのための法律が，超党派のドクターヘリ推進議員連盟の応援を得て制定，公布，施行され，また，篠田伸夫氏が総務省と交渉して，**地方交付税措置によって**，財政状態のよくない都道府県に対しての財政援助が可能（地方交付税措置）になったので，**ドクターヘリ基地病院が，全国に一気に広がったのである**。

令和4（2022）年度に香川県が導入したので，**京都府以外の都道府県にドクターヘリ基地病院がすべて導入されたことになる**（京都府には基地病院はないが，関西広域連合に加入しており，隣接する大阪府，滋賀県，鳥取県，福井県とドクターヘリの利用を契約して委託料を払っており，厚生労働省としてもドクターヘリが導入されていることになっている）。HEM-Netは，全国にドクターヘリが導入されたことを記念して，令和4（2022）年12月16日に，ドクターヘリ全国展開記念シンポジウム「量的拡大から質的向上へ」を開催した。

メモ 1-6　地方交付税措置とは

〇地方交付税の定義（地方交付税法第2条第1号）
　地方交付税は，地方公共団体が均しく行うべき事務を遂行することができるよう，国が交付する税を言い，「所得税，法人税，酒税及び消費税のそれぞれの一定割合の額」並びに「地方法人税の額」である。

〇地方交付税の総額の算定方法（第6条第1項）
　「所得税の収入額の33.1/100＋法人税の収入額の33.1/100＋酒税の収入額の50/100＋消費税の収入額の19.5/100」＋地方法人税の収入額が地方交付税の総額である。

〇地方交付税には，普通交付税と特別交付税があり，前者は地方交付税の総額の94%，後者は地方交付税の総額の6%である。（第6条の2）

○普通交付税は，①基準財政需要額が規準財政需要額を超える地方公共団体に対し公布される。

特別交付税は，①基準財政需要額の算定方法によっては，捕捉されなかった特別の財政需要や，②普通公布税の額の算定期日後に生じた災害等の特別の財政需要などを考慮して公布される。

○解説

地方公共団体は，住民に対して均しく同一水準のサービスを提供しなければならない義務がある。一方，地方公共団体には，税収にばらつきがある。ここに収入と支出のギャップが生じる。このギャップを埋めるために考え出されたのが，地方交付税である。

メモ 1-6 は，法律の専門家である篠田伸夫氏から得た文章である。著者は法律の専門家ではないが，要は，国が集めた税金をドクターヘリの運航が必要な都道府県に分配するのが，地方交付税措置，または特別交付税措置になるのではないかと思うのである。このことによって，お金のない道府県には，国から地方交付税措置によって，必要な金額を1機目は100％，2機目は80％負担してもらえるのである。このことによって，多くの都道府県にドクターヘリが導入されるようになったのである。

3 ドクターヘリ運航に関係した団体，省庁，学会等

1 社団法人日本交通科学協議会（現一般社団法人日本交通科学学会）

　この協議会は，交通事故による死亡を防ぐにはどうすればいいかを調査，研究するために，交通事故に関連する人たち（医師〔外傷外科医〕，自動車工学研究者，警察関係者，心理学者，保険会社等）をまとめた公的な協議会であったが，いまは学会になっている。今までに，シートベルト，チャイルドシートの義務化，運転免許取得時における応急救護処置取得の義務化等，交通安全のための制度作成に活動してきた組織である。それゆえ，学会よりも協議会のほうが，この組織の名称として適切と思うのであるが，医師が会員として多く参加したことによって，学会になってしまったのである。

　この組織の副会長をされていた冨永誠美氏（元警察庁初代交通局長）は，ドイツの ADAC（ドイツ自動車連盟）が，交通事故による死亡者を減少させるために，ヘリコプターに医師を搭乗させて，事故現場で救命治療を行うことによって，交通事故による死亡者を減少させている（**図 1-1**）ことから，日本でもこのことを川崎医科大学附属病院救命救急センターで行いたいので，認めて欲しいということで，川崎学園理事長の川崎祐宣先生を訪ねて来られたのである。冨永氏と川崎理事長は，冨永氏が岡山県の警察本部長をされていたとき，川崎理事長が岡山県医師

会の副会長をされていたことから，旧知の仲だったのである。

　冨永氏は，**このドイツのシステムを何とかして日本にも導入し，交通事故による死亡者数の増加を防ぎたかったのである**（昭和48年版の警察白書[9]）をみると，昭和45年には，**年間16,765名が交通事故で死亡している**）（**表1-2**）。現状のままだと，今に死亡者が2万人になると言われていたのである。そこで冨永氏が中心となり，（社）日本交通科学協議会として**救急医療用ヘリコプター（通称ドクターヘリ）の実用化研究**を，5回にわたって行い（**表1-3**），早期に救急診療専門医師による救命治療を交通事故発生現場で重症負傷者に行うことによって，重症交通事故負傷者のみならず，**すべての重症傷病者の救命率の向上と予後の改善に有効であることを実証した**のである。わが国で最初に行われた「**ヘリコプターによる交通事故負傷者の救護システムの調査研究**」[13]であった。また，早期に救命治療が開始されることによって，重症化が防がれ，医療費が削減され，最近発表された論文[37]によると，その費用はドクターヘリの運用に必要な費用をはるかに上回るともいわれている。

　以下に，（社）日本交通科学協議会が，川崎医科大学を中心に5回行った実用化研究の概要（**表1-3**）を示す。

a）ヘリコプターによる交通事故負傷者の救護システムの調査研究[13]

　昭和56（1981）年10月23日に，川崎医科大学附属病院救命救急センターと岡山県が協力して，1日だけ行われた実用化研究である。すでに総論でその多くを述べたが，**図1-3**に示すように，川崎医科大学附属病院救命救急センターから35km離れた自動車専用道路ブルーハイウェイの黒井山グリーンパークの駐車場付近で，交通事故が起こり重症の傷病者が発生したとの想定で行われた。救急医療用ヘリコプター（ドクターヘリ）を用いた，わが国で最初の実用化研究[14]であった。

　この研究では，交通事故が起こり，重症傷病者が発生したとの情報と同時に，地元邑久消防署に直ちに救急車を出動して，川崎医科大学附属病院救命救急センターに搬送して欲しいとの要請を行い，同時に川崎医科大学附属病院救命救急センターにもドクターヘリの出動を要請し，待機しているヘリコプターに医師が直ちに搭乗して，事故が発生した黒井山グリーンパークに向かい，指定されたヘリポートに着陸後，医師は現場で救命治療を行い（**写真1-6**），傷病者をヘリコプターに乗せて，川埼医科大学附属病院救命救急センターに向かうという研究であった。

　この研究の結果は，**表1-4**に示すように，ドクターヘリが出動した場合は22分20秒で治療が開始されたのに対し，従来の救急車の場合は，治療開始時間が1時間50秒後であり，**ドクターヘリのほうが約3倍早く治療が開始されることが判明したのである**。このことによって，ドクターヘリの実用化研究を今後とも進めることになったのである。

　この実用化研究には，国および岡山県関係者も入れて，100名近くが参加したのである（**表1-5, 6**）。使用されたヘリコプターはベル204Bで，機内には医療器具は搭載されていなかった。

b）救急医療システムにヘリコプターを導入する実用化研究[38]

　昭和62（1987）年10月1日から31日までの1か月間，現在のドクターヘリの運航とまったく同様の方式で，医療機器を装備した救急医療用ヘリコプターを川崎医科大学附属病院救命救急センター前の駐車場に配備し，出動要請があれば4分以内に離陸し，傷病者発生現場，もしくは出動要請した医療機関に行き，現場から治療を開始し，搬送中も治療を継続しながら川崎医科大学附属病院救命救急センターに搬入するか，他の依頼された医療機関に救命搬送するという研究であった。

　使用したヘリコプターは，収容スペースが一番大きいBK117c-2救急医療用ヘリコプター（川崎重工業製）であった。このヘリコプターには，操縦士，整備士，医師，看護師，患者，付き添い人の6名の搭乗が可能で，付き添い人が搭乗しなければ2名の傷病者の収容が可能であった（図1-6）。川崎医科大学では，正式運用後もずっとこのヘリコプターを使用している。運航会社は，カワサキヘリコプターシステム株式会社（現セントラルヘリコプターサービス株式会社）であった。

　運航を開始するにあたっては，岡山県内の消防防災用に登録されている場所（臨時ヘリポート）142か所を選び，航空法上必要な測定を行い，大阪空港内にある運輸省（現国土交通省）の分室に臨時ヘリポートの申請，許可をもらいに行ったが，最初は**「官が使用するヘリポートを民が使用するのは認めない」**として，すべての臨時ヘリポートの申請が認められなかった。このことを川崎祐宣理事長に言うと，「それでは橋本龍太郎運輸大臣に会いに行こう」と言われ，著者は理事長とともに運輸省の大臣室に行き，橋本大臣にお会いしてお願いすると，その翌日にすべてのヘリポートの認可が下りたのである。要するに，航空法上は問題ないのに，運輸省は役人独特のいやがらせをしたのである。

　また，これらのヘリポートを使用するためには，県の教育委員会，市町村会に示す組織，団体の許可が必要で，例えば学校の校庭を使用するためには，まず県の教育委員会の了解を得た後に，当該各市町村の教育委員会に行き了解を得なければならなかったし，公園，グランドに

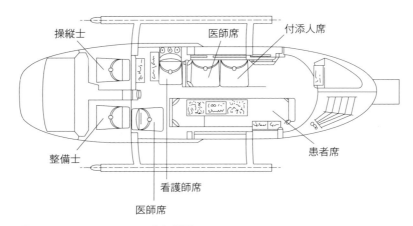

図1-6　BK117c-2の内部構造

関しては，県の市長会，町村会の了解を得た後に，それぞれの市町村に行き，了解を得なければならなかった．このとき，必ず言われたのは，「**人身事故を起こしたとき，一体誰が責任を取るのだ**」ということであった．著者は「**すべて私が責任を取ります**」と言わざるを得なかった．このことから，「**国民の命を救うドクターヘリに事故があってはならない**」というのが，**著者の願いである**．実用化研究のための臨時ヘリポートの許可をもらうのに，著者には3か月という期間が必要であった．

この研究では，距離は半径50〜70km以内で，時間としては15〜30分以内に傷病者を収容することを目標にして行ったが，適切な運航が行われたと著者は思っている．1ヵ月で33件の出動要請があったが，航空法の規制により，欧米諸国では当たり前に行われている事故現場への出動は1件もなかった．当時の航空法施行規則176条（捜索又は救助のための特例）2号にある公的機関である消防，警察等からの要請により，現場に降りていたのである（現在は，航空法施行規則第176条に3号が加えられ，国の特別措置法に基づく救急医療用のヘリコプター〔ドクターヘリ〕は，安全確認の後，機長判断で事故現場に離着陸できるようになっている）．

図1-7，図1-8に，ドクターヘリが半径50km，100kmをカバーした場合の日本地図を示すが，50kmを15分でカバーするとすれば，都道府県に2か所の基地病院を配備すれば，すべての傷病者を15分以内に救命治療が開始されることになる．しかし問題は，ドクターヘリ基地病院になれる総合医療機関が必要な場所に開設されているかである．

c）交通事故現場への救急医療ヘリコプターの実用化研究[39]

この研究は，民間ベースの救急医療用ヘリコプターでは，事故現場への離着陸ができないので，平成2（1990）年9月1日から30日までの1か月間，北海道防災ヘリ「はまなす」を借用して，札幌医科大学救急集中治療部（主任：金子正光教授）を基地医療機関として行ったものである．消防防災ヘリであるはまなすの基地は，丘珠空港であり，機種はベル402B-2型の大型機で救急医療専用機ではなく，また守備範囲も北海道の航空隊の判断で半径45〜90km以内での交通事故に限定された（45km以内は救急車で対応すべきとされ，ヘリの適応外とされた）．

消防防災ヘリは，要請から出動までに10〜20分を必要とする（ドクターヘリは，4分以内に出動している）．それから，医師をピックアップするので，さらに20〜30分を必要とし，交通事故現場に出動するヘリコプターとしては，不十分であることが判明した．この研究期間内には，交通事故による出動は1例もなく，公的機関のヘリコプターに医師を搭乗させて，救急医療用ヘリコプターとして運航することの難しさを知ることになった．搬送件数も1か月間でわずか6件しかなかった．運航の主導権も消防機関が握ることになるので，救急医療用として消防防災ヘリを使用することは非常に難しいとの結論になった．

この研究では，**ドクターヘリは，傷病者救命のためには救急医療専用のヘリコプターでなければならないというのが結論**であった．このことは，国がドクターヘリの導入を決める際に，大いに役に立ったと思うのである．

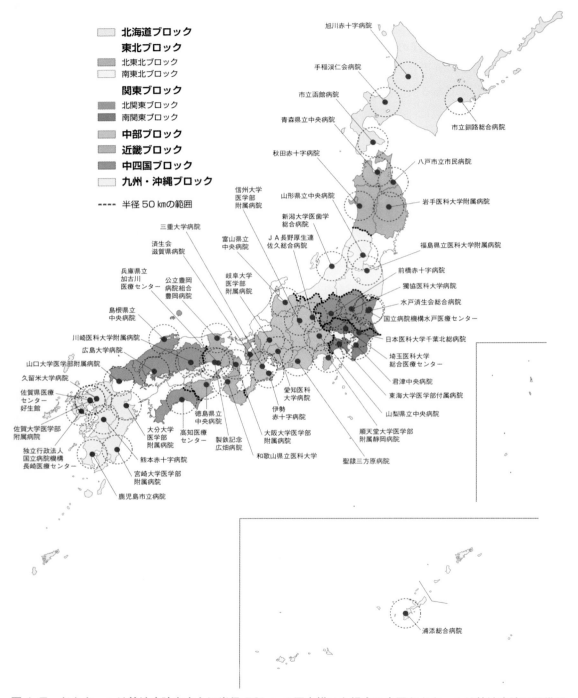

図 1-7　ドクターヘリ基地病院を中心に半径 50km の円を描いた場合の全国ドクターヘリ基地病院の配備図（2017）

第 1 章 ドクターヘリの歴史

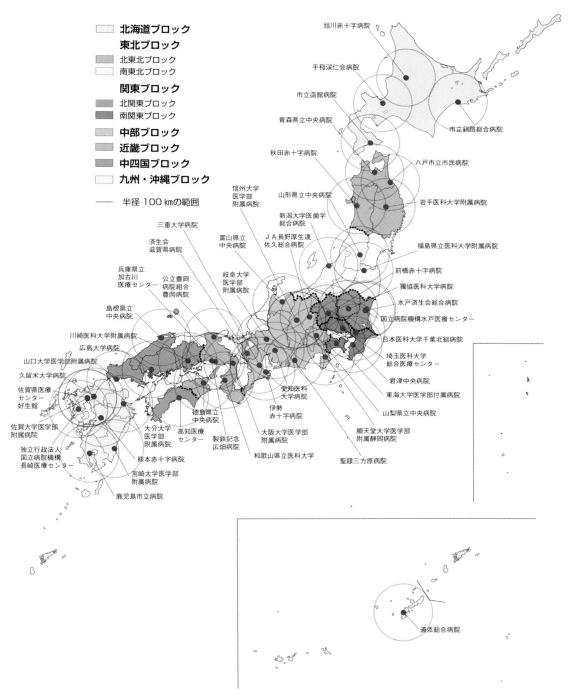

図 1-8 ドクターヘリ基地病院を中心に半径 100km の円を描いた場合の全国ドクターヘリ基地病院の配備図（2017）

d）ヘリコプターによる救急患者の搬送—中都市における有用性について[40]

この研究は，平成3（1991）年8月1日から9月30日までの2か月にわたって，東海大学医学部付属病院救命救急センターで行われた。救命救急センターに救急医療専用のヘリコプターを置いて，①出動要請に応じて救急医療用ヘリコプターが直ちに対応できるか，②中都市におけるヘリコプターの運航に危険はないか，③高速道路上の事故に救急医療用ヘリコプターが利用できるか，の検証を目的として，半径50km以内を守備範囲として行われた。出動件数は22件であったが，高速道路からの出動要請は1件もなかった。ただし，道路公団やその他の関係者に，ヘリコプターの高速道路への着陸を考えなければならないとの考えをもたせるのには，効果はあった。

e）救急医療用ヘリコプターの実用化研究[41]

この研究は，川崎医科大学附属病院救命救急センターで，平成4（1992）年7月1日から12月31日までの6ヵ月にわたって行われた。現在のドクターヘリの運航とまったく同様の実用化研究であり，救急医療用ヘリコプター実用化研究の集大成でもあった。救命搬送例は91例の実績を得たが，運航期間が長くなると行動範囲が広がり，出動件数も増加することも実証できたのである。この研究により，**ドクターヘリの導入によって救命率が向上し，予後の改善にも有効であることが証明された**といってもよい。

この研究における成果を**表1-10**に示すが，月日が増えるにしたがって搬送件数が増加し，運航期間が長いと範囲も広がるのが理解できた。**表1-11**に症例の緊急度分布を示すが，適切な症例が救命搬送されていると思われた。また，**表1-12，図1-9**に示すように，距離としては50km前後，飛行時間として10～20分の症例が多く搬送されており，この範囲が，救急医療用ヘリコプターの適切な運航範囲と思われた。このことからすると，1県に2か所の基地病院があれば，山岳地域を除いて，すべての重症疾患に15分以内に対応できるであろうことも実証できた。これらの結果から，（社）日本交通科学協議会が実施しようとしている救急医療システムが，新しい適切な広域救急医療体制確立のために必要なシステムであることが，実証されたともいえた。

以上（社）日本交通科学協議会が行った救急医療用ヘリコプター（ドクターヘリ）の実用化研究について述べた。**冨永氏は，①ドクターヘリは重症傷病者の救命率の向上と予後の改善に有効であること，②医師がすぐに搭乗できない消防防災ヘリは傷病者発生現場に離着陸する救急医療用ヘリコプターにはなり得ないこと，③ドクターヘリは運航関係法令を守れば安全に運航できること，を実証し，ドクターヘリ運航の基本をつくられたといえる。**これらのことから理解できるように，わが国の救急医療用ヘリコプターを用いた広域をカバーする救急医療システムの導入は，厚生労働省や消防庁が主導してできたものではなく，**交通事故死を防ぎ，へき地・離島の国民の命を守りたいという冨永氏と著者の思いに，国民の命を救いたいという，公的な立場にある国松氏，篠田氏ご両人の思いが重なってできた体制であり**，今日のドクターヘ

表 1-10 搬送件数の地域別分布

	岡山	香川	広島	その他	総数
7月	9	0	0	0	9
8月	11	0	0	0	11
9月	9	1	1	0	11
10月	12	3	1	0	16
11月	16	3	1	1	21
12月	17	4	2	0	23
合計	74	11	5	1	91

表 1-11 傷病者の緊急度

緊急度1：緊急処置をしなければ生命に危険を生じる場合	56例
緊急度2：生命に直接危険はないが緊急処置をしなければ身体に障害を生じる場合	30例
緊急度3：生命・身体のための緊急の処置は必要としないが高度の医療を必要とする場合	2例

表 1-12 現地到着までの時間分布

飛行時間（分）	件数
0～5	2
6～10	33
11～15	29
16～20	22
21～25	3
26～30	1
31～40	1
	91

リの隆盛に繋がったともいえると思うのである。

交通事故による死を防ごうという民間組織である（社）日本交通科学協議会（現日本交通科学学会），認定NPO法人救急ヘリ病院ネットワーク（HEM-Net）と，へき地・離島からの遠距離搬送により現場および搬送途上における重症傷病者の死亡を阻止しようとする学会（日本航空医療学会）の熱意によって，今日のドクターヘリが具体化され，運航が開始されたのである。現在は，国と都道府県が運営費を出しており，国の援助もあるので，あくまでも省庁の理解があって今日の運航が成り立っているのも事実で，省庁や都道府県にも感謝しなければならないのは当然のことである。

最初に救急医療用ヘリコプターの実用化研究が行われた昭和56（1981）年から，20年後の平成13（2001）年4月1日に，厚生労働省によるドクターヘリの正式運航が，川崎医科大学附属病院高度救命救急センターで始まったが，**わが国で正式にドクターヘリの公的な運航が開始されるまでに，20年の歳月を必要としたことになる**。欧米諸国では，1970年代から救急医療用ヘリコプターが運航（**表 1-1**）されており，欧米諸国からは30年遅れて導入されたが，日本では救急専門の医師と救命救急センター専任の看護師が搭乗しており，費用も国（厚生労働省，総務省）と基地病院のある都道府県の補助金によって運営されているので，**欧米諸国より安定したシステムでドクターヘリが毎日運営されている**と思うのである。

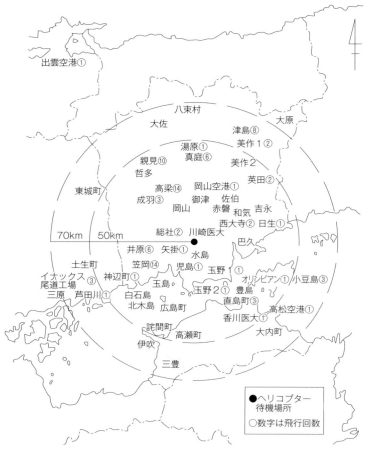

図 1-9　川崎医科大学を中心とした 50 〜 70km の範囲

2　認定 NPO 法人救急ヘリ病院ネットワーク（HEM-Net）

　HEM-Net は，最初は病院のネットワークを組み，消防防災ヘリや民間のヘリコプターを救急医療に積極的に活用して，傷病者の施設間搬送にヘリコプターを活用しようという医療関係者のほか，関連業者，関連省庁の OB 等が集まってできた NPO 法人[42]であった。元警察庁長官の国松孝次氏が，スイス大使から帰国後の平成 15（2003）年 4 月に，命の恩人である日本医科大学の辺見，益子の両先生に HEM-Net の理事長への就任を依頼され，これを受けて HEM-Net の理事長に就任されたのである。

　厚生省（現厚生労働省）は，内閣官房内閣内政審議室の報告書[14]を受けて，平成 13（2001）年 4 月 1 日より，ドクターヘリの第 1 号機を川崎医科大学附属病院救命救急センターに配備すると同時に，全国に 30 か所のドクターヘリ基地医療機関を配備すると宣言したが，国松理事長が就任した平成 15（2003）年の時点では，ドクターヘリを導入した都道府県はわずか 7 か所しかなかったのである。

これを知った国松理事長は，HEM-Net の理事を総動員して，「わが国ヘリコプター救急の進展に向けて—現状・課題・提言—」と題した報告書を発刊した[7]。あわせて，ドクターヘリとはいかなるヘリコプターなのか，また国としてなぜ必要なのかを，国民のみならず国の関係部署（厚生労働省，総務省消防庁，国土交通省，警察庁），都道府県知事，市町村長，消防本部，医療機関にも知ってもらわなければならないということから，ドクターヘリの情報誌として「HEM-Net グラフ」[43]を発刊したのである。これらのことによって，ドクターヘリについて多くの関係者に理解されるようになったのは事実である。さらに，国松理事長は，ドクターヘリの国の法律をつくらなければ，ドクターヘリは全国に広がらないと判断されたのである。

a）ドクターヘリ・ワーキンググループの創設

国松理事長は，自民党参議院議員の木村仁氏（元自治省消防庁長官）にお願いして，参議院与党内にドクターヘリ・ワーキンググループ（座長：木村仁自民党参議院議員，副座長：渡辺孝男公明党参議院議員〔脳神経外科医〕）を結成してもらい，ドクターヘリの法律である「ドクターヘリ特別措置法」を議員立法で成立させることを要請したのである。また，このワーキンググループを広げて，ドクターヘリ推進議員連盟を国会内に組織してもらい，ドクターヘリの全国展開を図ろうとされたのである。この組織は，当初，与党だけの組織であったが，野党の立憲民主党も選挙のマニフェストにドクターヘリを出しているということから，このドクターヘリ推進議員連盟に参加することになり，最終的には**超党派のドクターヘリ推進議員連盟**になったのである。

著者は当初，法律の原案は，ドクターヘリ推進議員連盟でつくられたと思っていたのであるが，第1回の議連の総会は，法律が制定・施行された平成19（2007）年6月27日より後の平成20（2008）年11月20日に開催されており，議連は，法律の導入には直接関与しなかったようなのである。当然のことながら，総会の第1回の会長をされた丹羽裕哉衆議院議員（元厚生大臣）は，法律の詳細を関係者から聞いて知っていたと思われるのであるが，詳細は不明である。著者の予想では，たぶんドクターヘリ・ワーキンググループの中で法案の原案が作成され，検討されたが，その原案は，内閣官房内閣内政審議室で行われたドクターヘリ調査検討委員会の報告書[14]を元に，検討されたと思われるのである。それは，**救急医療用ヘリコプター**の用語が，法律の中に出てくるからである。この用語は，著者が座長であった調査検討委員会で，報告書に記入された用語なのである。

ドクターヘリ推進議員連盟は，運航費用も含めてドクターヘリが円滑に安全に運航できるようにサポートしてくれる組織となり，現在も陰でドクターヘリの全国展開を応援してくれているのである。

一方，HEM-Net 副理事長の篠田伸夫氏は，総務省と交渉して，平成21（2009）年3月に，財政状況が良くない都道府県の負担分を地方交付税で措置する方策をつくられた。このことによって，ドクターヘリが一気に，全国に広がったのである。令和3（2021）年度からは，1機目は100％，2機目は80％を地方交付税措置として援助できるようになったのである。

b）ドクターヘリ特別措置法のための参議院厚生労働委員会の決議

　ドクターヘリの法律を作成するための決議（法律を成立させるための環境をつくるための決議）の原案がつくられ，参議院および衆義院の厚生労働委員会で以下の決議がなされた。

国民の安心のための救急医療体制の確保に関する決議

平成 19 年 4 月 26 日
参議院厚生労働委員会

　医療は，国民が安心して生活を送るための重要な基盤であり，とりわけ救急医療については，先般の医療法改正においても，都道府県が策定する医療計画に重点的に位置づけるとしており，国民の生命，健康を確保するために必要不可決なものといえる。

　昨今，医療制度改革，市町村合併等により，医療機関の集約化，救急業務の広域化が進み，関係省庁の連携も一層重要になりつつある。

　こうした中で，救急医療体制については，これまでも，初期，二次，三次の役割分担に基づいて体系的な救急医療の整備が行われるとともに，救急救命士制度の創設等により救急医療体制との連携が推進されてきたところである。

　その一環として，政府は，平成 13 年度よりドクターヘリ導入促進事業として補助事業を実施することにより，ドクターヘリの導入を進めているところであったが，当時，10 道県 11 機が運航するに留まっていた。

　このような観点から，委員会においては，救急医療体制の充実を図るため，引き続き，必要な調査を含め，鋭意審議を行っていくものとする。

　政府においても，こうした現状を踏まえ，次の事項をはじめとする救急医療体制に係る諸課題について検討を行い，必要な施策を講ずるべきである。

一　国民が安心して生活を送ることができるよう，引き続き，救急医療体制の整備に努めること。その際，隣接・近接する地方自治体間の連携・協力に留意すること。

二　消防防災ヘリを含む救急患者搬送用のヘリコプター，ドクターカー等他の搬送手段についても，救急医療との緊密な連携の下，その有効な活用を図ること。

三　いわゆるメディカルコントロール体制の一層の強化を図る等救急搬送と救急医療の連携に努めること。

四　救急搬送体制との連携も考慮しつつ，現行の救命救急センターの量的・質的充実を図ること。

五　都道府県の救急医療体制に関わる従事者の確保のため，その育成について一層の強化を図ること。

六　都道府県の救急医療体制の確保について，予算面での支援を行うこと。

七　助成金交付事業を行う法人に係る登録制度等を創設する場合は，適切な法人を選定するよう基準を設定し，助成金が適正に交付されるよう，必要な措置を講ずること。

八　傷病者の救命，後遺症の軽減等の観点から，救急医療用ヘリコプター等を用いた救急医療

に関する研究を推進すること。
九　心肺蘇生法の普及等，引き続き，一般国民の救急医療に対する理解及び啓発に努めること。
　　以上決議する。

・・

　法案の作成にあたって，著者はHEM-Netの国松理事長から公明党の政調会に行くように依頼，指示されたのである。そのとき，筆者はなぜ公明党の政調会に行くのかがよく理解できなかったが，後になって，木村議員が7月で国会議員を辞職されたことを知り，著者に大役が任されたことを知ったのである。また，このことにより，副座長である公明党の渡辺茂男参議院議員に法案の審議が任されたようなのである。
　著者にとっては，光栄な話であった。著者が公明党の政調会にいったときに見せられたのが，参議院の厚生労働委員会が出した附帯決議文（上記参照）であったように思う。その決議文の第二項には，「**消防防災ヘリを含む救急患者搬送用のヘリコプター**」とあり，著者はそれまでに，たびたび消防防災ヘリを救急医療用ヘリコプターとして使用した経験があるが，消防防災ヘリは要請してから出動を決めるまでに少なくとも20分を要し，さらに搭乗医師をピックアップ方式で搭乗させるために20〜30分を要し，この時間は救急医療としては，無駄な時間であると言ってきた。だから，消防防災ヘリは傷病者発生現場に向かうドクターヘリにはなれないとも言ってきた。このことから，著者は，公明党の政調会でも，消防防災ヘリは現場で救命治療を行う救急医療用ヘリにはなれないと，著者が上梓したドクターヘリの本[4]を持ち込み，現在運用されている救急医療用ヘリコプターでなければ，重症傷病者には対応できないので，医師が搭乗したドクターヘリを法律にして欲しいとお願いしたのである。
　いずれにしても，法案が医師である著者の希望通りに**救急医療用ヘリコプター**になっているのは事実であり，このことによって，多くの傷病者が救命されているのも事実だと思う。緊急時に早く対応するのは，救急医療としては当たり前の話であり，あまり議論しないほうが良いのかもしれないと，このごろ著者は思っている。

c）ドクターヘリ推進議員連盟

　この議員連盟は，前に述べたように，自民党と公明党によるドクターヘリ・ワーキンググループが母体である。HEM-Net理事長の国松孝次氏が，参議院議員をされていた自民党の木村仁氏（元消防庁長官）に依頼して，最初は与党である自民，公明党の国会議員に声をかけてドクターヘリの法案をつくっていただいたのであるが，その後，野党である立憲民主党からも選挙のマニフェストにドクターヘリの導入を表明しているので，法案の作成に参加したいとの要望があり，最終的には，野党も含めた超党派のドクターヘリ推進議連になり，ドクターヘリ特別措置法が制定されたのである。このことから，国会での審議にはほとんど時間がかからず，**法案は参議院，衆議院を全会一致で通過し，成立したのである**。
　ドクターヘリ推進議員連盟の初代の会長は，丹羽雄哉自民党衆義院議員（元厚生大臣），事務局長は，ワーキンググループの座長をされた木村仁参議院議員が就任されている。与党にお

ける法案作成は，座長の木村仁議員と副座長の公明党の渡辺孝男参議院議員によって原案が作成され，法案は公明党から国会に提出されているが，その時点で法案は，救急医療用ヘリコプターになっていたのは，事実であろう。著者が推測するに，前述したが，内閣官房内閣内政審議室におけるドクターヘリ調査検討委員会の報告書を基に法案が作成されたと思われるのである。「**医師（救急医）が関与しなければ，重症傷病者は救命されない**」という，著者の医師としての原点が，その法案の根底にあると，著者は勝手に思っているのである。

著者は，国会が6月末で閉会になることから，公明党にお願いして，ドクターヘリの法案を今の国会で成立させてほしいとお願いしたのである。安倍内閣総理大臣が欧米からの外遊後，本国会でどの法案を成立させるかを自公で協議したとき，公明党はドクターヘリの法案を党として一番の法律にしてくれたのである。

現在のドクターヘリ推進議員連盟の会長は，尾辻秀久自民党参議院議員（元厚生大臣）から，令和5（2023）年6月に田村憲久衆議院議員（元厚生労働大臣）に変わった。事務局長は，森屋宏自民党参議院議員である。ドクターヘリ推進議員連盟には，111名の国会議員が参加している（令和4年度末）。ドクターヘリ特別措置法，ドクターヘリの全国展開，またドクターヘリが安全に飛ぶための航空法施行規則の改正，全国にドクターヘリを広げるための予算の獲得，パイロットの養成，災害時におけるドクターヘリのあり方，防災基本計画へのドクターヘリの位置づけ等を推進するための，超党派の国会議員の連盟になっているのである。

ここでは，HEM-Net，学会，ドクターヘリ分科会が，運航上，改善して欲しい案件が決議されている。ここで決議されると，現場の担当課は実行せざるを得なくなり，このあたりは著者が国会議員にお願いして HEM-Net とともに動くので，担当部署から怒られ，非難される結果になっている。**著者は，国民の命を救命するためと言っているのであるが，その通りになっている**ので，いたし方のないことだと思っている。今後とも末永くドクターヘリ事業を応援していただきたいと願っている。

3　内閣官房内閣内政審議室

内閣官房内閣内政審議室に設置された「ドクターヘリ調査検討委員会」（平成11〔1999〕年7月21日発足，座長：小濱啓次川崎医科大学救急医学教授）で，救急医療用ヘリコプターが傷病者救命のために有効かどうかが審議されたのである。そして，有効と結論されたことによって，救急医療用ヘリコプター（ドクターヘリ）が，救急医療体制の中に導入され，平成13（2001）年4月1日より第1号のドクターヘリが，川崎医科大学附属病院高度救命救急センターで運航を開始したのである。

このドクターヘリ調査検討委員会で，ドクターヘリ導入の可否，ドクターヘリの効果，運航体制，出動基準，経済性，有効性，財源等が検討された。同時に行われた厚生省のドクターヘリ試行的事業の評価も，この委員会で行われたのである[29,30]。この委員会の設置には，野中広務氏（元自民党幹事長）にご配慮いただき，表に示す学識経験者（**表 1-13**）と関係省庁の担

表 1-13　ドクターヘリ調査検討委員会委員

学識経験者委員
　石井俊一（航空保安研究センター理事長）
　今井道子（登山家，作家）
　大森軍司（東京消防庁航空隊長）
　小笠原常資（日本道路公団理事）
　小川和久（軍事アナリスト）
◎小濱啓次（川崎医大救急医学教授）
　西川　渉（地域航空総合研究所長）
　宮坂雄平（日本医師会理事）
　山内伸一（仙台市消防局警防部長）
　横田　猛（警視庁交通執行課理事官）
　加藤信夫（内閣官房内閣内政審議室）

◎は座長

表 1-14　ドクターヘリ調査検討委員会参加公的機関

関係省庁
　厚生省健康政策局指導課長
　運輸省自動車交通局保障課長
　運輸省交通局技術部運航課長
　運輸省海上保安庁警備救難部救難課
　建設省道路局道路交通管理課長
　建設省道路局高速国道課長
　自治省消防庁救急救助課長
　内閣官房内閣内政審議室内閣審議官
　内閣官房安全保障・危機管理内閣審議官
　警察庁交通局交通企画課長
　警察庁交通局都市交通対策室参事官
　総務庁長官官房交通安全対策室参事官
　国土庁防災局震災対策課長

当官（**表 1-14**）とが参加した。
　この部署で検討会が開催されたことは，国としてドクターヘリを導入しようとする意図を強く感じた。当然のことながら，（社）日本交通科学協議会が行った実用化研究の結果，また，浜松救急医学研究会の実績も同時に検討された。この委員会の結果は，今日のドクターヘリ運航開始の基礎資料となったのである。
　以下に，そのときの趣意書と報告書を示す。ここでドクターヘリの導入が拒否されていたら，ドクターヘリの導入は，なかったといえるのである。

ドクターヘリ調査検討委員会の設置について

平成 11 年 7 月 21 日
内閣内政審議室長決済

1．ドクターヘリに関する調査研究を行うため，ドクターヘリ調査検討委員会（以下委員会という）を設置する。
　①委員会の構成員は，下記の通りとする。
　②委員会に座長を置く。座長は内閣内政審議室内閣審議官が指名する者を以って充てる。
2．委員会は内閣官房内閣内政審議室内閣審議官が主宰する。
3．委員会は，必要に応じ構成員以外の学識経験者，関係行政機関，その他関係者の出席を求めることができる。
4．委員会に専門ワーキンググループを置くことができる。
5．委員会の庶務は，厚生省の協力の下，内閣官房内閣内政審議室において処理する。
6．前各号に定める者のほか，委員会の運営に関する事項その他必要な事項は内閣官房内閣内政審議室内審議官が定める。

ドクターヘリ調査検討委員会報告書

ドクターヘリ調査検討委員会
平成 12 年 6 月 9 日

　事故・急病や災害等の発生時に，消防機関－医療機関等からの要請に対し，直ちに医師等が同乗し，ヘリコプターで救急現場等に出動する事業（以下「ドクターヘリ事業」という。）は，搬送時間の短縮のみならず，救急医療に精通した医師が，救急現場等から直ちに，救命治療を開始し，高度な救急医療機関に至るまで連続的に必要な医療を行うことにより，救命率の向上や後遺症の軽減に大きな成果をあげることが期待されている。

　わが国におけるドクターヘリ事業については，厚生省の試行的事業や消防ヘリの活動などの取り組みが見られるところであるが，諸外国の状況に照らせば，立ち遅れの感は否めないところである。

　当委員会では，ドクターヘリ事業の全国的な導入・展開を図るため，先ず，運航体制や搭乗スタッフの在り方，救急現場や出動拠点における安全確保の在り方等について議論を重ねてきた。その検討結果は，以下のとおりであり，これにより技術面での大きな障壁は概ね解決されたものと考える。しかしながら，財源に関する問題をはじめ，地域の特性に応じた運航体制の在り方など，更に具体的な検討を必要とする問題も残されていることから，これらの問題について，今後，関係省庁において積極的な検討が進められ，わが国においても，人命尊重の理念に沿ったドクターヘリ事業が実施されることを強く期待するものである。

（※本来は報告書のすべてを示したいが，ボリュームが多いので，この委員会の全体経過について以下にまとめる。著者がイメージしたドクターヘリの内容になっていると思う。）

1．経過

- ドクターヘリ事業は，事故・急病や災害等の発生時に消防機関・医療機関などからの要請に対し，直ちに医師等が搭乗し，ヘリコプターで救急現場等に出動する事業。
- 平成 11 年 8 月に有識者と関係省庁から成る委員会（座長：小濱啓次川崎医科大学救急医学教授）を設け，議論を重ねてきた。

2．概要

1）ドクターヘリ事業の全国的な導入・展開を図るため，その運航体制，搭乗スタッフ救急現場や出動拠点における安全確保のあり方等について検討。これにより，技術面での大きな障壁は概ね解決。

2）しかし，財源に関する問題をはじめ，地域の特性に応じた運航体制の在り方など，更に具体的な検討を必要とする問題も残されていることから，今後，関係省庁において，積極的な検討が進められ，わが国においてもドクターヘリ事業が実施されることを強く期待する事案である。

3．運航に関連する主な検討結果

1）運航体制
- ドクターヘリ事業を全国に導入・展開するに当たっては，地方公共団体の消防・防災ヘリ，県警ヘリに加え，ヘリコプター運航会社を積極的に活用する．

2）出動基準
- ドクターヘリの出動は，消防本部指令室，救急現場に到着した救急隊員・警察官からの要請に対し，運航基地の医師の判断により行う．また，より高次の医療機関での救急患者の救命治療のために，医療機関の医師が要請してきた時にも出動する．

3）代替機
- ヘリに定期点検や修理が必要なときは，直ちに代替機を運航できる体制を確保する．

4）搭乗スタッフ
- チーム編成は，医師と看護師，各1名が基本．ヨーロッパでは，医師と救急隊員，北米ではICU，CCUを経験したフライトナースが基本である．事故の場合は，パラメディックが，搭乗しているが，受け入れ医療機関の医師が，MCを行っている．医師は救急医療に精通した救急医，看護師は救急部門救命救急センターの専属看護師，これに運航会社の操縦士，整備士，CS（運航管理者）が関与する．具体的な要件は，厚生省の試行的事業において定められた．

5）夜間の運航
- ドクターヘリの導入に当たっては，夜間を除く時間帯から開始．
- 夜間の運航については，厚生省の試行的事業や東京消防庁の夜間訓練を参考に関係省庁が協力して，具体的な条件を検討する必要がある．

6）高速道路における離着陸
- 高速道路本線における緊急離着陸については，当面の取り組みとして，離着陸が可能な部分，サービスエリア（SA），パーキングエリア（PA）を選定し，関係機関と必要な条件整備を図った上で，緊急離着陸が可能な部分を予め確定しておくことも必要．

7）その他の検討事項
- 必要な財源措置については，今後，検討する必要あり．
- ドクターヘリ事業を全国に導入・展開するに当たっては，各地域に，必要な体制や条件の整備について，詳細な検討を行う場を設けること等も考慮する必要がある．

この報告書は，ドクターヘリの法律である**「ドクターヘリ特別措置法」**の原案になったと思われるのである．

4　厚生労働省

厚生省で，平成元（1989）年に「救急医療体制検討会」が開催され，そこで救急医療用ヘリコプター等を用いて傷病者を早く救命救急センター等に搬送することが重要であることが強調

された。しかしこの会では，当初予定された厚生省としての救急用ヘリコプター導入の話にはならず，救命救急センターにヘリポートを設置する補助事業のみが認められた。

　平成7（1995）年に発生した阪神・淡路大震災は，6,425名の死者と43,772名の負傷者を出した。しかし，震災当日にヘリコプターで搬送され，救命されたた負傷者は，わずか1名のみであった[25]。当時の災害担当省庁であった国土庁は，震災後に「南関東大震災における医療と搬送に関する調査検討委員会」[27]を，ヘリコプターを保有する省庁，また東京，横浜，川崎市等のヘリコプターを保有する政令指定都市を集めて行った。委員会では，災害発生24時間以内は，自分たちの業務のためにヘリコプターを他の部署に貸すことはできないとの話が出たので，厚生省としては，自前のヘリコプターを持たなければならないとの発想になったのである。また，震災当日にヘリコプターで高度医療機関に搬送され，救命された傷病者がわずか1例であったことは，ヘリコプターの使用が，日常的に行われていないことが原因とも考えられる。そこで，厚生省は大蔵省にヘリコプターの予算を計上したところ，**「傷病者の搬送は消防庁の業務だ」**として**全額を削除**されたのである。厚生省は，阪神・淡路大震災後に「阪神・淡路大震災を契機とした災害医療体制の在り方に関する検討会」[26]を発足させ，災害時における厚生省としての対応を検討したが，救急医療用ヘリコプター（ドクターヘリ）を導入するまでには至らなかった。

　著者は，ドクターヘリ実現のために厚生行政科学研究で，広域救急医療体制[32]，災害医療[33]，へき地・離島医療[34]のために救急医療用ヘリコプター（ドクターヘリ）の必要性を強く訴えた。厚生労働省は，最初，厚生省単独の救急医療用ヘリコプター導入を嫌っていたが，ドクターヘリ特別措置法が成立，施行された後は，災害におけるDMATとの協力関係の構築等，医政局指導課（現地域計画課）を中心に**「救急医療用ヘリコプターの導入促進に係る諸問題に関する検討会」**を設置し，ドクターヘリ制度のあり方，配備のあり方，運用のあり方，導入の効果，運航費用等について検討し，報告書[14]を作成した。

　平成22（2010）年度からは，厚生省もドクターヘリの従事者研修を開始した。最初は，医師，看護師のみの研修会であったが，今は運航関係者も参加できるようになっている。また，厚生省は，特に災害発生時のドクターヘリとDMATの活動に力を入れ，積極的にドクターヘリを活用しようとしている。今後は，救命救急のためのドクターヘリと，へき地・離島用のための運航を分けて考える必要があると，著者は思っている。

　以下に，**メモ1-7**と**1-8**で，ドクターヘリ試行的事業について，また**メモ1-9**として，厚生労働省のドクターヘリ促進事業の概要を示す。

メモ1-7　ドクターヘリ試行的事業について

緒言
　重症救急患者を救命するためには，可及的速やかに医師による治療が開始されなければならない。このことから，現在わが国において行われている救急車を中心とした救急活動

においては，いかに早く患者を適切な医療機関に搬送するかということを主目的として日夜努力がなされている。しかし，へき地，離島，遠隔地，また，交通の渋滞した一般道路，高速道路などにおいては，救急車では救急現場への到着が遅れたり，患者の搬送に長時間を要するために，結果として医師の診断と治療が遅れ，尊い人命が失われたり，重篤な後遺症により，社会復帰が困難になる場合も少なくない。特に救命救急センター等の高度医療機関を有しない地域においては，重症患者が発生した場合，この患者を救命救急センター等の高度救急医療機関に搬送しなければならず，これを救急車で搬送すると長時間の搬送時間を要することになり，この時間は重症の救急患者にとっては大きな負担である。

既に欧米諸国においては，30数年も前からこのような場合，ヘリコプターを常時病院内に待機させ，要請があると同時に医師がこれに搭乗して救急現場に急行し，応急処置の後，機内で治療を行いながら，しかるべき医療機関に搬送するシステムを完成し，このことによって救急患者の救命率の向上，治療期間の短縮，医療費の縮小等に効果を挙げている。

このような現状に鑑み，厚生省は2か所の救命救急センターに医師の搭乗したドクターヘリを配備し，わが国でのドクターヘリ運用効果を評価，検証するための事業を実施する。今回の事業に当たっては，過去の実績から川崎医科大学及び東海大学医学部が選定された。このことから，この事業を推進し，全国的な導入の礎を造るため，岡山県をはじめ関係官庁，諸団体のご協力を得，ドクターヘリを運航することになった。

メモ 1-8　厚生省によるドクターヘリ試行的事業実施要綱

1．目的

　この事業は，救命救急センターにドクターヘリ（医師が同乗する救急ヘリコプター）を委託により配備し，救命率等の向上を図るため，患者の予後，及びコスト分析等により，ドクターヘリの理想的な運用について評価・検証を行い，全国的な導入へ向けての検討材料とすることを目的とする。

2．補助対象

　都道府県の医療計画等に基づき，都道府県又は都道府県知事の要請を受けた病院の開設者が整備，運営する救命救急センターで，厚生大臣が適当と認める者を対象とする。

3．運営方法

（1）当該事業の評価・検証を行う検討委員会を設置し，「1」の目的に従い全国的な導入に向けて，患者の予後及びコストの分析等の結果を基に評価・検証を行うものとする。

（2）検討委員会の委員は，市町村，地域医師会，消防，警察，運輸，建設等関係官署に所属する者及び有識者により構成するものとし，これら関係機関と密接な連携をとって当該事業を実施するものとする。

4．事業内容
（1）事業の実施に当たっては，救急医療専用ヘリコプター，操縦士，整備士，を委託により配備するものとする。
（2）出動，及び搬送については，原則として，消防官署又は医療機関からの要請に対し，必要に応じて行うものとする。
（3）出動範囲は，二次医療圏はもとより隣県に及ぶ広域についても対象とするものとする。
（4）出動，及び搬送においては，必ず医師を必要に応じて看護婦等を添乗させるものとする。
5．整備基準
（1）救命救急センターに隣接してヘリポートを有していること。
（2）救急医療ヘリコプターについて十分な見識（実績）を有すること。
（3）救命救急センターを設置する地域が，当該事業目的に従い十分に効果を発揮する地域であること。
（4）救命救急センターを運営する病院が，当該事業に対して総力挙げて協力する体制を有すること。
（5）救命救急センターと消防機関等との連携が従前より緊密であること。
※参考資料として，川崎医科大学附属病院救命救急センターおよび東海大学医学部附属病院救命救急センターで行われた試行的事業の結果が示された（p.28，表1-9）。

メモ1-9　救急医療対策事業実施要綱・ドクターヘリ導入促進事業（平成13年4月1日）

1．目的
　この事業は，救命救急センターに委託によりドクターヘリを配備し，救急患者の救命率の向上，広域救急患者搬送体制の向上及びドクターヘリの全国的導入の促進を図ることを目的とする。

2．補助対象
　都道府県の医療計画等に基づき，都道府県又は，都道府県知事の要請を受けた病院の開設者が整備，運営する救命救急センターで厚生労働大臣が適当と認める者を対象とる。

3．運営方針
（1）ドクターヘリの運航に係わる関係機関との調整，地域住民への普及啓発等を行う運航調整委員会を設置し，本事業の実施，運営に関する必要事項に係る諸調整等を行い，ドクターヘリ運航に万全を期すとともに，地域住民の理解と協力が得られるよう努めなければならない。

（2）運航調整委員会の委員は，都道府県，市町村，地域医師会，消防，警察，運輸，教育委員会等関係管署に所属する者，運航会社及び有識者により構成するものとし，これ等の関係機関と密接な連携をとって当該事業を実施するものとする。

（3）事業の実施に当たっては，救急医療専用ヘリコプター，操縦士，整備士及び運航管理者等を運航会社との委託契約により配備するものとする。

（4）事業の実施に当たっては，ドクターヘリに同乗する医師，看護師等を確保すると共に，出動及び搬送においては，必ず医師を，必要に応じて看護師等を同乗させるものとする。

（5）出動及び搬送については，原則として県内全域を対象とするものとし，必要に応じて隣県に及ぶ広域についても対象とするものとする。

（6）飛行中のドクターヘリと救命救急センター又は救急隊等との通信手段の確保に努めなければならないものとする。

（7）ドクターヘリの運航を委託する運航会社の選定指針及び無線による通信手段を確保する場合の無線の運用指針については，別に定める。

4．整備基準

（1）救命救急センターに隣接するヘリポートを有し，救命救急センター内までの導線及び患者移送の方法が確保されていること。

（2）救急医療専用のヘリコプターについて十分な見識を有すること。

（3）救命救急センターを設置する地域が，当該事業目的に従い十分に効果を発揮する地域であること。

（4）救命救急センターを運営する病院が，当該事業に対して，総力を挙げて協力する体制を有すること。

（5）救命救急センターと消防機関との連携が，従前より緊密であること。

（6）救命救急センターの運営に支障をきたさないこと。

（注）「ドクターヘリ」とは，救急医療用の医療機器を装備したヘリコプターであって，救急医療の専門医及び看護師等が同乗し救急現場に向かい，現場等から医療機関に搬送するまでの間，患者に救命治療を行うことができる専用のヘリコプターのことをいう。

5　一般社団法人日本航空医療学会

　日本航空医療学会の第1回の総会・学術集会は，日本エアレスキュー研究会[44]として著者が会長を務め，平成6（1994）年10月21日に開催した（東京・芝にあるホテルに約200名の関係者を集めた）。特別講演は，ドイツADACのmedical directorをされていたGerhard Kugler氏にお願いした。

学会の創設は平成6（1994）年であるが，学会の礎は，昭和56（1981）年10月23日に川崎医科大学附属病院救命救急センターで，（社）日本交通科学協議会の主催で行われた「救急医療用ヘリコプターの実用化研究」[13]に始まったといえる。冨永誠美氏が（社）日本交通科学協議会の副会長をされていたとき，協議会の中に「航空機を用いた病院前救護体制のあり方検討委員会」（委員長：小濱啓次川崎医科大学救急医学教授）を設置して，救急医療用ヘリコプターのあり方を検討してきたが，平成9（1997）年1月23日に冨永氏が亡くなられたので，その後は，日本エアレスキュー研究会（平成12〔2000〕年に日本航空医療学会に名称変更）が，救急医療用ヘリコプター（ドクターヘリ）の実現に努力してきた。

　現在，学会の会員数は1,400名を超えており，平成30（2018）年11月28日には，東京ガーデンパレスを会場にして，学会創設25周年記念式典を多くの協力者の参加を得て行った。ドクターヘリによる死亡事故も医療事故もなく迎えることができ，あわせて**学会の25周年記念誌もできた**[45]ことは，著者にとっては大きな喜びであった。

　研究会発足当初は，救急医療用ヘリコプターについての具体的な動きはまったくなく，今後ドクターヘリがどのようになるのかはまったく不明であったが，平成7（1995）年1月17日の阪神・淡路大震災の発生によって，大きな都市に震災が発生すると，被災地内の医療機関では，医療施設・医療機器の損壊，電気・ガス・水道等のライフラインの途絶，医療スタッフの不足等により，診療ができなくなり，大きな都市直下型の震災によって救命救急センターとしての医療機関がその機能を喪失してしまうことが判明した。また，道路の破壊，建物の崩壊により，道路が道路でなくなり，また通行できる道路に車が集中するので，救急車はまったく動くことができなかった。このことから，空路を用いた，救急医療用ヘリコプターによる重症傷病者の搬送が必要であることが，確認できたのである（このような場合，欧米では当たり前のこととして，**救急医療用のヘリコプターが空から飛来し，重症傷病者を被災地外の医療機関に救命搬送しているのである**）。

　この震災を契機にして，厚生省は，厚生省としても機動力のあるヘリコプターを保持していなければ，救命し得る負傷者を救命できない（Preventable Disaster Death：防ぎえる災害死）ということから，やっとドクターヘリの予算を計上したのである。この経過についてはすでに述べたが，厚生省が国としての予算を組んでくれたことによって，救急車と同様に，傷病者に金銭的な負担をかけることなしに（無料で），ドクターヘリで被災地外の高度医療機関に重症傷病者の救命搬送ができるようになったのである。

　これらの現状は，関係する多くの皆様からの**賜物**であり，長年学会の理事長を務めたので，会則にない名誉理事長に推戴された小濱啓次が代表して，多くの関係した皆様に深く感謝申し上げたいと思うのである。

　日本航空医療学会は，傷病者発生現場で医療を行う医師および看護師，ヘリコプターを運航するパイロット，整備士，CS（Communication Specialist：運航管理者）等を会員とする学術団体であるが，HEM-Netは，ドクターヘリを政策的に，ある意味では財政的に支える認定NPO法人であるといえる。この両組織が協力することによって，ドクターヘリが安全に運航

表 1-15　川崎医科大学における搬送実績（平成 13 年 4 月以前）

昭和 56（1981）年 10 月 23 日	モデル運航 1 回のみ	
昭和 62（1987）年 10 月 1 日～31 日	1 カ月間　実用運航	33 例
平成 4　（1992）年 8 月 1 日～3 月 31 日	6 カ月間　実用運航	91 例
平成 11（1999）年 4 月 1 日～3 月 31 日	6 カ月間　試験的運航	98 例
平成 12（2000）年 4 月 1 日～3 月 31 日	1 カ月間　試験的運航	181 例
		403 例

されているのである。

　ドクターヘリによって，今までは事故発生現場，もしくは搬送途上で心肺停止になっていた可能性のある傷病者が，多数救命されていると思われるのである。**ドクターヘリの運航が実用化されるまでには，多くの傷病者が現場で，また搬送途上で死亡していたと推測されるのである**（図 1-2）。川崎医科大学附属病院救命救急センターでは，ドクターヘリが，厚生労働省によって正式に運航されるまでに，（社）日本交通科学協議会が行った実用化研究で 124 例，厚生労働省による試行的事業で 279 例，合計 403 例（**表 1-15**）が，安全に救命搬送されている。この運航を，川崎医科大学附属病院救命救急センターで推進することを認め，ドクターヘリの導入を推進援助してくださった初代川崎学園理事長の川崎祐宣先生の**先見の明**に，改めて敬意を表したいと思う。長年岡山の地で，著者の**救急医としての使命感**が，新しい救急医学（救急医学講座の新設），救急医療（広域救急医療体制の構築），ドクターヘリの新設，導入という挑戦への礎になったのは事実である。正しいことを努力すれば，新しい協力者が現れ，仕事が完成へと導かれるというのも著者の救急医としての長年の信念であり，ありがたいことだと思っている。

　ただし，この信念を実行するために，これらの実用化研究において悟ったことは，「**救命治療を行うドクターヘリに，死亡事故があってはならない**」という，ドクターヘリ運航の原点である。わが国の年間 3 万件にも及ぶ運航において，**全国で安全運航が守られ実行されているという事実**が，今日のドクターヘリの発展，充実，安全，救命効果に繋がっているのは，間違いのない事実なのである。多くの関係する皆様に**感謝**あるのみである。著者にとっては，この安全運航が最もありがたい皆様からの「**賜物**」なのである。

　以下に**メモ 1-10** として，学会創設 25 周年祝賀会当日，祝辞をいただいた皆様の一覧を示す。ドクターヘリは，**今まで日本にはまったくなかった新しいシステム**なので，当然のことながら**現場のお役人は反対する**。だから議員立法にするためには，多くの政治的な行動をしなければ実現できないのも当然のことであった。これらの政治家の皆様には，いまも日々お世話になっている。式典に参加していただいた多くの国会議員，日本医師会会員，HEN-Net のメンバーを見れば，このことが理解していただけると思うのである（**写真 1-14**）。そして著者は，**メモ 1-11** に示す文章を祝賀会に参加していただいた皆様に渡して，ご理解を得たいと思ったのである。

> **メモ 1-10**　日本航空医療学会 25 周年記念誌出版祝賀会式次第
>
> ○日時：平成 30（2018）年 11 月 28 日　18 時 30 分～
> ○場所：東京湯島ガーデンパレス 2 階 高千穂
> ○司会：日本航空医療学会名誉理事長　小濱　啓次
> ○主催者挨拶
> 　　一般社団法人日本航空医療学会　理事長　猪口貞樹
> ○来賓挨拶
> 　　元厚生労働大臣，ドクターヘリ推進議員連盟会長，参議院議員　　　　　尾辻　秀久 様
> 　　前厚生労働大臣，自由民主党総務会長，衆議院議員　　　　　　　　　　加藤　勝信 様
> 　　元厚生労働副大臣，公明党ドクターヘリ・ドクターカー配備推進 PT 座長　桝屋　敬悟 様
> 　　前世界医師会会長，日本医師会会長　　　　　　　　　　　　　　　　　横倉　義武 様
> 　　　　　　　　　　　　　　代読　日本医師会常任理事　　　　　　　　　長島　公之 様
> 　　参議院決算委員長，ドクターヘリ推進議員連盟事務局長，参議院議員　　石井みどり 様
> 　　財政金融委員会理事，元日本医師会副会長，参議院議員　　　　　　　　羽生田　俊 様
> 　　元参議院議員，米沢市民病院管理理事長　　　　　　　　　　　　　　　渡辺　孝男 様
> 　　日本救急医学会代表理事，日本医科大学救急医学教授　　　　　　　　　横田　裕行 様
> 　　全日本航空事業連合会ヘリコプター部会ドクターヘリ分科会委員長　　　辻　　康二 様
> ○乾杯
> 　　認定 NPO 法人救急ヘリ病院ネットワーク（HEM-Net）会長（元警察庁長官）
> 　　　　　　　　　　　　　　　　　　　　　　　　　　　　　　　　　　　国松　孝次 様

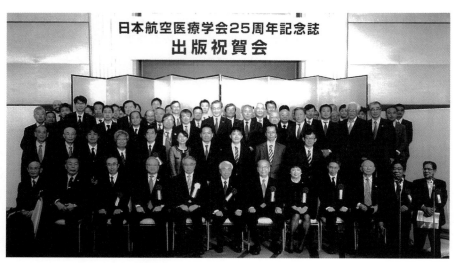

写真 1-14　日本航空医療学会 25 周年記念誌出版祝賀会　2018（平成 30）年 11 月 28 日　東京ガーデンパレス

メモ 1-11　日本航空医療学会 25 周年記念誌出版祝賀会名誉理事長挨拶

ご挨拶

平成 30 年 11 月 28 日
日本航空医療学会
名誉理事長　小濱啓次

　本日はご多用のなか，日本航空医療学会 25 周年記念誌出版祝賀会にご出席いただき，誠にありがとうございます．厚く御礼申し上げます．
　ドクターヘリの創設に最初から関与した一人として，一言ご挨拶申し上げたいと思います．
　本日の祝賀会には，多くの政治家の先生方が，来賓として出席されていますが，このことは，現在のわが国におけるドクターヘリの活動は，来賓として来られている先生方の絶大なご支援とご助力により，ドクターヘリの運航が，救急車と同様に，公的な補助金により，患者に負担をかけることなく，運航されているからであります．
　私たちは，本日来られている先生方のご尽力に感謝申し上げると同時に，今後ともドクターヘリの運航にご指導，ご鞭撻いただくようお願いするための会でもあります．本日参加されている皆様におかれましては，是非このことをご理解していただき，祝辞をお聴きし，また，御歓談していただけたらと思っています．
　またこの会は，本日ご出席の皆様が情報を共有し，今後ともドクターヘリが，安全に日本の空を舞い，多くの国民から人命救助のために，今日もドクターヘリが空を飛んでいると思われ，また，期待される新しい救急医療システムであることを認識し，宣言する会でもあります．
　ドクターヘリは今や，救急医療のみでなく，へき地・離島医療，災害医療，小児・周産期医療，高齢者医療にとって，なくてはならない存在になっていると思っています．
　最後になりましたが，この度の祝賀会に協賛していただきました認定 NPO 法人救急ヘリ病院ネットワーク（HEM-Net），全日本航空事業連合会ヘリコプター部会ドクターヘリ分科会各社，ドクターヘリ製造各社に厚く御礼申し上げます．
　今後ともドクターヘリが安全に運航され，人命救助と予後の改善に大いに役立つシステムになることを，関係者の一人として願っています．
　余談になりますが，和歌山県立医科大学の篠崎救急医学教授から聞いた話でありますが，和歌山県の知事がドクターヘリの視察をしたとき，「今まで県として多くの補助事業をしてきたが，ドクターヘリほど県民にとって役に立つ事業は初めてだ」と言って，褒めていただいたと聞きましたが，お世辞ではなく，本音であると著者は思っています．

以下に，学会が関与する話題として，今考えていることを取り上げ，簡単に述べたいと思う．

a）ドクターヘリの導入と日本航空医療学会

　手前味噌になるが，わが国のドクターヘリの発展は，日本航空医療学会の発展とともにあったといっても良いと思う。もちろん，多くの関係者の皆様の援助，協力があっての話ではあるが，特に冨永誠美氏が亡くなられてからは，ドクターヘリ関係の仕事は，すべて日本航空医療学会（最初は日本エアレスキュー研究会）が主催して行ってきた。ドクターヘリの出動件数など実績の報告，学会として国の会議等への参加，安全運航5万回，10万回記念祝賀会も，すべて日本航空医療学会が主催して行ってきた。著者は，医師，看護師，運航関係者，その他，ドクターヘリに興味のある人たちに対するドクターヘリ講習会を毎年続けることによって，ドクターヘリが安全に運航され，安全な広域救急医療システムであることが認められるよう努力してきた。**また，HEM-Netとの協力も，日本航空医療学会にとって，大きな存在になっている。**ドクターヘリ運用に係る費用，法律，運営方式，関係する省庁との情報交換，そのほか行政絡みの問題は，HEM-Netとの協力によって，現場の運航業務が安全確実に行えるように対応していただいている。

b）へき地・離島における救急医療体制の構築

　ドクターヘリを活用した救急医療システムの改善が，医師と医療機関が少ない地方で始まったことは，当然といえばその通りなのであるが，わが国の救急医療システムとして大きな特徴であると著者は思っている。**へき地・離島は，対象人口が少ないため，ドクターヘリの導入はあり得ない話だったのである。**

　離島には道がないために，重症疾患が発生したときには，以前からヘリコプターで高度医療機関に救命搬送されてきたが，山間へき地や広域へき地は道路があるがゆえに，重症疾患が発生してもほとんどが救急車で高度医療機関に搬送されていたのである。今日，ドクターヘリが全国に広がることによって，へき地・離島医療にもドクターヘリが積極的に利用されるようになったのである。**広域へき地や山間へき地にも，重症疾患は離島と同様に，毎年多数発生しているのである。**ヘリコプターで高度医療機関に重症傷病者を搬送するという制度が実現していなければ，今もってドクターヘリは運航されていなかったと著者は思っている。

　ドクターヘリは，へき地・離島医療に大いに活躍しているが，その最も代表的な基地病院が，兵庫県公立豊岡病院である。豊岡のドクターヘリは，兵庫県北西部，鳥取県東南部，京都府南西部のへき地医療を担っている。令和2（2020）年度には，年間1,811回出動して1,305名の傷病者を搬送している。その多くは，へき地からの搬送と思われるのである。ただ著者は，現在，ドクターヘリの運航がパイロット1名で行われているので，1日の出動件数が10回を超える日もあり，事故に繋がる可能性を懸念している。2名のパイロットになるまでは，あまり積極的に対応すべきではないといってきたが，へき地・離島医療にも当然のこととして対応すべきなので，ドクターヘリでの対応疾患を早く，公的に決めないと，医療機関に行くのに時間がかかるからといって，すべての疾患をドクターヘリで搬送していたら，肝心の重症疾患の救命搬送ができなくなる。このあたりの区別を，へき地・離島医療に関して決めなければならな

いと著者は思っている。へき地・離島からの要望が多い基地病院は，パイロットを2名にする制度があっても良いのではないかとも思っている。

c）都道府県単位の広域救急医療体制の構築

　ドクターヘリは，多くの国民に高度医療を均等に提供しているといえる。今後，さらにドクターヘリが活躍するためには，消防機関による現場での適切な早期の要請が望まれるが，現時点ではまだ，適応疾患の半数しかドクターヘリの恩恵を国民は受けていない，と著者は思っている。これを改善するためには，現在，市町村単位で行われている市町村救急搬送システムを転換して，重症疾患に関しては，ドクターヘリが全国に導入されていることでもあり，消防防災ヘリとも協力して，広域救急医療体制としての都道府県単位の指令センターをドクターヘリ基地病院に構築して，消防機関の救急業務としてではなく，救急医療として傷病者の搬送システムを考えることが基本，と著者は思っている。

　医師と看護師という医療職が現場で多くの傷病者の救命に，最高の医療技術で傷病者の治療を行い，その実際を国民に認めてもらうことが，最も基本と考え，医師として学会活動を行ってきた。その中で最も力を入れたのが，「**航空機事故と医療事故が，ドクターヘリの活動にあってはならない**」ということであった。

　このためには，現在，熊本県で行われている熊本方式[46]を導入するのが最も現実的で良いのではないかと，著者は考えている。すなわち，その地区のドクターヘリ基地病院に指令センターを置き，医師と基地病院に配備される救急救命士と現場の救急隊員がオンラインで，ヘリコプターにするのか救急車にするのか，ヘリコプターならばドクターヘリにするか消防防災ヘリにするかを判断するシステムである。

　ドクターヘリが運航されていない夜間には，ドクターヘリ基地病院の多くでは，ドクターカーの運行が行われている。都市部（特に東京都）では，傷病者が現場から医療機関に搬送されるのに，日本で最も長い時間（30分以上）を要しており，ドクターカーの運用が強く望まれるのである。**都市部の救急医の先生方の奮起が望まれるのである。**

　特に夜間に関しては，消防機関がその経験を活かし，夜間の都道府県単位の広域の搬送システムを消防庁が考えるのが，今後の夜間も含めた24時間体制の広域搬送システムのあるべき姿ではないかと著者は思っている。ドクターヘリの夜間運航を開始するためには，航空法上の多くの問題が発生すると思われるので，夜間に関しては，公的機関である消防機関がヘリコプターを運航し，診療に関しては医師が対応する方式が良いのではないかと著者は思っている。

d）重症傷病者の救命のためのドクターヘリ

　ドクターヘリは，ドクターヘリ特別措置法ができる前の平成13（2001）年から運航されていたが，法的根拠がなければ，本当に必要な都道府県にドクターヘリが導入されないのである。たびたび述べるが，HEM-Netの国松会長と篠田理事長の元行政官のサポートがなければ，ドクターヘリの全国展開はなかったのである。著者の救急専門医としての医療が成就しなかった

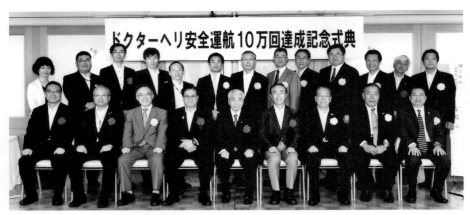

写真 1-15　ドクターヘリ安全運航 10 万回達成記念式典

のである。

　わが国は，救急医療用ヘリコプターの導入が，欧米諸国に比べ 30 年遅れたが，救命救急センターに所属する救急診療専門の医師と看護師という最高の医療スタッフが搭乗し，運営費も公的に補助されているという世界最高の状態で運航されており，世界が羨む状況で，毎日安全運航が全国の都道府県で行われているのは，ありがたいことだと著者は思っている。

　平成 27（2015）年 4 月末日には，ドクターヘリの人身事故のない安全な運航が 10 万回を超えたので，記念式典を行った（**写真 1-15**）。この日は，著者にとってうれしい 1 日であった。このことによって，**ドクターヘリを用いた新しい広域救急医療システムは，安全で必要なシステムであることが実証されたのである。**

　ドクターヘリが安全に毎日運航されるためには，機体を年に 1 回オーバーホールしなければならないが，民間のヘリコプターを活用しているので，1 年間 365 日年中休みなく運航されているのである。ドクターヘリが運航されているときは，**常に患者が機内にいて，訓練運航も見学運航も行っていないのである。国民の税金は，国民のために毎日，有効に活用されているのである。国民にとっては，ありがたい存在なのである。**

　著者がドクターヘリの実現に努力しているのは，**重症傷病者は，医師が早く関与しなければ救命されない，**という当たり前のことが，日本では行われていないので，それをドクターヘリで実行したのである。今，救急医が病院前で行っている医療行為を，特定行為として救急救命士に任せることは，救急専門医である著者には，できないのである。医師は 6 年間にわたって全科の医学教育を受け，医師国家試験に合格して医業を行っており，心肺停止の傷病者に対応するためにも多くの薬剤の教育を受けているのである。この行為を救急救命士に任せることは，医師の立場としては，あり得ない話なのである。**医師は，重症の傷病者を救命するためには，院内だけではなく，院外にも出て重症救急患者を救命しなければならないのである。**このことから，著者は病院前救急医学（Prehospital Acute Medicine）を救急医学（Acute Medicine）の一部と認め，病院前救急診療医学会を創設して，ドクターカーを都市部において広げようと，

いま企画しているのである[47]。これから，全国にドクターカーが導入されれば，**さらなる救命率の向上が期待される**のである。

「ドクターヘリは，人命救助をして死亡者数を減少させている」「日本にも，ぜひこのシステムを導入したいので，協力してほしい」と冨永氏は，私に言われたのである。医師でない冨永氏の研究により，ヘリコプターを用いたほうが，**重症の傷病者重症傷病者が救命される**という研究結果を示し，わが国にドクターヘリを導入しようという流れができたのは，間違いのない事実なのである。**本来，救命を行うのは医師なのに，医師が病院前に出ていかないから，今まで重症傷病者の救命治療が行われていなかった**のである。病院前に出る医師が養成されていなかったのも事実なのである。**ドクターヘリが，医師が病院前に出動することを実現した**のである。

6 川崎医科大学

これまでに述べたように，（社）日本交通科学協議会で行われた救急医療用ヘリコプターの実用化研究の多くが，川崎医科大学附属病院救命救急センターで行われた。また，厚生省が行った試行的事業も，1年半にわたって川崎医科大学で行われた。そして，厚生省の補助事業の開始においては，過去の実績が認められてドクターヘリの第1号機が，平成13（2001）年4月1日に川崎医科大学附属病院高度救命救急センターに配備されたのである。この意味で，川崎医科大学がある**倉敷市はドクターヘリの発祥の地**といえる。この状況をつくったのは，**初代の川崎学園理事長である川崎祐宣氏**が，病院の救急部を**わが国最初の救急医学講座**とし，救急医学を医学教育の中に導入し，救急専門医として著者らが活動したこと，また，**川崎医科大学附属病院高度救命救急センターをドクターヘリの基地病院として認めた**ことが，今日のドクターヘリの隆盛に繋がったのも事実であろう。

表1-15に示すように，ドクターヘリが正式に導入されるまでに，川崎医科大学で403例のドクターヘリによる**救命搬送が事故もなく安全に行われている**。このことが，新しくドクターヘリを導入する基地病院にとって，ドクターヘリは安全なヘリコプターであることを具体的に示し，今もドクターヘリが死亡事故のない状況で全国に広がった，と著者は自負している。

7 日本救急医学会

a）日本救急医学会の創設

第1回日本救急医学会総会・学術集会は，大阪大学医学部附属病院にできた特殊救急部の部長を兼務されていた，著者の恩師である大阪大学医学部麻酔学講座の恩地裕教授を会長にして，昭和48（1978）年11月21～22日の2日間にわたり，神戸の国際会館で開催された。この学会の世話役は，兵庫県立西宮病院交通災害医療センターの部長をされていた太田宗夫先生（大阪大学医学部第2外科に所属され，附属病院特殊救急部にも参加されていた）であった。著者

もプログラムの作成に参加したが，B4で30ページ前後の小冊子であった。

　この学会の前身は，近畿救急医学研究会（現日本救急医学会近畿地方会）である。大阪大学医学部附属病院特殊救急部は，昭和42（1967）年に開設されているが，現在の形態をつくられたのは恩地教授で，当時，学園紛争で非常に困難なときに，徹夜で若い医師と会談され，苦労して創設されたのである。国の初期，二次，三次の救急医療体制の構築にあたっては，大阪府の救急医療の現状を調査分析して国に提言され，それを国が制度[15]として取り入れられたのである。特に，三次救急医療施設として救命救急センターは，大阪大学医学部附属病院特殊救急部を参考にして創設されたのであり，その意味において，**大阪大学医学部救急医学講座は，わが国の救急診療，救急医学の発祥の大学といえる。このことから，大阪大学医学部特殊救急部の兼務部長であった恩地裕教授が，第1回の日本救急医学会総会・学術集会を開催されたのである。**

　恩地教授が，救急医学の英語名を北米型の救急医学である「Emergency Medicine」とされずに「Acute Medicine」とされたのも，大阪大学の救急専門医が，アメリカの内科，小児科の内科系の医師でなく，交通事故による多発外傷を治療できる外科系の専門医であり，**外傷外科学（Traumatology）から救命治療医学（Critical Care Medicine）を担当する救急医学**であったので，相当苦労されて日本の**救急医学をAcute Medicine**にされたと思われるのである。当時の特殊救急部を考えると，最初は外傷外科学（Traumatology）とするのが当然と思われるが，1～2年後，重症疾患に対応できるということから，外傷のみならず内科系の心肺停止，呼吸困難，心不全，中毒等の重症疾患の治療も始めたので，外傷外科学（Traumatology）よりは，**Critical Care Medicine（救命治療医学）**になったので，あわせて，日本の救急医学を英語のAcute Medicine（救急医学）にされたのではないかと思われるのである。当時はまだ，アメリカにCritical Care Medicineが完成していなかったのである。できていたら，英語名をCritical Care Medicineにされていたかもしれないのである。

メモ1-12　救急医学（Acute Medicine）とは

　わが国の医学は，明治維新以来，専門性と研究を重んじるドイツ医学[22]を採用しており，各種の疾患が来院し，専門性に乏しい救急疾患を，大学病院は診療しなかったのである（特に旧帝国大学医学部）。要するに，専門性に乏しい救急疾患は，街の開業医が診るべき疾患であって，わからなければ専門医の集まりである大学病院に紹介するようにというのが，救急診療に対する大学病院の基本姿勢であったと思われるのである。この傾向は，古い帝国大学医学部附属病院に強いと思うのである。それが証拠に**表1-7**にみるように，昭和38（1963）年に救急診療告示制度が開始されたとき，応募した医療機関のほとんどが私的個人医療機関であったのである。

　このために，救急告示医療機関では重症救急疾患に対応できなかったために，昭和52（1977）年に厚生省は，救急医療体制の整備[15]として，恩地教授らの提言を取り入れ，

初期，二次，三次の救急医療体制を創設し，三次救急医療施設として大阪大学医学部附属病院特殊救急部を参考にして，大学病院をはじめとする総合病院に救命救急センターを創設し，重症疾患に対応させたのである。大学医学部も，救命救急センターが入院を必要とする重症疾患を対象にした施設であるので，これを受け入れたと思うのである。救急部を開設して全科の救急疾患を診るようにとしたら，救命救急センターを受け入れなかったと思うのである。救急医学講座も救命救急センターで申請していたら，講座にはならなかったと思うのである。このあたりのことは，日本救急医学会で検討して欲しいのである。

　戦後にアメリカの救急患者中心の臨床医学が日本に導入され，ドイツ語の医学教科書が英語の教科書に代わったが，大学病院の診療の現場は，依然として専門性と研究を重んじるドイツ医学に専念し，医学教育に必須の総合救急診療を行う北米型の ER を行うのを，今もって否定しているのである。すなわち，軽重症を含めた 24 時間体制の救急診療が中途半端な状態なので，全科診療の Emergency Medicine を医学教育の中に入れていないのである。このような状況なので，救急医療用のヘリコプターを病院前救護体制の中に入れようという発想は，大学病院にはまったくなかったのである。

　しかし，昭和 56（1981）年に冨永氏が，救急医療用ヘリコプターを導入しようとされたことによって，やっと日本救急医学会の中に「航空機による救急搬送検討委員会」（委員長：小濱啓次川崎医科大学教授）ができて，「ヘリコプターによる救護搬送システム―航空機による救急搬送検討委員会における報告を中心に―」が報告された[47]。その後は，著者が日本エアレスキュー研究会を創設し，これを日本航空医療学会として独立させたために，日本救急医学会における救急医療用ヘリコプターの委員会は，自然消滅したと思われるのである。

　日本の救急医学（Acute Medicine）は，外科系の専門医が専門治療を行い，救急診療を重症疾患に対して行っていたので，恩地教授は日本救急医学会の英語名を Emergency Medicine とされずに Japanese Society for Acute Medicine とされたのである。他科の大学教授がこのことを理解していないので，救急医学講座ができたとき，自分たち専門医に都合のいい北米型の ER を救急医学講座（Emergency Medicine）としたために，日本の救急医学（Acute Medicine）が大学によって，その診療内容が異なる結果になったのである。

　大阪大学医学部附属病院特殊救急部は，重症外傷（多発外傷）に対応することを目的に創設されたので，特殊救急部に集められた医師たちは，皆，多発外傷に対応するということから脳神経外科，胸部外科，腹部外科，整形外科，麻酔科等の外科系の専門医が集められたのである。これらの医師たちが，わが国最初の救急専門医になったのである。開設当初は，外傷外科（Traumatology），もしくは災害外科（Disaster Medicine）を名乗っており，当時，特殊救急部から上梓された『外傷外科学』は，わが国最初の外傷外科学の専門書であった。この特殊救急部は，当初，目的通りに多発外傷の診療を行っていたが，重症疾患に対応できるということから，内科系の重症疾患である呼吸不全，心不全，透析を

必要とする腎不全も収容するようになり，高度救命救急センターになると，熱傷，中毒，切断指肢の再接着も収容するようになったのである。突然の心肺停止の重症患者も診療するようになり，アメリカで始まった Critical Care Medicine（救命治療医学）へと変身していったのである。

今の大学病院の救急部は，外来から重装備になり，重症傷病者を受け入れているが，これは大阪大学に特殊救急部ができたからであり，特殊救急部がなければ，救急部は今もって救急患者の通過場所になっているであろうことが想像されるのである。

これまでに述べたように，救命救急センターは，本来，救急医学講座の病室として導入されたので，病院の集中治療室を麻酔科が管理しているように，救急医学講座が救命治療医学（Critical Care Medicine）として管理するのが，本来あるべき姿なのであって，そのほうが救命救急センターの運営が，円滑に行われると思うのである。当時の大阪大学は，脳神経外科学が，まだ講座になっておらず，外科の医師は頭部外傷の手術も特殊救急部で行っていたので，著者も頭部外傷の手術を毎日行っていた。だから外傷の患者は，すべて手術できたのである。このことは，5年間在籍した兵庫県立西宮病院交通災害医療センターでも同じであったので，全科的に交通事故による外傷の手術が可能であったのである。救急医は，戦前の教授のように全科に対応できるのが必要と考えられるが，新しい手術の方法が出てきたならば，専門医を呼ぶか，紹介するのが原則であろう。また，著者は日本脳神経外科学会にも参加し，学会発表も行ったが，対応する疾患は，原則，学会発表すべきであろう。

メモ 1-13　ICU と CCM の違い

大学病院は専門医の集団であるが，専門医だけでは，救命救急センターの運営はできないのである。専門医に近い何でも屋の救急専任の医師が，大学病院には必要なのである。ICU と CCM は基本的に別の医学であると，両部門を経験した著者は思っている。ICU の患者は，診断名と検査ができているが，CCM では，診断も検査もできていない不明の患者を診断，検査，治療するのである。この意味で，CCM の患者のほうが，医学的に興味ある領域なのである。それと自分の診療科の患者になるので，自分の方針で検査，診断ができるのである。当然，専門各科への紹介，問い合わせは必要になるが，多発外傷や重症疾患に関しては，救急医学として治療したほうが，患者にとっては予後が良いように思うのである。

メモ 1-14　救急医は，何でも屋であるべき

　いま，医学が専門分科されているが，このことは，診断名がついた傷病者にとってはありがたいことであって，整形外科も手の外科，足の外科，関節外科というように，さらに細分化されている。しかし，救急疾患の多くは，診断名がついていない場合が多いので，一般外科医，総合医のように，何でも診療してくれる医師が，救急診療には必要なのである。

　そのほうが，総論的に患者の予後が良いのである。要するに，早く救命治療が開始されるのである。著者が手術をした頭蓋内出血の頭部外傷では，2時間以内にすべて血腫除去ができていた。県立西宮病院のときは，脳神経外科の医師として，大阪大学の脳神経外科の教授になられた早川先生や熊本大学の脳外科の教授になられた生塩先生等がおられたので，下手な手術をした記憶はない。

8　日本臨床救急医学会

　日本救急医学会は，専門医の集まりである日本医学会に所属しており，本来は医師だけの学会である。しかし，救急医療，救急診療を行うことによって，看護師や救急隊員が準会員として参加したので，学会が大きくなるに従って，準会員も増加し，医学会としての演題の内容が，救急医学ではなく，救急医療のテーマが増加し，救急医学会としての内容がおかしくなってきた。医療は制度であって医学ではない。大学病院で救急医学を医学として大学に残すためには，現状では，救急医学の研究と専門性を主張する医学会にしなければ，日本の医学会の中に残ることはできない。**はっきりいうと，救急医療ではなく救命治療医学（Critical Care Medicine）や外傷外科学（Traumatology）として，救急医学を成長させなければ，大学における医学の一専門分野として，救急医学を医学として日本医学会は認めてくれないのである。**

　そこで著者は，日本救急医学会の現職の理事をしているとき，苦労して，平成12（1999）年に**日本臨床救急医学会（Japanese Society for Emergency Medicine）を創設**[49]し，看護師，救急隊員，そのほかのコメディカルの人達が，自由に**正会員**として参加できるようにして，日本救急医学会からコメディカルの人たちに**日本臨床急救医学会に移動してもらい，日本救急医学会を医師だけの学会にして，救急医学とは何かを議論したかった**のである。

　平成11（1998）年の日本救急医学会総会・学術集会の会長をした東京大学の前川和彦教授は，著者の意図を理解して，演題を200題に絞り，すばらしいレベルの高い救急医学の学会を開催してくれた。著者は，救急医療の話は，日本臨床救急医学会に任すべき，と思っていたのであるが，前川教授の次の学会長が，従来どおりの看護師，救急隊員を入れた学会を開催したので，同じ学会が2つできてしまった。

　残念なことに，日本臨床救急医学会を創設した2年目の62歳のときに，著者は，心房細動

の血栓が右側の中脳動脈に詰まって右側の広範囲脳梗塞になり，命は助かったが，運動障害が残り，多忙である日本臨床救急医学会の理事長を務めるのは無理と判断し，理事と理事長を辞任したので，日本救急医学会を医師だけの学会にして，学会のレベルの向上させることを**あきらめなければならなくなった**。日本救急医学会から救急医療のテーマを外して，救命治療医学（Critical Care Medicine）と外傷外科学（Traumatology）を表に出した学会にすれば，日本集中治療医学会よりレベルの高い医学会にできた，と著者はいまでも思っている。志半ばにして，日本救急医学会を真の医学会にすることを断念しなければならなかったのである。

　著者は，救急医学を医学として確立せずに，医学，医療と**関係のない救急救命士の業務拡大を図る**日本救急医学会の理事会に嫌気を感じ，病気を理由に，日本救急医学会の**役員（理事）を引退したのである**。日本航空医療学会のためには，これで良かったのかもしれない，といまは思っている。

　令和5（2023）年，久しぶりに第51回日本救急医学会総会・学術集会に行ってみると，若い医師が多数出席しており，良い専門の医学会になりそうな雰囲気だったので，安心した。救急医療は学問ではなく制度なので，救急医療の発表，講演は，すべて日本臨床救急医学会に任すべきで，日本救急医学会は救急医療をメインテーマから外して，救急医学はいかにあるべきかを検討すべきと思うのである。**そうしなければ，日本救急医学会が，日本医学会の会員として表に出られないのである。**

9　日本病院前救急診療医学会

　この学会は，ドクターカーを全国に広げるためには学会が必要と思い，著者が川崎医科大学を定年退職した3年後に創設した学会である。

　ドクターヘリについては，日本航空医療学会で，広域救急医療体制の一翼として完成させることができたが，ドクターカーは，在任中にそのシステムを病院前救急診療体制の一つとして完成させることができなかったので，どうしても学会として活動しなければ，ドクターカーを全国に広げるのは困難と考え，日本病院前救急診療研究会（今は研究会ではなく医学会になっている）を創設し，平成18（2006）年12月15日に第1回の総会・学術集会を東京の湯島ガーデンパレスで開催[47]した。まだ会員数も増加しておらず，一人前の学会になっていないが，日本医科大学救急医学教授の横堀將司先生が，学会理事長の今明秀先生と厚生労働省の研究費でドクターカー協議会を創設したので，著者としては，ドクターカーの全国配備が学会でも検討され，会員も増加すると思い，安心している。

　しかし，最近の厚生労働省の資料を見ると，今後，高齢者の重症傷病者が増加するので，本人のliving-willを聞いて，高度医療を要求していない場合は，在宅医療を行っている街の医師に任すべきで，救急隊（救急救命士）からの要請を受けて，医師はその指示を出すべきと書いてあり，東京消防庁は，これを受けてドクターカーではなくて，ラピッドカーの導入を検討しているのである。このことが具体化すると，ドクターカーの導入ではなくて，ラピッドカーが

導入され，救急医は，救急隊員に死亡診断の可否を認めることになり，救急医は，救急隊員のために傷病者発生現場に行くことになる可能性があるのである。著者は，病院前救急診療医学会が，傷病者救命のためにドクターカーを要求し，ラピッドカーではなくて，ドクターカーを呼ぶように指導し，現場の医療はすべて医師が行うとしなければ，医師が救急隊に利用されることになり，これでは，重症傷病者の救命はあり得ないことになる可能性がある。

病院前救護体制は，医師が参加しなければ重症の傷病者は助からない，ということを国民が認める医療行為を示さなければ，ドクターカーは全国に広がらないと思われるのである。ドクターヘリと同様に，国の制度としてドクターカーを全国に広げることが望まれるのである。高規格のドクターカーもあり，東京消防庁は強力な消防組織であり，医師が相当頑張らないと，病院専用のドクターカーを全国に展開することは，むずかしいと著者は思っている。

東京都は，医療機関への搬送時間が全国で最も遅いので，東京の先生方が頑張れば，ドクターカーの効果が明らかになると思うが，ドクターカーの恩恵を受ける傷病者は，ドクターヘリよりも多いので，うまく軌道に乗れば，全国展開も夢ではないと思っている。**都会の若い救急医の先生方の奮起を期待したいと思っている。**

10　へき地・離島救急医療学会

先にも述べたが，離島は道路がないがゆえに，重症傷病者は消防機関が救急業務開始以来ヘリコプターを導入して，島外の高度医療機関に傷病者を搬送している。岩手県のような山間へき地や北海道のような広域へき地は，道路があるがゆえに，すべて救急車で高度医療機関に搬送されている。このとき，医師が消防防災ヘリコプターの出動を依頼すると，可能な範囲内でヘリコプターでの搬送を了解してくれるが，必ず医師の同乗を求められた。しかし，帰路は傷病者がいないので業務外として，医師を元の医療機関に送り返してくれなかったのである。阪神・淡路大震災のときに，傷病者を堺の医療機関に転送したときも，同乗した医師は，堺から兵庫県の医療機関に半日かけて歩いて帰らされて，問題になった。今は，業務に影響がない場合は，可能な限りに送り出した医療機関まで，医師を送り返すようになっている。

山間へき地や広域へき地[50]は，道路があるためすべて，救急車で高度医療機関に搬送されているので，医療機関に搬入される時間が遅くなる。これもすでに述べたように，結果として搬送途上で心肺停止になり，帰らぬ人になってしまう可能性もあると思われるのである。**図1-10**にフランスのSAMUを創設したProf. Caraが創図したCaraの死亡率曲線を示すが，脳は心肺停止が3分以上続くと酸素不足となり，心臓が動いても脳は正常には戻らないのである。すなわち，植物状態の人間になってしまうのである。

この学会は，へき地と離島の救急診療体制の構築と改善のために，平成9（1997）年6月25日に発足させ，へき地・離島の傷病者が早く高度医療機関に収容されるように努力している。第1回へき地・離島救急医療研究会（現在は学会になっている）は，著者が会長で平成9（1997）年10月3日にアクセスの良い東京で開催[51]したが，診療を代診してくれる医師がいないために，

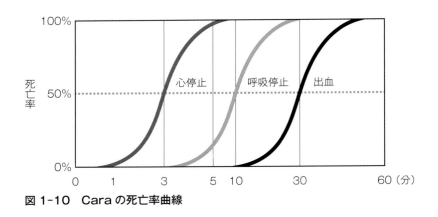

図 1-10　Cara の死亡率曲線

参加できる医師が少なかったのが残念である．現在では，長崎医療センターの高山隼人先生がこの学会を管理してくれているので，著者は安心しているのである．

著者は，厚生行政科学研究で広域救急医療体制[32]，災害医療[33]，へき地・離島医療[34]のためにドクターヘリの必要性を強く訴えたが，現在では，広域へき地の北海道にも 4 機のドクターヘリが配備され，岩手県や秋田県の山間へき地にもドクターヘリが導入されたので，搬送途上での心肺停止はなくなり，多くの傷病者が救命されているであろうことが推測されるのである．

11　総務省消防庁

消防庁は本来，消防自動車に対応して消防ヘリコプターを配備するより，出動頻度の高い救急自動車に対応して救急ヘリコプターを配備すべきところであると著者は思っている．しかし，残念なことに，救急業務が市町村単位であるがゆえに，政令指定都市でお金のある市は自前で消防ヘリを消火用に導入しているが，そのような市には多くの医療機関があり，ヘリコプターを用いて医療機関に搬送する必要性はないのである．本当にドクターヘリが必要な市町村には，ドクターヘリを配備するお金はないので，防災ヘリコプターの救急医療への配備が望まれるのである．

阪神・淡路大震災以降，消防庁は都道府県単位に防災ヘリの導入を促進してきた．結果として現在ある消防防災ヘリは，傷病者の救助，搬送も業務のうちではあるが，ほとんどのヘリが消火，防災用になっており，重症で短時間での医療機関への搬送が必要な傷病者のために，ヘリコプターで対応できるような体制にはなっていないのである．このことの原因として，消防法施行令第 44 条（救急隊の編成及び装備の基準）の中に，阪神・淡路大震災までは，航空機の記入がなかったので，傷病者の搬送にヘリコプターが活用されなかった，とも思うのである．

令和元（2019）年度において，消防防災ヘリは 75 機あり，年間出動件数は，火災 1,014 件，救急 3,005 件，救助 3,599 件の合計 6,508 件であった．同年度におけるドクターヘリの保有機数は 53 機で出動件数は 27,673 件であった．

著者は，消防防災ヘリを救急医療用ヘリコプターとして活用する実用化研究に参加してきた

が，いずれの場合も医師を搭乗させて，傷病者発生現場に到着するのに20分以上を必要とした（ドクターヘリは出動要請後4分以内に医療機関を離陸するようになっている）。このことから，**消防防災ヘリは救急専用のヘリコプターにはなれないことが，理解できたのである**。すなわち重症の傷病者には，対応できないともいえるのである。重症傷病者は早く医療機関に搬送されなければ救命されないので，搬送業務としてヘリコプターを活用して，早く医療機関に搬送しなければならないとの発想にならなかったのである。要は，業務を医療として考えなければ，重症傷病者は救命されないのである。

　総論的に，今後は，厚生労働省が所管する救急医療用ヘリコプターと消防庁が所管している消防防災ヘリコプターによる，医療を中心とした全面的な協力体制が期待されるのである。どこまで協力できるかは，それぞれの地域に応じて検討し，国民にとって頼りがいのある広域救急医療システムの構築が望まれるのである。

12　国土庁

　阪神・淡路大震災のときに災害担当省庁であった国土庁は，阪神・淡路大震災の後に，防衛庁，警察庁，海上保安庁，消防庁等，ヘリコプターを保有する省庁と関東地方の政令指定都市でヘリコプターを所有する都市の担当者を集めて，**医療と搬送に関する検討会を開催した**[27]。その検討過程において，ヘリコプターを所有する関係省庁，政令指定都市が，災害発生24時間以内は，それぞれが保有するヘリコプターを傷病者搬送用に貸すことは，当部署の業務があるがゆえにできない，といった議論になり，当時の厚生省に自前のヘリコプターを保有しなければならないという気持ちを抱かせた。厚生省は，災害時のために救急医療用ヘリを所有しなければ，病院前の救命率の向上はあり得ないと思われたので，救急医療用ヘリコプターの予算を当時の大蔵省に要求したが，大蔵省は**「傷病者の搬送は，消防庁の業務だ」**として，厚生労働省の予算を全額削除したことはすでに述べた。この予算が復活したことによって，厚生労働省のドクターヘリが実現した。

　今後は，省庁が協議して，ヘリコプターを傷病者救命のために，いかに活用するかが問題になるが，これもすでに述べたが，ドクターヘリの熊本方式[46]を活用して，ドクターヘリと消防防災ヘリコプターを有功に活用することが，今後のあり方として考えられるのである。**これからは，救急隊員が行う救急業務と医師が行う医療を合併して傷病者に対応しなければ，傷病者は救命されないと思うので，業務を医療として考え，救急医療として対応することが，今後必要と考えられるのである**。

13　総理府警察庁長官官房交通安全対策室

　以前は総理府にあった交通安全対策室は，交通事故による死亡者が2万人に近づきつつあったとき，交通事故による死亡者を削減するために「交通事故における救急ヘリコプターの実用

化に関する調査研究委員会」を創設した。最初から，ドイツにおける救急医療用ヘリコプターを導入するのが良いという議論を行ってきたのに，最後の委員会において，「**今後は消防，防災ヘリコプターの運用により，救命効果の向上が図られていくことが期待される**」というまとめで研究会が終わったことは，全会に出席して，救急医療用ヘリコプター導入の議論を進めてきた著者としては，まったく理解できなかった。そこで担当官に「なぜ，このような結論になったのか」と聞いたところ，ドクターヘリの導入を決めるならば「消防庁は検討会から脱退する」と言われたかららしいという話を聞いた。本当かどうか知らないが，著者は，(社)日本交通科学協議会が行った救急医療用ヘリコプターの実用化研究での最後のまとめにおいて，「救急医療用ヘリコプターの導入が今後期待される」とした際，その結論にするならオブザーバーの中にある消防庁の名前を消してくれと，検討会に参加していた消防庁の関係者から言われたことが，一瞬頭をよぎったのを思い出したのである。

　著者は，たびたび述べているが，**救急業務を救急医療として考えなければ，重症傷病者の救命率の向上はあり得ない**のである。このことは，医師が搭乗しているドクターヘリの実績（傷病者の救命）が示している。内閣官房内閣内政審議室で行われた厚生省の試行的事業において，ドクターヘリで搬送された傷病者について，医療行為ができない救急車と比べたら半数近くの傷病者が死亡したであろうことが推測された。試行的事業における救命率は，46.5％であったのである。

14　関西広域連合

　兵庫県の井戸敏三知事（当時）の指導による，大阪府，京都府，兵庫県，滋賀県，和歌山県，奈良県，徳島県，鳥取県，大阪市，堺市，京都市，神戸市の2府6県と4政令指定都市が，主に災害時のヘリコプターを用いた広域救急医療，業務の共助システムをいう。

　その設立趣旨には，関西から新時代を創るとして，①地方分権改革の突破口を開く，②関西における広域行政を展開する，③国と地方の二重行政を解消する，④分権型社会の実現，⑤関西全体の広域行政を担う責任主体づくり，⑥国の地方支分部局の事務の受け皿づくりが述べられている。また，関西広域連合ドクターヘリの特色として，以下のように述べている。担当府県は，徳島県である[52]。

○災害時の機動的な運航体制の確立

　広域連合の創設（広域防災，広域医療，4次元救急医療体制の構築等そのための広域連合議会），広域連合委員会（委員知事，市長）の創設，「安全・安心の4次医療圏"関西"医療における安全・安心ネットワークの構築，府県域を超えたドクターヘリの構築，災害時における広域医療体制の強化（災害医療コーディネーターの要請），府県域を超えた「災害医療訓練の実を将来的には，周産期医療にも活用，ドクターヘリ運航体制の協議・基地病院間の交流促進，ドクターヘリ基地病院・交流連絡会

15 浜松救急医学研究会と浜松救急医療用ヘリコプター株式会社

聖隷三方原病院救急部の岡田真人医師は，浜松市で中日本航空株式会社と浜松救急医学研究会の一部の医師で，救急医療用ヘリコプターを用いた傷病者の搬送のための浜松救急医療用ヘリコプター株式会社を昭和57（1982）年に設立し，また浜松医師会の一部の先生方で，浜松救急医学研究会を組織し，救急医療用ヘリコプターの実用化を企画したが，十分な実績を上げることができなかった。一番大きな原因は，十分な資金を得ることができなかったからであると思う。しかし，このことで，聖隷三方原病院が静岡県のドクターヘリ運航の基地病院の礎になったのは，事実である。

16 メディカルウィング（医療優先固定翼機）研究運航事業

北海道で，国と北海道の補助金で行われている，固定翼機を用いた研究事業である。北海道のような広域道府県，また，長崎県，沖縄県，鹿児島県，東京都のように離島の多い都府県において，今後必要になると思われる救急医療用固定翼による研究事業である。現在，札幌医科大学の浅井康文名誉教授を委員長にして，国と北海道が費用を折半して，実用化研究事業を行っている[53]。

この事業概要には，「面積が広大で，かつ，医療資源の偏在が著しい北海道において，地域の医療機関では提供できない高度・専門的医療を必要とする患者を固定翼機を活用し，医師による継続した医学的管理の下，高度・専門医療機関へ計画的に搬送する北海道患者搬送固定翼機事業を実施し，地域医療提供体制を推進する」とある。

平成29（2017）年7月30日から開始されている。平成31（2019）年には，36件の搬送実績を得ている。使用機種は，セスナ式560型CitationⅤジェット機で，時速724km/hで飛行する。航続距離は2,685kmである。必要な滑走路の長さは，積雪期で1,620mである。今後の健闘が期待される。

17 D-call Net（救急自動通報システム）

交通事故で自動車のエアバックが膨らんだときに，一定のアルゴリズムで推計された死亡重症率によって自動的にコールセンターに繋がり，そこから近くの消防本部とドクターヘリ基地病院に繋がり，通報を受けた基地病院からはドクターヘリが出動し，直ちに事故現場に向かうというシステムである[54]。公的なドクターカーが導入されたら，ドクターカーのD-call Netが開始される可能性がある。

18　国際航空医療協議会（International Aeromedical Evacuation Congress；AIRMED）

　この会は，著者と冨永氏，山野氏の3人が，昭和55（1980）年9月にドイツのミュンヘンへADACのG. Kugler氏に会いに行ったとき，Kugler氏が第1回の会長として国際航空機医療協議会（AIRMED80）として開催された，国際的な航空医療の協議会である[10]。航空機を活用して傷病者の治療と搬送を行っている国の国際学会であるが，Kugler氏の逝去により，開催が中断されている。

　第2回は，1985年にスイスREGAのお世話でインターラーケン（AIRMED85）で行われ，第3回は1988年にアメリカのボストンで行われた。その後，会の名前がInternational Society of Aeromedical Servicesに変わったが，第4回が1993年にオーストラリアのシドニーで行われた。その後，第5回が1996年に再びG. Kugler氏によりドイツのミュンヘンでAIRMED1996として行われ，第6回が2000年にノルウエーのスタヴァンガーでAIRMED2000として開催されている。2002年には，第7回が再びREGAのお世話でAIRMED2002としてスイスのインターラーケンで開催された。それから，第8回がフィンランドのオスローで，第9回がイギリスのブライトンで開催され，2014年に第10回がイタリアのローマで開催されたが，その後は開催されていない。

　著者は，第2回以外のすべての会に出席してきたが，いつも残念に思うのは，外国の参加者の中には関係する国のお役人がいつも参加しているが，日本人のお役人の姿を見たことがなかったことである。日本での開催をKugler氏に勧められたが，開催には2000万円のお金が必用で，資金不足のために実現できなかった。

19　ドクターヘリ基地病院連絡調整協議会

　日本航空医療学会は，HEM-Netとともに全国の基地病院をこの会の下にまとめて管理している。この上にはドクターヘリ連絡調整協議会委員会があり，学会の役員とHEM-Netの役員，それに全国の10地区の基地病院の代表が参加している。

　この委員会には，オブザーバーとして総務省消防庁救急救助室，国土交通省航空局交通安全課，厚生労働省医政局地域医療計画課，全国知事会が参加している。災害が発生した場合は，この組織がDMATとともに動くことになる。

　本来は，年に1回は委員会を開催して，意見調整を行うべきと思っている。全体の総会は，毎年行われる日本航空医療学会総会・学術集会のときに開催されている。

　以上，ドクターヘリの実現に関係してきた学会，団体，省庁について述べた。日本航空医療学会理事とHEM-Net理事もされた西川渉氏は，日本航空医療学会誌が創刊されたときに書かれた論文で，「理想的なヘリコプター救急のための10大要件」として**表1-16**を出されている。できていないのは，夜間飛行と医療保険だけであり，現在では理想的なヘリコプター救急がで

表 1-16 理想的なヘリコプター救急のための十大要件

1. 救急医療専用のヘリコプターの配備
2. 消防機関を中心として日常化
3. 医療スタッフが同乗
4. 待機の場所は病院
5. 2分で離陸,15分で到着
6. 現場に着陸
7. 24時間運営
8. 出動回数は,年間1,000回前後
9. 平易な出動基準―空振りを恐れない
10. 費用負担は健康保険で

きており,この10か条のほとんどをドクターヘリはクリアしていると思われる[55]。ただし,「消防機関を中心として日常化」は,「**医療機関を中心として日常化**」であり,おそらく西川氏が消防機関に気をつかわれたのであろうと思っている。

まとめ

　これまで述べてきたように,わが国の救急医療用ヘリコプター（通称ドクターヘリ）は,（社）日本交通科学協議会の副会長をされていた冨永誠美氏（後に会長になられた）によって始められ,このドクターヘリが全国展開されるようになったのは,認定NPO法人救急ヘリ病院ネットワーク（HEM-Net）の国松孝次会長（元警察庁長官）および篠田伸夫理事長（元自治省消防庁次長）の長年の経験に基づく強力な指導力による**賜物**である。ドクターヘリの運航費は,国と都道府県の補助金によるが,都道府県の財政状態が悪く補助金が不足する場合は,総務省が地方交付税措置で補助し,傷病者の運航費が無料になるように配慮していただいたことも,全国展開に大きく影響していると思っている。さらには,ドクターヘリの運航を超党派で応援してくれたドクターヘリ推進議員連盟の尾辻秀久会長と,関係する国会議員の先生方のお陰であるとも思い,改めて感謝申し上げたいと思っている。

　また,この事業を最初から応援して,支えてくださった川崎学園初代理事長の川崎祐宣先生をはじめとする学校法人川崎学園,川崎医科大学附属病院高度救命救急センターのスタッフの皆様にも,改めて感謝申し上げたいと思う。最後になるが,著者が学会を創設して以来,日本航空医療学会を協力して育てていただいた猪口貞樹理事長をはじめとする一般社団法人日本航空医療学会の関係者の皆様,特に最初から著者を支えてくれた滝口雅博先生,杉山貢先生,へるす出版にも感謝申し上げたいと思う。

Ⅲ. ドクターヘリ創設の流れ

　以上，長々とドクターヘリの歴史について述べたが，整理のために，ドクターヘリに関係する主な事項の流れを追って，著者なりにまとめてみた。

● **昭和45（1970）年11月**
ADAC（全ドイツ自動車連盟），Rescue Helicopter 第1号機（Christoph I）の運航を，ドイツミュンヘンのハーラッヒン病院で始めた。

● **昭和50（1975）年9月1日**
小濱啓次，川崎医科大学麻酔学第1講座助教授に赴任，救急部部長兼務。

● **昭和51（1976）年4月1日**
小濱啓次，麻酔学第3講座（救急部担当）教授に就任。北米ER方式の救急部を開設，全科24時間体制の救急診療開始した（経過観察用ベッド5床）。

● **昭和52（1977）年4月1日**
わが国最初の救急医学講座の主任教授に小濱啓次が就任（ICU 4床，一般病床25床）。

● **昭和54（1979）年10月**
川崎医科大学が救命救急センターを誘致，外傷外科学，救命治療医学の運営開始（ICU 10床，HCU 6床，一般病床32床）。

● **昭和55（1980）年6月**
（社）日本交通科学協議会副会長の冨永誠美氏（元警察庁初代交通局長）が川崎医科大学附属病院院長の川崎祐宣氏（川崎学園理事長）を訪れ，「川崎医科大学で医師が搭乗した救急医療用ヘリコプターの実用化研究の運航を開始させてくれませんか？」と依頼された。小濱啓次（救急医学教授，救命救急センター部長）が，川崎理事長に呼ばれ，冨永氏と面談。ドイツのADACに行って現状を調査することになった。

● **昭和55（1980）年10月**
冨永誠美氏，山野豊氏（伊藤忠アビエーション営業部長），小濱啓次の3人でドイツADACに行き，medical director の Gerhart Kugler 氏と面談後，救急医療用ヘリコプターを配備しているハーラッヒン病院を訪問し，救急医療用ヘリコプターのノウハウを学んだ。同時にミュンヘンで Kugler 氏が会長で開催された AIRMED80（国際航空機医療協議会）に参加し，世界の救急医療用ヘリコプターの現状を学んだ。その後，小濱は単独でスイスREGA，フランスSAMU，デンマークFALKを訪れ，各国の航空機による救急医療体制を見学して帰国した。

● **昭和56（1981）年6月**
冨永氏は，（社）日本交通科学協議会内に「航空機救護搬送システム研究委員会」（委員長：小濱啓次川崎医科大学救急医学教授）を発足させ，以後この委員会が中心になって，救急医療用ヘリコプターの実用化研究が川崎医科大学附属病院救命救急センターで行われた。

第1章 ドクターヘリの歴史

● 昭和 56(1981)年 10 月 23 日

わが国最初の救急医療用ヘリコプターの第1回実用化研究「交通事故負傷者の救護システムの調査研究」が,(社)日本交通科学協議会の主催により,川崎医科大学附属病院救命救急センターで開催された。研究方法は,川崎医科大学附属病院救命救急センターから約 35km 離れた自動車専用道路の黒井山グリーンパーク付近で,交通事故により重症負傷者が発生したとの想定のもとに,従来通り地元邑久消防署から救急車が現場に向かい,現場から負傷者を川崎医科大学附属病院救命救急センターに搬送し,同時に川崎医科大学附属病院救命救急センターにドクターヘリの出動を依頼し,医師が直ちにヘリコプターに搭乗して現場で治療を開始し,治療を続行しながら川崎医科大学に搬送して,どちらが早く医師の治療が始まるかを比較検討した。その結果,ヘリコプターのほうが 3 倍早く治療が開始されることが判明した。これを受けて(社)日本交通科学協議会は実用化研究を続けた。

● 昭和 62(1987)年 10 月 1 日〜31 日

1 か月間にわたり,「救急医療システムにヘリコプターを導入する実用化研究」が川崎医科大学附属病院高度救命救急センターで,現在のドクターヘリの運航方式とまったく同じ方式で行われ,33 症例の救命搬送の実績を得た。

● 平成 2(1990)年 9 月 1 日〜30 日

札幌医科大学救急集中治療部(金子正光教授)で 1 か月間,「交通事故現場への救急医療用ヘリコプターの実用化研究」が行われた。このとき,北海道の防災ヘリコプターはまなすを使用したが,はまなすの駐機場は丘珠空港であり,医師はピックアップ方式で行われたので,それだけで最低 20 分を要した。また消防サイドが,ヘリコプターの適応範囲を半径 45〜90km 以内としたために(45km 以内は救急自動車でいいとした),結果として出動要請は 6 件で,交通事故現場への緊急出動は 1 件もなかった。結論として,消防防災ヘリは,救急医療用ヘリコプターとしては使用できないとなった。

● 平成 2(1990)年 11 月 9 日

岡山県倉敷市で開催された第 18 回日本救急医学会総会・学術集会(会長:小濱啓次川崎医科大学救急医学教授)で,Air Rescue in Kurashiki として救急医療用ヘリコプターのデモンストレーションが行われたが,笛吹けど踊らずで,なんの進展もみられなかった(写真 1-16)。

● 平成 3(1991)年 8 月 1 日〜9 月 30 日

2 か月にわたって,東海大学医学部付属病院救命救急センターで「高速道路における交通事故負傷者の救出・搬送研究」が行われた。高速道路上へのドクターヘリの出動が期待されたが,1 例もなかった。

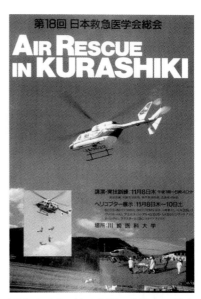

写真 1-16　第 18 回日本救急医学会のポスター

● 平成4（1992）年7月1日～12月31日
川崎医科大学附属病院救命救急センターにおいて，「救急医療用ヘリコプターの実用化研究」が現在とまったく同じ方式で半年間にわたって行われ，91件の出動実績を得た。この研究で，長期になってもドクターヘリの運航は可能であることが証明された。また，長期に行われると行動範囲が広がることも確認できた。

● 平成6（1994）年6月
川崎医科大学附属病院救命救急センターが，広域をカバーする高度救命救急センターに指定された。このことによって，中国・四国をカバーするドクターヘリの広域救命搬送が必要になったといえる。**特に重度熱傷，急性中毒，切断指肢の再接着等の治療が可能になった。**

● 平成6（1994）年9月6日
日本エアレスキュー研究会（現日本航空医療学会）が創設された。

● 平成6（1994）年10月21日
第1回日本エアレスキュー研究会（会長：小濱啓次川崎医科大学救急医学教授）が東京・芝のホテルで約200名の関係者を集めて開催された。特別講演に，ドイツADACのG. Kugler氏を招いた。

● 平成7（1995）年1月7日
阪神・淡路大震災発生。死者6,425名，負傷者43,772名，道路の破壊，建物の崩壊により車の通行が不可能になったが，震災当日，ヘリコプターで被災地外の医療機関に搬送された負傷者は，わずか1名のみであった。このことが，厚生省として自前の救急医療用のヘリコプターをもたなければならないとの気持ちにさせたのは，事実である。

● 平成9（1997）年1月1日
Air Rescue News第1号発刊。第1号が日付上先になった。

● 平成9（1997）年1月15日
日本エアレスキュー研究会の会報として，Air Rescue Newsが名誉会員の佐藤隆氏によって発刊された。発行は日本エアレスキュー研究会。

● 平成9（1997）年1月23日
（社）日本交通科学協議会会長の冨永誠美氏が逝去された。冨永氏がドクターヘリの実現を見ることなく亡くなられたことは，著者，学会として非常に残念に思っている。

● 平成11（1999）年4月
浜松救急医学研究会が民間救急ヘリの運航を行った。しかし，運営費を得ることができず解散した（運航会社：中日本航空株式会社）。

● 平成11年（1999）年7月
内閣官房内閣内政審議室が，ドクターヘリ調査検討委員会（座長：小濱啓次川崎医科大学救急医学教授）の設置を発表。

● 平成11（1999）年9月9日
厚生省がドクターヘリ試行的事業を，東日本は東海大学医学部付属病院救命救急センターで，

西日本は川崎医科大学附属病院高度救命救急センターで開始すると発表。両所で合計 764 件の救命搬送が行われた。（社）日本交通科学協議会で得られた結果と同様に，ドクターヘリの導入によって，傷病者の救命率の向上と予後の改善に有効であることが，公的に認められた。

● 平成 11（1999）年 11 月 4 日

日本エアレスキュー研究会が，平成 12（2000）年から**日本航空医療学会**に名称変更されることになった。

● 平成 11（1999）年 12 月 22 日

認定 NPO 法人救急ヘリ病院ネットワーク（HEM-Net）が創設された。

● 平成 12（2000）年 1 月 15 日

日本エアレスキュー研究会が日本航空医療学会になったのを受けて，Air Rescue News が第 13 号で終わり，7 月 25 日に日本航空医療学会ニュース第 1 号が発刊された。編集は学会事務局。

● 平成 12（2000）年 9 月 9 日（救急の日）

厚生省が平成 13（2001）年 4 月 1 日よりドクターヘリの運航を開始すると発表。「ドクターヘリ発進」として，厚生省の救急の日のポスターに明示された（**写真 1-17**）。

● 平成 12（2000）年 11 月 1 日

日本航空医療学会雑誌 Vol.1No.1 が発刊された。

● 平成 12（2000）年 11 月 2 日

日本エアレスキュー研究会が第 7 回から，日本航空医療学会に名称変更。初代理事長は，小濱啓次川崎医科大学救急医学教授。

● 平成 13（2001）年 4 月 1 日

過去の実績が認められ，**わが国最初のドクターヘリが，川崎医科大学附属病院高度救命救急センターに配備**された。

● 平成 13（2001）年 4 月 10 〜 11 日

日本航空医療学会主催による第 1 回ドクターヘリ講習会開催された。現在までに 5,000 人以上が受講している。これがドクターヘリ安全運航の原点である。

● 平成 15（2003）年 4 月

国松孝次氏（元警察庁長官）が HEM-Net 理事長に就任。

● 平成 19（2007）年 6 月 27 日

「救急医療用ヘリコプターを用いた救急医療の確保に関する特別措置法」が公布，施行された。

● 平成 20（2008）年 11 月 20 日

超党派によるドクターヘリ推進議員連盟発足し，ドクターヘリの全国配備の推進に関する決議がなされた。会長は丹羽裕也氏（厚生労働委員会会長），事務局長は木村仁氏（元消防庁長官）。現在は，会長が尾辻秀久氏（元

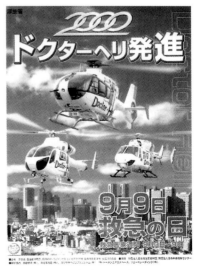

写真 1-17　救急の日ポスター

厚生労働大臣），事務局長が森屋宏氏。

● 平成21（2009）年3月

ドクターヘリ運航費用の都道府県負担部分が，特別交付税措置により都道府県の財政状態により，最高8割までを総務省が負担してくれるようになり，ドクターヘリの導入が一気に全国に広がった。

● 平成21（2009）年11月3日

ADACのGerhart Kugler氏ご逝去

● 平成22（2010）年12月1日

関西広域連合が結成された（大阪府，京都府，兵庫県，和歌山県，滋賀県，奈良県，徳島県，鳥取県）。

● 平成23（2011）年2月19日

厚生労働省が第1回ドクターヘリ従事者研修を開催（対象は医師，看護師のみ）。東日本大震災の後は，運航関係者も参加できるようになった。

● 平成23（2011）年9月20日

ドクターヘリ運航開始10周年，安全運航5万回達成記念式典開催（東京湯島ガーデンパレス）。

● 平成24（2012）年3月11日

東日本大震災発生。ドクターヘリ18機出動，164名を救命搬送。

● 平成24（2012）年11月8日

東日本大震災でドクターヘリが不規則な運航になったため，これを改善するために，ドクターヘリ連絡調整協議会が全国の基地病院を10地区に分け，できるだけ近隣のドクターヘリ基地病院で対応できるようにした。

● 平成25（2013）年4月

篠田伸夫氏が認定NPO法人HEM-Netの理事長になった。国松氏は会長になった。

● 平成25（2013）年11月29日

航空法施行規則第176条（捜索又は救助における特例）に第3号ができ，救急医療用ヘリコプターが加えられた。機長判断で傷病者発生現場に離着陸できるようになった。

● 平成26（2014）年7月15日

ドクターヘリ安全運航10万回達成記念祝賀会開催（東京湯島ガーデンパレス）

● 平成28（2016）年4月16日

熊本地震発生。ドクターヘリにより，4月16〜20日に総数87件の救命搬送が行われた。

● 令和元（2019）年11月28日

日本航空医療学会創設25周年記念誌出版記念祝賀会開催（東京湯島ガーデンパレス。尾辻秀久ドクターヘリ推進議員連盟会長，加藤勝信厚生労働大臣が出席）

● 令和4（2022）年4月

香川県にドクターヘリが就航した。これで京都府以外のすべての都道府県にドクターヘリが導入された（京都府は共同運航）。

■ **参考資料**

1) 滝口雅博：救急ヘリコプターその歴史・現在・未来．Helicopter JAPAN, No.55, 1999
2) 小濱啓次：わが国におけるドクターヘリの歴史．日本航空医療学会誌，2000 Vol.1（1）；2~9
3) 西川渉：世界と日本の現状そして日本の将来像．HELIWORLD ドクターヘリ完全研究，2008 p30~33
4) 小濱啓次：ドクターヘリ．へるす出版，東京，2003年，p109～119
5) Gerhard Kugler：Concept and Results of Airmed Servies in Germany．第1回日本エアレスキュー研究会，プログラム・抄録，2016，p.17
6) Geuhrd Kugler：ADACOPUTER. Auf-zeichnungen einer Entwicklung. Wener Wolfstellner Medizinverlag, Munchen, 2002
7) わが国のヘリコプター救急の進展に向けて．認定NPO法人救急ヘリ病院ネットワーク（HEM-Net,），2005年3月，p4～65
8) 小濱啓次：ヘリコプターによる救護搬送システムの実際．救急医学，12（11）；1695-1703
9) 昭和48年度警察白書，交通事故による死亡者の年度別推移．1973
10) 小濱啓次：International Aeromedical Evacuation Congress に出席して．救急医学，1980，4（12）；68-70
11) 小濱啓次：ヨーロッパにおける救急医療①西ドイツ，スイス．救急医学，1981，5（4）；463-467
12) 小濱啓次：ヨーロッパにおける救急医療②フランス，デンマーク．救急医学，1981，5（5）；591-596
13) ヘリコプターによる交通事故負傷者の救護システムの調査研究．（社）日本交通科学協議会，1981年6月
14) ドクターヘリ調査検討委員会報告書，内閣官房内閣内政審議室，ドクターヘリ調査検討委員会，2000，平成12年6月9日
15) 厚生省健康政策事業，救急医療対策実施要綱（昭和52年7月6日医発第692号）
16) 小濱啓次：外傷における代謝性変化．恩地裕監修，杉本侃編集，外傷外科学，医歯薬出版，東京，1973
17) 平澤博之，他：救急救命士による特定行為の再検討に関する研究．平成14年度総括研究報告，厚生労働科学医療技術評価総合研究事業．2003
18) 平澤博之，他：救急救命士による特定行為の再評価に関する研究．平成15年度総括研究報告，厚生労働科学医療技術評価総合研究事業．2004
19) 伊藤隼也：秋葉原殺傷事件，週刊文春，2008年7/24~8/7号，文藝春秋社
20) 海外における救急ヘリコプターの調査研究報告書．全国航空消防防災協議会，平成12年6月9日
21) R. A. Cowley：Shock, Trauma//Critical Care Manual. University Park Press, bartimore, 1982
22) 仲曽根玄吉：明治政府によるドイツ法学及び医学の採用．有斐閣学術センター，東京，2011
23) 小濱啓次：総合診療医・救急医とは何者か―医学と医療の狭間で―．日本医事新報，No4752，2015年5月1日号
24) 小濱啓次：新専門医制度に思う．日本医事新報，No4887，2017年12月23日号；18-19
25) 小濱啓次，他：阪神・淡路大震災におけるヘリコプター運用の実態調査．阪神・淡路大震災におけるヘリコプター運用の実態調査委員会，兵庫県健康福祉衛生部，1996
26) 山本保博，他：阪神・淡路大震災を契機とした災害医療体制のあり方に関する研究会報告書．厚生省医政局指導課，1996年4月
27) 南関東大震災における医療と搬送に関する調査検討委員会．国土庁防災局震災対策課，1998年3月
28) 二宮宣文，山本保博，須崎紳一郎，他：ドイツ新幹線高速走行時における転覆事故に対する救急医療に関する研究事業報告書，高速鉄道救護医療研究グループ，平成11年3月
29) ドクターヘリ試行的事業評価および検証結果報告書．川崎学園，2001年6月
30) 東海大学ドクターヘリ試行的事業報告書．東海大学ドクターヘリ試行的事業検討委員会，平成13年4月

31) 救急救助の現況．消防庁，令和 2 年版
32) 小濱啓次，他：広域救急医療体制に関する研究―現状分析と今後の施策―．厚生行政科学研究，1989 年 3 月
33) 小濱啓次，他：災害時における広域搬送に関する研究報告書．災害時支援対策総合研究，平成 9 年 3 月
34) 小濱啓次，他：へき地・離島における有効な搬送手段の確保に関する研究報告書．健康政策調査研究事業，平成 9 年 3 月
35) 岡村正明；高速道路の救急業務の実態．脳・神経外傷，3（1）；105-119，1976 年 3 月
36) 岡村正明：西ドイツにおける救急ヘリコプター・システム．日本交通政策研究会
37) 小倉憲一，山川裕子，大鋸立邦，他：富山県ドクターヘリ導入後の医療経済効果．日本航空医療学会雑誌，2018，19（1）：18-25
38) 救急医療システムにヘリコプターを導入する実用化研究．（社）日本交通科学協議会，1988 年 3 月
39) 交通事故現場への救急医療用ヘリコプターの実用化研究．（社）日本交通科学協議会，1991 年 3 月
40) ヘリコプターによる救急患者の搬送―中都市における有用性について―．（社）日本交通科学協議会，1992 年 3 月
41) 救急医療用ヘリコプターの実用化研究．（社）日本交通科学協議会，1993 年 3 月
42) 益子邦洋，魚谷増男，岡田芳明，他：認定 NPO 法人救急ヘリネットワーク（HEM-Net）の立ち上げとこれから．日本航空医療学会雑誌，2000，11（1）：47-51
43) ドクターヘリを知っていますか．HEM-Net グラフ，2005 年秋号
44) 第 1 回日本エアレスキュー研究会プログラム抄録，平成 6 年 10 月 21 日，芝グランドプラザ
45) 日本航空医療学会 25 周年記念誌「空から救う皆の命」．日本航空医療学会，2018 年
46) 原田正公，江良正，山田周，他：熊本県におけるドクターヘリコプターと消防防災ヘリコプターの相互補完体制の中での消防防災ヘリコプターを用いた現場救急活動の現状と課題．日本航空医療学会雑誌，2013，14（3）；3-9
47) 日本病院前救急診療研究会誌，第 1 回学術集会プログラム抄録集，2006，vol.1（1），平成 18 年 12 月 15 日
48) 小濱啓次：ヘリコプターによる救護システム―航空機による救急搬送検討委員会における報告を中心に―．救急医学，1987，11（11）：1771-1776
49) 第 1 回日本臨床救急医学会総会・学術集会プログラム抄録集．日本臨床救急医学会，1998，vol.1（1）
50) 小濱啓次，他：へき地・離島の医療支援機構のあり方と評価に関する研究報告書．厚生科学研究費補助金医療技術評価総合研究事業，平成 13 年 3 月
51) 第 1 回へき地・離島救急医療研究会，1997 年 10 月 3 日，会場：スクワール麹町
52) 関西広域連合におけるドクターヘリ運航の現状と課題．HEM-Net プラザ，認定 NPO 法人救急ヘリ病院ネットワーク，Vol. 1, 2019，AUTUMN
53) 北海道航空医療ネットワーク研究会：メディカルウイング運航実績報告書．2020 年 2 月
54) 石川博敏：救急自動通報システム（D-Call Net）の更なる普及に向けて．HEM-Net プラザ．認定 NPO 法人救急ヘリ病院ネットワーク Vol3, 2020 SUMMER
55) 西川渉：理想的なヘリコプター救急のための十大要件．日本航空医療学会雑誌，2000，1（1）；22-26

第2章 ドクターヘリの基本とその運営

1 ドクターヘリとは

1 ドクターヘリの語源

　ドクターヘリ（Doctor Heli）という用語は，わが国だけで使用されている用語である。外国にはこのような用語はない。ヨーロッパでは，医師と救急隊員が搭乗して Rescue Helicopter，もしくは Physician-staffed EMS helicopter といわれている。アメリカでは，医師が搭乗していたころもあったが，今は ICU や CCU を経験している看護師（flight nurse）が航空医学を学んで搭乗している。また，事故等の救急隊員が関与している場合は paramedic が搭乗して，運航する医療機関の医師が指示を出し，Air Ambulance といわれている。

　ドクターヘリの名称は，当時厚生省医政局指導課の課長補佐をされていた土居弘幸氏と，同じく係長をされていた野田祐司氏とによって名付けられたと聞いている。また，現在の赤と白の機体のデザインは，厚生省の土居課長補佐と中日本航空会社の石黒健司氏と，運航会社の集まりである日本航空事業連合会ドクターヘリ分科会がデザインし，商標登録されている。それゆえ，ドクターヘリのロゴを使用する場合は，ドクターヘリ分科会の許可が必要である。

2 法律に定めるドクターヘリとは

　ドクターヘリの国の法律である「救急医療用ヘリコプターを用いた救急医療の確保に関する特別措置法」の第2条には，定義として以下の条文がある。

第2条（定義）
　この法律において「救急医療用ヘリコプター」とは，次の各号のいずれにも該当するヘリコプターをいう。
一　救急医療に必要な機器を装備し，及び医薬品を搭載していること。
二　救急医療に係る高度の医療を提供している病院の施設として，その敷地内その他の当該病院の医師が直ちに搭乗することのできる場所に配備されていること。

ドクターヘリの運航ができないために，消防防災ヘリを従来のようにドクターヘリとして活用する場合は，日本航空医療学会としては，以下の条項を求める。
①医師が搭乗していること。
②救急仕様のヘリコプターを用いていること。
③現場からの出動要請に対して，医師を搭乗させて3～5分（遅くとも10分以内）に出動できる体制を目標としていること。
④救急患者発生現場に出動できる体制を有していること。

しかし，ドクターヘリは，その運用規定において，医師もしくは救急隊員，警察等法律に書かれた公的機関からの要請がなければならないので，救急車のように一般市民が直接ドクターヘリを要請することはできない。医師もしくは消防，警察等の関与がなければ，出動できないのである。

このことから，都道府県の消防機関は，重症傷病者については，ドクターヘリ要請基準に従って，積極的にドクターヘリを要請するよう努めなければならないのである。

3　ドクターヘリの目的

ドクターヘリ特別措置法の第1条には，その目的として以下の条文がある。

第1条（目的）
　この法律は，救急医療用ヘリコプターを用いた救急医療が傷病者の救命，後遺症の軽減等に果たす役割の重要性に鑑み，救急医療用ヘリコプターを用いた救急医療の全国的な確保を図るための特別の措置を講じることにより，良質かつ適切な救急医療を効果的に提供する体制の確保に寄与し，もって国民の健康の保持及び安心して暮らすことのできる社会の実現に資することを目的とする。

4　ドクターヘリ施策の目標

施策の目標として，第3条がある。

第3条（救急医療用ヘリコプターを用いた救急医療の確保に関する施策の目標等）
　救急医療用ヘリコプターを用いた救急医療の確保に関する施策は，医師が救急医療用ヘリコプターに搭乗して速やかに傷病者の現存する場所に行き，当該救急医療用ヘリコプターに装備した機器又は搭載した医薬品を用いて当該傷病者に対し当該場所又は当該救急医療用ヘリコプターの機内において必要な治療を行いつつ，当該傷病者を速やかに医療機関その他の場所に搬送することのできる態勢を，地域の実情を踏まえつつ全国的に整備することを目標とするものとする。

表2-1　日本航空医療学会で定めた救急医療用ヘリコプター運航内規（平成20年2月23日理事会決定）

1. 重症救急疾患に対応できる医療機器を装備し，医薬品を搭載した救急医療専用のヘリコプターであること。
2. 救命救急センター等，高度医療が提供できる医慮機関の施設内，又は，その近くに配備されていること。
3. 出動要請がある場合には，当該医療機関の救急診療に精通した医師，及び看護師が，原則として3〜5分以内に搭乗，離陸し，患者発生現場に出動できる体制にあること。
4. 現場，及び搬送中にも適切な処置，治療を行い，その患者に適した高度医療機関に救命搬送できること。

1と2は国の定めた法律に同じであるが，3と4はその運航内容を示した項目である。現在運航しているドクターヘリは，全国すべてで5分以内に基地医療機関を離陸している。

表2-2　学会委員会が定めた基地病院のあり方

（ア）救命救急センターであること。
（イ）救急専用のICU/HCUを10床以上有していること。
（ウ）救急専従医により初療が行われていること。
（エ）救急専従医が5名程度以上勤務していること。
（オ）フライトナースが5名程度以上勤務していること。
（カ）要請から5分以内で離陸できるヘリポートを持つこと。
（キ）災害拠点病院であること。
（ク）高度医療機関に隣接したドクターヘリ基地医療機関であること。
（ケ）災害時，緊急時におけるドクターヘリの出動が可能であること。

2　前項の施策は，地域の実情に応じ次に掲げる事項に留意して行われるものとする。
一　傷病者の医療機関その他の場所への搬送に関し，必要に応じて消防機関，海上保安庁その他の関係機関との連携及び協力が適切に図られること。
二　へき地における救急医療の確保に寄与すること。
三　都道府県の区域を超えた連携及び協力体制が整備されること。

5　日本航空医療学会によるドクターヘリの定義

　法律第2条の定義は，救急医療用ヘリコプターの機体の定義を述べた条文であり，このヘリコプターをいかに運航するかの定義はない。そこで，日本航空医療学会では，（社）日本交通科学協議会が実用化研究として川崎医科大学附属病院救命救急センターで行った運航方式を参考に，学会の内規として救急医療用ヘリコプターの運航方式を作成し，現在のドクターヘリの運航に取り入れている（**表2-1，2**）。

6　ドクターヘリはなぜ必要か

　一般的にドクターヘリの運航速度が速いから，多くの傷病者が救命されていると思われているが，そうではなく，救急専門医が速度の速いヘリコプターに搭乗して，現場に出動し，現場で早く救命治療を開始するから，重症傷病者が救命されているのである。救急専門医がヘリコプターに搭乗していなければ，重症傷病者の救命率の向上はないのである。このあたりの流れ

は，医師が関与して法律ができているので，救命のための手順は間違っていないと思われるのである。救急業務（搬送業務）に医療（医師）が参加することによって，重症傷病者の予後の改善が得られるのである。ドクターヘリの運航が，その事実を実証している。

　東京都のように救急救命士の多い都道府県は，救急救命士に特定行為として，医師が行うべき気管挿管や静脈路の確保を認めているので，傷病者が医療機関に搬入される時間が年々遅くなっており（**図 1-4**, 18 ページ参照），結果として医師による救命治療が遅くなっているのである。すなわち東京都では，ドクターヘリと逆のことが起こっているのである。前にも述べたが，**救急救命士による現場での特定行為が有効か否かの公的な検討を，厚生労働省は早急に行うべき**，と思うのである。

　このことから，都市部では医師によるドクターカーの運行が必要なのである。特に東京都は，傷病者が医療機関に収容されるまでに平均50分近くを要しており[1]，医師が搭乗したドクターカーが必要と思われるのである。気管挿管に現場でどれだけ時間を要したかを検討すべきなのである。気管挿管を認めると，これが業務になり，挿管できるまで努力するので，現場で時間を要しているのである。

　図 2-1 は，都道府県の基地病院（救命救急センター）がカバーしている範囲（km^2）を示した図である（河口氏が調査した数字[2]により HEM-Net が作成した図表である）。**図 2-2** は，救急車が救急救命センターに到着するであろう時間（分）（推定）を示した図である。東京都，大阪府，愛知県等，都会にある救命救急センターでは，救命救急センターが数多くあるために，守備範囲が短い距離，短い時間で管理されているが，これに対して北海道，岩手県，秋田県，長崎県，鹿児島県，沖縄県等，地方にある救命救急センターは，その数が少ないために，守備範囲は広く，救命救急センターに収容されるのに時間を要するのである。それゆえ，ドクターヘリが必要なのである。救急車では，救命救急センターに到着する時間が遅くなるのである[3]。そのため，搬送途上で心肺停止になる傷病者が発生するのである（**図 1-2**, 3 ページ参照）。

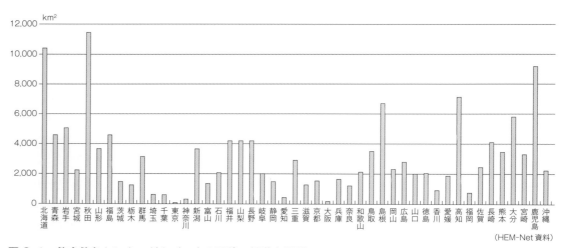

図 2-1　救命救急センターがカバーする面積—都道府県別—

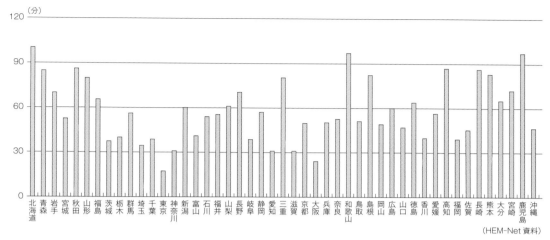

図 2-2　都道府県別の三次救急アクセス時間推計結果（河口洋行（国際医療福祉大学））

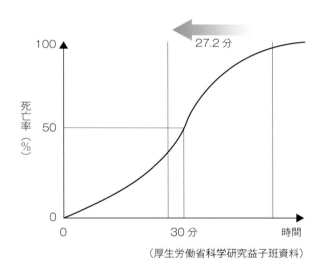

（厚生労働省科学研究益子班資料）

図 2-3　医師による治療開始までの時間短縮効果とカーラーの曲線

　本来ならば，このような場合，離島と同様にヘリコプターが運航，活用されなければならないのである．このような地域を救急車で搬送するがゆえに，重症傷病者が搬送途上で心肺停止になることがあるのである．だから，このような地域では，救急車ではなくて，医師が搭乗しているドクターヘリを積極的に要請すべきなのである．このことによって，搬送途上における心肺停止が予防できるのである．また，医療費も安くなるのである[4]．

　図 2-3 は，外傷症例において，ドクターヘリで搬送することによって，治療開始時間がCara の死亡率曲線の50％以下になることを示した図である．本来，ドクターヘリが要請されるべき重症傷病者は，著者の推測では，まだ相当存在すると思われるので，消防機関はもっと積極的にドクターヘリを要請，活用すべきと思うのである．

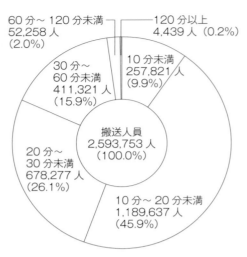
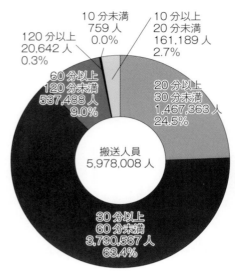

図2-4　病院収容所要時間別搬送人員の状況（平成元年）　　　図2-5　病院収容所要時間別の搬送人員（令和元年）

　図2-4は，総務省消防庁が毎年発表している全国の収容所要時間別搬送人員の，平成元年度における状況を示したもの[5]である。このなかの60～120分，120分以上の56,697人は，へき地・離島における傷病者と思われるのであるが，これらの傷病者のうち重症傷病者は，高度医療機関に長距離搬送されていると思われ，これらの傷病者がドクターヘリの対象者と思われるのである。

　図2-5は，令和元年における全国の所要時間別搬送人員の状況を示したもの[1]であるが，医療機関に到着するのに30分以上60分未満が全体の63.4%（3,790,567人）もいる。しかも60分以上120分未満が9.0%（537,488人），120分以上が0.3%（20,642人）もいる。へき地・離島が毎年そんなに増加するのであろうか。近年のコロナ禍によって，医療機関の受け入れ拒否，不可能がみられたが，平時においてもこのような受け入れ不可能があるならば，コロナ禍と同様に，平時における受け入れ不可能医療機関への対応を，消防機関として考えないと，現場，搬送途上での心肺停止はなくならないのである。

　ここで平成元年度の図を出したのは，平成3（1991）年に救急救命士法ができ，傷病者発生現場での特定行為が始まったため，医療機関への搬送時間が毎年遅くなっていることを示すためである。すなわち，治療開始時間が遅くなっているのである。特定行為によって医療機関への搬送が遅くなれば，それだけ医師による治療が遅くなり，へき地・離島と同じ状況となる。へき地・離島が，ドクターヘリのおかげで医師による治療が早くなり，救命率を上昇させているのに，都会では救急救命士による特定行為によって，医師による救命治療が遅くなっているのである。だから，気管挿管に現場でどれだけ時間を要し，その結果がどうなっているかの公的な検証を早急に行うべき，と著者は思うのである。著者は，気管挿管は医師が行うべき救命治療であって，医師の指示だけで，現場で救命救急士が行う特定行為ではない，と思っている。

本当に傷病者のために良いのか，悪いのかという検討を，厚生労働省は早急に行わなければならない。医療機関への搬送が遅れることによって，多くの助かるべき命が亡くなっているかもしれないのである。

　（社）日本交通科学協議会は実用化研究[6]において，高度医療機関の少ない地域は，救急車ではなくてドクターヘリで搬送したほうが救命治療が早く始まり，救命率の向上と予後の改善に有効であることが証明されたのである。都市部では，へき地・離島と逆の現象が起こっているのである。すなわち特定行為によって，医師による救命治療が遅くなっているのである。このことは，国として真面目に対応を考えなければならない，大きな社会問題であると，著者は思っている。

2　ドクターヘリの効果

1　厚生省の試行的事業における効果

　内閣官房内閣内政審議室のドクターヘリ調査検討委員会は，東は東海大学医学部付属病院救命救急センター，西は川崎医科大学附属病院救命救急センターで行われた，厚生省による試行的事業におけるドクターヘリの効果を再検討したのである[7,8]。**表1-9**（28ページ参照）にその結果を示したが，ドクターヘリの場合は死者が130人であるのに対し，医師が同乗していない救急車で搬送された場合は243名の死亡が想定されるので，113名がドクターヘリで救命されたことになり，救命率は46.5％となる。令和元（2019）年度には，年間23,922名がドクターヘリで救命搬送されているので，単純に計算すれば年間11,124名が救命されたことになる。このなかには，へき地・離島医療としての軽症例も含まれているので，すべてではないが，1万人近い傷病者がドクターヘリで救命されていることが想定されるのである。

　厚生省の試行的事業の結果として，実用化研究が行われて20年後の平成13（2001）年4月1日より，国としての救急医療用ヘリコプター（ドクターヘリ）の運航が，川崎医科大学附属病院高度救命救急センターで開始されるようになったのである。

2　外傷におけるドクターヘリの効果

　外傷例の検討[4]において，ドクターヘリで搬送することにより治療開始時間が27分早くなり，Caraの死亡率曲線（**図2-3**）の50％以下の領域で治療が開始されるので，より高い救命率の向上が得られるのである。

　また，外傷例において，ドクターヘリで救命搬送されることによって在院日数が短縮し，医療費用が減少した。救命率が向上し，社会復帰することにより，社会の生産性が向上し，その費用はドクターヘリの運航費用よりはるかに大きい[4]のである。

3 社会復帰による経済効果

ドクターヘリの医学的効果をもとに，医療経済効果を算出した[4]。その結果，年間10億7千万円以上の医療経済効果が試算された。この金額は，ドクターヘリ運航費用を凌駕する。ドクターヘリの医療経済効果を検討した資料である。

4 ドクターヘリ救命の好事例

ドクターヘリで多くの市民が助けられた事例は多々ある。「HEM-Net グラフ」では，ドクターヘリで救命された人たちが多数紹介されている[9]（写真 2-1）。以下に，具体的な事例の一部について述べる。いずれも医師が関与しなければ，救命されていない事例である。

●事例 1：50 代男性。フォークリフトとショベルカーの間に挟まれた。病名は，骨盤骨折，腸骨動脈損傷，小腸断裂，膀胱破裂，腹腔内出血。
著者コメント：本事例は，ドクターヘリが現場に行き，1 時間以内に医師による初療が行われ，2 時間以内に手術が行われている。動脈損傷もあり，治療が遅れると出血性ショックで死亡した可能性が大きい。

●事例 2：20 代男性。林業でおそらく樹から落下したのであろう。意識がないとの要請で，現場に出動したところ，呼吸状態が悪いので，診療して外傷性緊張性気胸を疑い，胸腔ドレナージを行って脱気したところ，呼吸状態が良くなり，意識も回復した。
著者のコメント：この事例を，救急車で救命救急センターに搬送していたら，搬送途上で心肺停止になっていたであろう。まさしく，救急医が搭乗したドクターヘリ出動の好事例である。救急専門医でなければ，診断，治療ができなかった事例である。

●事例 3：60 代女性。激しい頭痛と嘔吐があり，脳血管障害が疑われた。救急車で行けば 50 分は必要と思われたので，

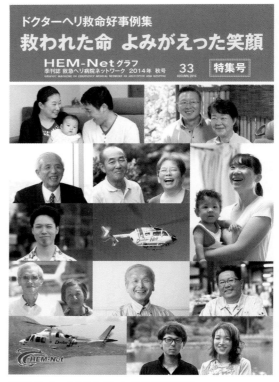

写真 2-1　HEM-Net グラフ特集号

ドクターヘリの出動が要請された。救命救急センターでは，造影検査により脳動脈瘤破裂によるくも膜下出血と診断し，ただちに脳神経外科で手術を行い，3週間後に後遺症もなく退院した。

著者コメント：早く診断して，高度救命救急センターに搬送されたので，後遺症もなく退院できたと思われる。

●**事例4**：60代女性。プレス機に手を挟まれ，指を切断した。高度医療機関に救急車で搬送するのに1時間以上は必要ということから，ドクターヘリの要請があった。1時間以内に傷病者は医療機関に到着し，直ちに再接着術が行われ，16病日に退院した。

著者コメント：この症例は，命には関係ないが，早期の手術が必要であった事例である。指肢の再接着術は，いかに早く行うかが，予後に大きく影響する。この症例は，ドクターヘリで搬送されたことにより再接着術が早期に行われ，成功したと思われるのである。

5 ドクターヘリ効果のまとめ

表2-3は，上記のドクターヘリの効果をまとめた表である。また，表2-4にドイツ ADAC Rescue Helicopter の医療上の効果を示した。

多くの重症傷病者が救命されるということから，先ほど述べたように，川崎医科大学でドクターヘリの運用が始まったのであるが，その後5年が経過しても，10道府県からしかドクターヘリ導入の申請がなかったのである（要するに，本当にドクターが必要な道県には，ドクターヘリを導入する財源がなかったのである）。このことを知った HEM-Net 理事長の国松孝次氏は，「救急医療用ヘリコプターを用いた救急医療の確保に関する特別措置法」という議員立法

表2-3 ドクターヘリの効果まとめ

- 医師による治療開始時間の短縮
- 救命率の向上
- 予後の改善
- 搬送時間の短縮
- 医療費の削減

表2-4 ドイツ ADAC Rescue Helicopter の医療上の効果（西川氏参考資料一部改変）[10]

- 治療着手までの時間の短縮
- 救急現場に医師を送り込んで，最良のプレホスピタル・ケアを実現
- 救急車に見られるような振動，加速，急減速など患者に良くない身体的な影響なしに，スムーズな搬送が実現できた。
- 飛行高度も300m程度を飛ぶので，気圧変化の影響は少ない（訳注；ドイツには高い山がない）
- 中小の病院で中途半端な治療をせずに，最適な病院に迅速に搬送されるので，搬送中の死亡の可能性の減少
- 合併症の減少
- 入院期間が短縮し，予後の経過が良好
- 臓器や医薬品の迅速な輸送
- 大災害の現場へ救急医や専門医を迅速に輸送

によるドクターヘリの法律（平成19〔2007〕年6月27日制定，公布，施行，法律第103号）の制定，施行に苦労され，また，当時副理事長をされていた篠田伸夫氏は，総務庁と協議して，お金のない道府県には，地方交付税措置（特別交付税措置も含まれる）により補助金が出る仕組みをつくられた。このことによって，ドクターヘリが全国の都道府県に一気に広がったのである。ドクターヘリによる広域救急医療体制ができ，全国に地域差のない高度医療が提供できるようになったのである[11]。

　令和4（2022）年年度末までには，京都府以外のすべての都道府県にドクターヘリが導入された。現在，全国の47都道府県に57機のドクターヘリが導入され，67か所の医療機関（基地病院）がドクターヘリの運航に参加している（表2-5）。

3　ドクターヘリと消防防災ヘリ

　消防機関におけるヘリコプターの運用には，歴史もあって，主に防災・消火用に用いられ，離島で重症傷病者が発生した場合には，救急医療用に消防防災ヘリコプターが用いられてきた。しかし，消防ヘリを購入できる財政豊かな政令指定都市には，多くの高度医療機関があるため，救急医療のためにヘリコプターが利用されることは，まったくといっていいほどなかった。一方，高度医療機関がないために，長距離を都会まで救急車を走らせなければならない市町村には，ヘリコプターを購入する費用がないために，長距離を長時間かけて，都会の高度医療機関に重症傷病者を救急車で搬送するのが，当たり前のこととして行われてきたのである。このことにより，多くの重症傷病者が現場で，また搬送途上において，心肺停止になっていたであろうことが推側されるのである（**図1-2**，3ページ参照）。山間へき地や広域へき地は，離島と同様に，重症傷病者は，消防防災ヘリで高度医療機関に搬送するか，ドクターヘリを要請しなければならないのである。

　阪神・淡路大震災においては，多くの死亡者と負傷者が発生した。災害が発生した場合に欧米諸国では，当たり前のこととして医師が搭乗している救急医療専用のヘリコプターが飛来して，非災害地の高度医療機関に重症傷病者を搬送しているが，阪神・淡路大震災においては，震災当日にヘリコプターで搬送され救命されたのは1例のみであった[12]。その後，厚生省が救急医療用ヘリコプターの必要性を感じ，ドクターヘリの予算を当時の大蔵省に提出したところ**「搬送業務は，消防庁の業務だ」**として全額削除されたことは，第1章ですでに述べた。

　要するにドクターヘリは，厚生労働省が管理し，救急専門医が搭乗した救急医療専用のヘリコプターであるのに対し，**表2-6**に示したように，消防防災ヘリは，総務省消防庁が管理した多目的ヘリ（災害，消火，救急，救助等）である。頻度からいったら，救急業務の要請が最も多いので，消防防災ヘリを救急ヘリにすべきであるともいわれており，著者も一時はそういうことを言っていたが，ドクターヘリが全国に導入されている現在では，消防防災ヘリは，要請から出動までに時間を要するので，医師の同乗を必要としない医療施設間搬送に協力しても

第 2 章　ドクターヘリの基本とその運営

表 2-5　全国の基地医療機関（開設順）

	開始年月	病院名	都道府県
1.	2001 年 4 月	川崎医科大学附属病院	岡山県
2.	2001 年 10 月	日本医科大学千葉北総病院	千葉県
3.	2001 年 10 月	聖隷三方原病院	静岡県
4.	2002 年 1 月	愛知医科大学病院	愛知県
5.	2002 年 2 月	久留米大学病院	福岡県
6.	2002 年 7 月	東海大学医学部付属病院	神奈川県
7.	2003 年 1 月	和歌山県立医科大学附属病院	和歌山県
8.	2004 年 3 月	順天堂大学医学部附属静岡病院	静岡県
9.	2005 年 4 月	手稲渓仁会病院	北海道道央
10.	2005 年 7 月	佐久医療センター	長野県東部
11.	2006 年 6 月	長崎医療センター	長崎県
12.	2007 年 10 月	埼玉医科大学総合医療センター	埼玉県
13.	2008 年 1 月	福島県立医科大学附属病院	福島県
14.	2008 年 1 月	大阪大学医学部附属病院	大阪府
15.	2008 年 12 月	浦添総合病院	沖縄県
16.	2009 年 1 月	君津中央病院	千葉県南部
17.	2009 年 2 月	前橋赤十字病院	群馬県
18.	2009 年 3 月	八戸市立市民病院	青森県東部
19.	2009 年 10 月	旭川赤十字病院	北海道道北
20.	2009 年 10 月	釧路孝仁会記念病院	北海道道東
21.	2009 年 10 月	市立釧路総合病院	北海道道東
22.	2010 年 1 月	獨協医科大学病院	栃木県
23.	2010 年 4 月	公立豊岡病院但馬救命救急センター	兵庫県
24.	2010 年 7 月	水戸済生会総合病院	茨城県
25.	2010 年 7 月	水戸医療センター	茨城県
26.	2011 年 1 月	山口大学医学部附属病院	山口県
27.	2011 年 2 月	岐阜大学医学部附属病院	岐阜県
28.	2011 年 3 月	高知医療センター	高知県
29.	2011 年 6 月	島根県立中央病院	島根県
30.	2011 年 10 月	信州大学医学部附属病院	長野西部
31.	2011 年 12 月	鹿児島市立病院	鹿児島県
32.	2012 年 1 月	秋田赤十字病院	秋田県
33.	2012 年 1 月	熊本赤十字病院	熊本県
34.	2012 年 2 月	三重大学医学部附属病院	三重県
35.	2012 年 2 月	伊勢赤十字病院	三重県
36.	2012 年 4 月	山梨県立中央病院	山梨県
37.	2012 年 4 月	宮崎大学医学部附属病院	宮崎県
38.	2012 年 5 月	岩手医科大学附属病院	岩手県
39.	2012 年 10 月	青森県立中央病院	青森県
40.	2012 年 10 月	新潟大学医歯学総合病院	新潟県
41.	2012 年 10 月	徳島県立中央病院	徳島県
42.	2012 年 10 月	大分大学医学部附属病院	大分県
43.	2012 年 11 月	山形県立中央病院	山形県
44.	2013 年 5 月	広島大学病院	広島県
45.	2013 年 5 月	県立広島病院	広島県
46.	2013 年 11 月	兵庫県立加古川医療センター	兵庫県
47.	2013 年 11 月	兵庫県立はりま姫路総合医療センター	兵庫県
48.	2014 年 1 月	佐賀大学医学部附属病院	佐賀県
49.	2014 年 4 月	佐賀県医療センター好生館	佐賀県
50.	2015 年 2 月	市立函館病院	北海道道南
51.	2015 年 4 月	済生会滋賀県病院	滋賀県
52.	2015 年 8 月	富山県立中央病院	富山県
53.	2016 年 10 月	仙台医療センター	宮城県
54.	2016 年 10 月	東北大学病院	宮城県
55.	2016 年 12 月	鹿児島県立大島病院	鹿児島県
56.	2017 年 2 月	愛媛県立中央病院	愛媛県
57.	2017 年 2 月	愛媛大学医学部附属病院	愛媛県
58.	2017 年 3 月	長岡赤十字病院	新潟県
59.	2017 年 3 月	奈良県立医科大学附属病院	奈良県
60.	2017 年 3 月	南奈良総合医療センター	奈良県
61.	2018 年 3 月	鳥取大学医学部附属病院	鳥取県
62.	2018 年 9 月	石川県立中央病院	石川県
63.	2021 年 5 月	福井県立病院	福井県
64.	2022 年 3 月	杏林大学医学部付属病院	東京都
65.	2022 年 4 月	香川県県立中央病院	香川県
66.	2022 年 4 月	香川大学医学部附属病院	香川県
67.	2024 年 2 月	藤田医科大学病院	愛知県

表2-6 ドクターヘリと消防防災ヘリコプターの違い

	ドクターヘリ	消防防災ヘリコプター
運航目的	救急医療専用ヘリコプター	多目的ヘリコプター
医師の搭乗	医師と看護師が搭乗	医師は不在。ピックアップする
駐機場	原則医療機関内	近隣空港内
運航期間	365日	整備のために3カ月は不在
使用機体	小型機，中型機	中型機，大型機
運航日時	日の出〜日没	一部で24時間運航
離陸時間	3〜4分以内	10〜15分手続きが必要
出動の決定	救命救急センター長	防災課長，局長

らうのが最も良いのでは，と思っている。

　以前は，政令指定都市が所有するヘリコプターを消防ヘリ，都道府県が所有するヘリコプターを防災ヘリといってきたが，政令指定都市には多くの高度医療機関があるので，消防ヘリコプターを救急医療用に用いることはほとんどない。また，都道府県が保有する防災ヘリを救急医療用に使用することも，都道府県には救急隊員がいないので，困難なのである。このことから，消防機関が所有するヘリコプターをまとめて，消防防災ヘリとしているので，市町村が率先して消防防災ヘリを救急ヘリとして活用しても良いのではないか，とも思っている。

　今後は，消防防災ヘリとドクターヘリが協力して，総合的に有効な活用法を考えていかなければならないと思っている。その方式として，著者は，救急医療に関しては現在，熊本県で行われている熊本方式が，今後のヘリコプターを用いた救急医療体制の一つのモデルとして考えられると思っている[13]。要するに，医師が救急業務の最終責任者として関与しなければ，傷病者は救命されないのである。

4 ドクターヘリの運営

1 公的運航と私的運航

　わが国の救急医療用ヘリコプター（通称ドクターヘリ）は，ドクターヘリの国の法律である「救急医療用ヘリコプターを用いた救急医療の確保に関する特別措置法」に基づいて，救急車と同様に，公的に無料で都道府県の委託を受けた医療機関の救命救急センターで運航されている。その運営費は，国および都道府県の補助金により運航されており，その意味において，わが国では私的にドクターヘリを運航，運営することは，非常に難しい状況にあるといえる。

　現在2か所の医療機関（和白病院グループ〔福岡県〕と米盛病院〔鹿児島県〕）において，私的にドクターヘリが運航されているが，その費用負担は大きいと思われる。しかもドクターヘリは，救命救急センターに配備されることになっており，都道府県単位にその創設が行われ

ているので，現状では，私的にドクターヘリを運航，運営することは困難で，ほぼ不可能であるといわざるを得ない。

2 対象とする地域のヘリポート調査

　救急医療用ヘリコプターを運航するためには，対象とする地域に離着陸のためのヘリポート（臨時ヘリポート）を確保しなければならない。一般的には学校のグランドや，公園，競技場等が候補地になるが，地元の消防機関と相談し，それぞれの管理者の了解を得なければならないので，大変である。本来は，消防機関にお願いするのが正解なのである。
　著者は，（社）日本交通科学協議会が，川崎医科大学の救命救急センターで実用化研究を行ったとき，140か所の臨時ヘリポートを設定したが，そのためには3か月という時間が必要であった。都道府県に設置されているドクターヘリ運営連絡調整協議会で，十分に設置場所を討議する必要がある。特に学校のグランドを使用する場合には，教育委員会，校長の協力を得ることが必要である。また，公園を使用する場合には，管理者である市町村長の許可が必要である。さらに，企業が所有しているグランド等も，その企業と交渉する必要がある。これらの協力を得るためには，実務者のメンバーが自ずから説明に回るのが，効果的である。
　著者らは，私的な民間のヘリコプターで研究事業を行っていたために，最初，大阪空港にあった運輸省（現国土交通省）の支所に臨時ヘリポートの許可を申請に行ったが，「公（消防）が使用するヘリポートを私が使用することは，許可しない」として，すべての臨時ヘリポートの許可をもらえなかったのである。その後，当時の橋本龍太郎運輸大臣にお願いすると，すべてのヘリポートが使用可能になったのである。要するに，航空法上は問題なかったのである。役人独特のいやがらせにあったのである。

3 消防機関との協議

　ドクターヘリの主目的は，傷病者発生現場での救命治療である。このことから，現場の救急隊と医療機関との協力体制が最も重要になる。また，病院間搬送でも事故防止のために，救急隊と救急医療機関との連携が必要である。したがって，事前に各地元消防本部との調整を行い，ドクターヘリ運航に関する説明をしなければならないのである。
　ドクターヘリは，現在は，航空法第79条（離着陸の場所）の適用除外を受けることができるが，これを実施するためには，事前に教育された救急隊員による地上の安全確認が必要である。したがって，説明会を行うとともに，救急隊員とドクターヘリとの連携訓練を行うことも重要である。

5 ドクターヘリ運営の実際

ドクターヘリを安全に運営するためには，適切な情報管理と十分な人員，施設，設備がなければならない。

1 適切な運用管理と情報管理

　ドクターヘリは，医療スタッフと運航スタッフが共同して，業務を遂行するシステムである。その中心になるのは，情報の一元管理と，その情報を基に迅速に行動計画を策定し，そしてミッションを遂行することにある。このあたりのことには，多くの難題があり，航空法施行規則第176条（捜索又は救助のための特例）の中にドクターヘリを加えなければ，事故や災害現場における重症傷病者の救命はあり得なかったのである。

　ドクターヘリの運航管理では，患者の状態や，受け入れ医療機関の状況，天候の変化に対する飛行経路の変更，救急隊との変更連絡等の業務も行う必要がある。幸いにして現在まで，ドクターヘリ運航における死亡事故は1件もないのである。このことは，関係者の一人ひとりの安全確認のお蔭であり，ありがたいことだと思っている。運航会社と協力して行っている日本航空医療学会主催の講習会が，無事故の大きな源になっているのは，事実であろう。

　ドクターヘリは，要請を受けたならば4分以内に，運航スタッフと医療スタッフと必要な医療器材を持参，搭載して，基地病院を離陸しなければならない（日本航空医療学会のドクターヘリ運航規則第3条）（85ページ参照）。出動に際しては，運航管理者（CS：Communication Specialist）から出動場所，傷病者の状態，天候等を十分に聞いておく。また，可能な範囲において，現地消防機関，医療機関との情報交換を行うことも必要である。雷雨，豪雪等，冬季には積雪量，風速についても調査し，場合によってはUターンもあることを前もって考慮しておく必要がある。天候調査は，運航管理者によって常時行われているべきである。

2 運営に必要な人員，施設，設備

　ドクターヘリは，将来的には救急車と同様に，24時間体制の運航が必要になると思われる。そのためには，相当数の人員（医師，看護師，操縦士，整備士，運航管理者，事務員），施設（格納庫，運航管理室，スタッフ待機室，整備機材倉庫，燃料保管所，資料・研修室等），設備（電話，コンピューター，コピー機等）が必要である。

a）人員

　ドクターヘリの運航においては，昼間だけの場合，医療スタッフとして医師1名，看護師1名等の選任が必要である。緊急に出動するので，予備の人員を確保しておく必要がある。運航

スタッフとしては，操縦士1名，整備士1名，運航管理者（CS）1名等の常駐が必要になる。24時間運航される場合には，この4倍の人員が必要になる。

これらの人員は，当然のことながら，医師，看護師等の医療従事者は救急部・救命救急センターから，操縦士等の航空従事者は担当運航会社から派遣任命される。夜間運航は，人員，費用，運航の危険から，今すぐにすべきことではない，と著者は思っている。それは，夜間運航では，死亡事故が多いからである。運航関係者が死亡したら，運航の意味がなくなる。それこそ，人命救助を行うドクターヘリに事故があってはならないのである。

パイロットの数は現在1名であるが，1日の出動回数は5回までが限界だと思われる。へき地・離島医療の要請が多い基地医療機関は，1日の出動が5回を超えることがある。ベテランのパイロットでも5回を超えると，重症疾患を搬送しているので疲労を感じるという。このことが重なると事故の原因になるので，1日の出動回数が5回を超える基地医療機関は，パイロットを2名置くか，へき地医療の出動疾患を限定すべきと思われる。

b）ヘリコプター格納庫

ドクターヘリを収納するための格納庫は，単にヘリコプターの収納だけでなく機器の整備，保安のためにも必要である。

c）運航管理室

運航管理室は，航空法で要求されている航空機の安全運航上必要な施設であり，ドクターヘリ運航に関しては，運航を委託された航空会社等が設置する。ここには，天候による飛行の可否情報，要請消防機関や医療機関からの要請，情報受け入れ，医療機関の情報，傷病者発生現場の状況，場外離着陸場の情報，その他必要な情報が常時入手できるように，一般電話回線が最低3回線（外線用，Fax用，携帯電話），航空会社の社内無線が1回線，その他の無線回線が必要である。飛行中のドクターヘリと運航管理室は，少なくとも運航会社の無線で連絡がつくことを原則とする。その他医療無線，防災用共通無線等が受信できるようになったが，警察との連携がまだできていない。これらの情報も，運航管理室で一括して管理運用されなければならないのである。

また，運航管理室には，地域内すべての場外離着陸場の資料が置いてあり，必要時，直ちに参照できる状態にあることも必要である。さらには，ヘリコプターの運航に関係する連絡など，運航に関する作業も行わなくてはならない。

d）ヘリコプター運航スタッフ待機室

ヘリコプター運航スタッフとは，パイロットと整備士を指す。このスタッフ待機室は，ドクターヘリに隣接して置かなければならない。緊急出動要請から15秒以内に搭乗できることが，望ましい。ここでは，パイロットは気象情報を常にモニターし，飛行可能な地域に関して運航管理室に適宜情報を与えなくてはならない。医療スタッフ（医師，看護師）の待機室は，可能

ならば別室が良いが，不可能ならば運航管理室に同室とする。

e）通信連絡体制

　ドクターヘリの安全な運航には，通信システムが確立していなければならない。

　欧米においては，救急医療に関係する組織が相互に通信できるネットワークが完成しているが，わが国においては，防災無線の共通化が東日本大震災において検討されたが，警察も含めた共通防災無線にはなっていない。消防機関との共通無線はできており，医療無線は阪神・淡路大震災の後に実現している（詳細は124ページ参照）。諸外国では，大体3回線分のUHF帯の周波数が割り当てられているので，これを参考に，日本でも早期に各省庁の共通無線が実現することが望まれる。

f）ドクターヘリ整備機材倉庫・燃料保管場所

　ドクターヘリの日常点検や整備に必要な機材を格納しておく倉庫が，機体近くに必要である。また，消防法に定められた基準に従って，ヘリコプター用の燃料を保管しておかなければならない。

g）基地病院ヘリポートの整備

　吹き流し，夜間照明等の整備が必要である。

　緊急出動に備えて，外部補助電源から常時機体に航空機用の電源を供給しておくことも必要である。また，機内搭載の医療機器を常時通電しておくことにより，搭載医療機器の即時対応が可能になる。したがって，基地病院ヘリポートに100Vの電源が2回線以上必要である。

h）医療資機材備蓄のための倉庫

　飛行中に使用した酸素や医薬品等を補充するための備蓄，防寒，防風のためのユニホーム等の備蓄も必要である。場所は，機体の近くにあることが望ましい。基地病院と連携して在庫を管理し，期限切れによる損失を防ぐ必要がある。

i）資料・研修室

　ドクターヘリ運航に関連する図書，資料を保管する。また，ドクターヘリに従事する者のための研修を行う。

3　機体の消毒洗浄

　機体の内部が汚染された場合に備えて，水道水や消毒用の薬品が機体近くに備えられていなくてはならない。汚染された場合には，病院感染防止マニュアルに従って，医療スタッフと運航スタッフが協力して除染を行う。

4 ドクターヘリ用基地ヘリポートのあり方

a）ヘリポートの設置場所

ドクターヘリのためのヘリポートは，出動要請に応じて即座に医師が搭乗して出動するという性格上，また，医師，看護師の確保，医療器材の維持，補充のためにも，救命救急センター等の病院敷地内にあるのが原則である。

この場合，運航スタッフと医療スタッフの連携が円滑に行われる場所であることも重要である。病院敷地内に適切な場所がない場合は，救命救急センターに最短時間で到達可能な場所に，離着陸施設を置くことも考えられる。

b）ヘリポートの種類

航空法により，航空機は原則として，法律上の承認を受けた場所でなければ離着陸してはならない（第79条）。ヘリポートとしては，航空法上公共と非公共用，飛行場外離着陸場（臨時ヘリポート），緊急離着陸場が，ドクターヘリのヘリポートとしては，航空法第38条に基づき設置許可を受けた非公共用ヘリポート（飛行場）を活用するのが適当と思われる。

（1）公共用ヘリポート

航空法第38条に基づき「不特定多数機の利用に供する」ことを目的として設置される施設。その設置にあたっては，同法第39条に基づき周辺住民をはじめとする利害関係者の意見を聴く公聴会を開催する。自治体によっては，環境影響評価手続きが必要となる。また，完成後は同法第49条に基づき航空の障害となるような建物等の物件が周辺に設置されないよう法的に保護される。設置者は行政機関，民間企業を問わず官営，民営という意味はない。

（2）非公共用ヘリポート

航空法第38条に基づき「特定機の利用に供する」ことを目的として設置される，いわば自家用ヘリポートである。警察，消防，県庁等の自治体や民間企業の専用施設として設置される。

公共用ヘリポートと同様，その設置にあたっては，公聴会の開催や自治体によっては環境影響評価手続きが必要だが，航空法第49条に基づく物件の制限の対象とはならず，航空法による空域の保護は得られない。

（3）場外離着陸場（臨時ヘリポート）

航空法第79条但し書きにより，特定のヘリコプター運航に対し，飛行場以外での離着陸を許可するもので，臨時ヘリポートとして正規ヘリポートと同等の規模から，臨時的な簡便な現場使用に対応するものまで，幅広い利用形態の設定が可能である。

国土交通省航空局は，特別の建築物上の場外離着陸場を原則として認めていないが，基準の見直しにより，広域災害，緊急医療輸送に関わるものについては，航空局との協議により，建築物上の離着陸行為も認められるようになった。

（4）緊急離着陸場（事故，災害時）

航空法第81条第2項および航空法施行規則第176条（捜索又は救助のための特例）により

認められている離着陸場であって，機長判断で安全確認の上ヘリポートでない場所に緊急離着陸する場所である。

c）ドクターヘリ用ヘリポートの条件
ドクターヘリのヘリポートとして，以下のことが求められる。
① ドクターヘリの基地病院では，2機分の大きさのヘリポートを有することが望ましい。自らのヘリ以外のヘリが傷病者を搬送してくる可能性があるからである。
② ヘリポートから初期治療室までの通路が短いこと。
③ 担架を搬送するための台車が整備されていること。
④ 格納庫を有していること。
⑤ 夜間照明を有していること。

d）基地周辺住民への啓蒙
ヘリポートを設置すると，周辺住民に騒音被害を与える。また夜間飛行が始まると，このことが大きな問題になる。ドクターヘリの公共性，有用性について，早めに懇話会をもつことが重要になる。

5　使用ヘリコプター

a）機種
現在，ドクターヘリとして，用いられている機種としては，**表 2-7** に示すように，各種，各社のドクターヘリがある。使用する目的に応じた機種選定が必要と思われるが，結果としては，ドクターヘリを運航する会社によって決まっているようである。

川崎医科大学では，最初から BK117 を使用しているが，容量も大きく，後面からの観音開きなので患者の搬入・搬出にも便利であり，著者は満足していたが，騒音と風圧は大きく，また尾翼の回転翼が裸なので危険であった。新しい BK117 は，尾翼がフェネストロンタイプになるようなので，いまよりは安全になる。

表 2-7　ドクターヘリとして使用されている機種（巻頭写真参照）

- 川崎式 BK117 型 C-2（川崎重工業株式会社，日本）
- ユーロコプター式 EC135 型（エアバスヘリコプター社，ドイツ）
- BELL 式 B429 型（ベルヘリコプター社，アメリカ）
- A109SP 型（レオナルドヘリコプター社，イタリア）
- MD902 型（マクダネルヘリコプター社，アメリカ）

b）救急医療飛行のための機能特性

ドクターヘリは，いつ発生するかわからない救急患者を搬送するので，夜間および天候不良時でも安全に運航を可能にするために，有視界飛行ではなく，将来的にはIFR（計器飛行方式）やGPS（全地球測位システム）を組み込むことが望まれる。スイスのREGAは，これを救急医療用ヘリコプターのシステムとして完成している[14]。

(1) 医療行為のための機能特性

ドクターヘリは，医師や看護師などの救助活動の安全性が保障されなければならない。このためには，以下のことが要求される。

① 救急現場で安全なヘリコプターであること。
- メインローター，テールローターの位置が高いこと。
- 除細動器などの医療器材と機体計器との電気干渉がないこと。
- GPSの装備がなされていること。

② 十分なキャビンスペースがあること。
- パイロット1名，整備士1名，医師1名，看護師1名，患者1〜2名，付き添い1名等が搭乗できるのが，理想的である（BK117は，これに適合していると思われる）。
- 機内で救命治療ができるスペースがある。
- 大型の保育器をストレッチャーに乗せたまま，機内に搬入可能であること。

③ 狭溢地，不整地でも離着陸できること。
- キャビンの広さ，搭載重量の大きさに比べてコンパクトな全形状で狭溢地への着陸が容易である（ブレードの先端からテールローターまでの長さ，メインローターまでの長さ，メインローターの直径など）。

④ 患者の搬入・搬出が迅速かつ容易であること
- 機体後部のクラムシェルドア等，患者の搬入・搬出が容易であることが，望ましい。
- 救急車等で使われているストレッチャーの搭載が可能であることが，望ましい。

⑤ 迅速に離発着ができること
- 必要な処置，治療は，原則，搭乗前に行っておくこと。
- 院外処置・治療開始を早め，院外処置・治療の総時間を短縮する。

⑥ 機内で救急処置を行うためのアセスメント
- 座席と患者ベッドの高さなど

(2) 機内仕様と装備

ヘリコプター自体は，航空安全基準に基づいて製造されており，大幅な変更は不可能である。しかし，その限られたなかで，ドクターヘリとして最大の処置効果を上げるための機内仕様や装備は重要である。限られた機内スペースでの気管挿管，心臓マッサージ，除細動などの処置行為を行うためには，天井と床との空間の確保や座席とベッドとの高さなどに問題があり，これによって搭載機材の配置が決まる。

- 飛行中の処置行為を重視する場合

限られた機内スペースで処置行為を支障なく行うためには，天井と床との空間を確保する必要がある。そのためには，医療機器を機内に整然と配置する（1か所にまとめる）ことは，スペースの面から不可能であろう。

- 飛行中の全身管理を重視する場合

傷病者の発生現場で救急処置を行い，飛行中は全身管理に努めて搬送する。この場合は，医療機器，特に患者監視モニター，酸素流量計などは，天井部に並べて監視しやすい場所におくとよいであろう。

6 ドクターヘリ出動基準

ドクターヘリは，以下の場合に出動する。出動が結果として必要でなかったと判断された場合でも，緊急時に患者の状態を医学的に正確に把握することは困難なことから，出動要請した者の責任は問わない。また，一般市民からの直接の要請は受けない。

a）出動可能な状況，状態
①医療機関の医師がドクターヘリの出動が必要と判断した場合。
②より高度な緊急の治療が必要と判断された場合。
③現場で救急隊員が適切な処置治療のできる医療スタッフの出動が必要と判断した場合。
④適切な処置・治療のできる高度医療機関に，患者の治療を継続しながら短時間に医療機関搬送しなければならないと判断した場合。

b）ドクターヘリ出動条件（緊急度による）

ドクターヘリの出動は，緊急性を有するとともに，ヘリコプターで搬送する以外に適当な手段がない場合に行われるものとする。緊急度からみた出動条件として**表2-8**の分け方がある。

c）ドクターヘリの出動要請

ドクターヘリは，ドイツに見習い，15分以内に傷病者発生現場に到着するのを原則としている（距離にして30～60km以内）。

ドクターヘリの出動要請は，一般市民が直接要請することはできない。それは，ドクターヘリの運航が，原則，重症傷病者の救命を目的に導入されているのと，出動に際しては，医師，

表2-8　緊急度からみた出動条件

緊急度1	緊急に処置・治療をしなければ，生命に危険が生じる場合。
緊急度2	生命に直接危険はないが，緊急に処置・治療をしなければ，身体に障害を生じる場合（例えば切断肢指の再接着）
緊急度3	生命・身体のための緊急の処置・治療は，必要としないが，（高度の医療を必要とする場合（顔面，手の熱傷。パラコート中毒　等）

看護師の搭乗，航空管制の了解，消防機関の了解，天候の確認等，多くの条件が揃わなければならないからである。

d）ドクターヘリの出動要請ができるもの

①医療機関（原則として，医師，消防機関を介する）
②消防機関，国土交通省，防衛省，警察庁，その他（地方公共団体の警察機関，消防機関等）
③一般市民からの要請は受けない。
④医療機関からの出動要請（いわゆる病院間搬送）
　医療機関は，当該医療機関から高度医療機関への転院（いわゆる上がり搬送），もしくは救命救急搬送が必要な病態であり，かつ搬送時間の短縮が望まれる場合に，ドクターヘリの出動を要請できる（消防機関を介する）。
⑤その他の公的機関からのドクターヘリ出動要請
　警察など消防機関以外の公的機関からの出動要請は，消防機関からの出動要請に準じる。

メモ 2-1　消防機関による出動要請基準①

　消防機関は，ドクターヘリ出動基準に合致すると判断した場合に，ドクターヘリの出動を要請することができる。緊急時には，傷病者の病態を正確に把握することが困難なことから，結果的に出動が不必要と判断された場合にも，出動要請者の個別的な責任は一切問わない。また，出動後の病態変化などにより，基準対象外になったと判断された場合には，その時点で要請をキャンセルすることができる。

メモ 2-2　消防機関による出動要請基準②

Ⅰ　総論
ⅰ）生命の危機が切迫しているか，その可能性が疑われるとき。
ⅱ）搬送時間の短縮が必要と考えられるとき（重症傷病者，切断指肢の再接着が必要な傷病者）
ⅲ）特殊救急疾患（溺水，窒息，電撃傷，気道熱傷，熱中症など）。
ⅳ）救急・災害現場（多数傷病者発生事故を含む）において，医師による診断・治療，メディカルコントロール（以下MCと略す）などを必要とするとき。
　尚，参考として，上記ⅰ）〜ⅲ）項に該当する傷病者の具体的な状況の例を各論Ⅱに示す。
Ⅱ　各論：ドクターヘリ搬送の対象となる傷病者の具体的状態の例（参考）
　ドクターヘリ搬送の対象となる傷病者の具体的な例を各論Ⅱに示したものであって，対象はこれに限定されるわけではない。地域性や事後検証結果などを踏まえ，適切に運用

されることが望ましい。
A．外傷によるもの
(1) 重度外傷
　　a．高エネルギー外傷（交通外傷，転落外傷等）
　　b．多発外傷
　　c．バイタルサイン（意識，呼吸，血圧，脈拍，体温）に明らかな異常を認める外傷
　　d．穿通性外傷（刺創，銃創など）
　　e．顕著な外出血を伴う外傷
　　f．切断指肢，重症熱傷
(2) 重度熱傷
　　a．体表面の15％以上にわたる熱傷
　　b．気道熱傷（意識障害，顔面熱傷，閉鎖空間での受傷など）
　　c．化学熱傷
　　d．外傷を伴う熱傷（爆発による受傷など）
(3) 溺水，窒息
(4) 急性中毒
　　a．急性薬物中毒
　　b．一酸化炭素中毒
(5) アナフィラキシーショック
(6) 環境異常（熱中症，低体温症，潜函病）
　　減圧症，偶発性低体温，熱中症
B．疾病によるもの
(1) 意識障害，痙攣，麻痺，強い頭痛（脳卒中など）
(2) 強い胸痛，腹痛（心筋梗塞，大動脈疾患など）
(3) 呼吸困難（気管支喘息，急性心不全など）
(4) バイタルサイン（意識，呼吸，血圧，脈拍，体温）に明らかな異常を認める状態
C．心肺停止例
(1) CPRによって心拍が再開した心肺停止例
(2) 初回心電図が，VT/VFもしくはPEAである心肺停止例
(3) オンラインMCにて，指示医師がドクターヘリの適応と判断した心肺停止例
D．周産期救急疾患
E．その他現場にて重篤と判断された者
注）ドクターヘリの運航を，航空法施行規則第176条（捜索又は救助のための特例）第3号により実施する場合には，厚生労働省医政局指導課長通達（145ページ参照）を十分に参照のこと。

メモ 2-3　重症度の判定（日本救急振興財団による）[15]

重症度判定のための指標：軽症，中等症，重症，重篤，死亡

救急現場において，傷病者の状態，現場の状況が，以下のいずれかに該当すると判断されたもの。この重症度の判定は，救急振興財団平成 15 年度『救急搬送における重症度・緊急度判断基準作成委員会報告書』による。

　軽症：入院を要しないもの。
　中等症：生命の危険はないが，入院を要するもの。
　重症：生命の危険があるもの。

生命の危険の可能性のあるものとは，重症度・緊急度判断基準において，重症以上と判断された者のうち，死亡及び重篤を除いたものをいう。

　重篤：生命の危険が切迫しているもの。

生命の危険が切迫しているものとは以下のものをいう。

　①心・呼吸停止又は停止の恐れがあるもの。
　②心肺蘇生を行ったもの。
　死亡：初診時死亡が確認されたもの。

メモ 2-4　119 番通報プロトコルの緊急度の定義（消防庁）

○赤（緊急）：既に生理学的に生命危機に瀕している病態，病態が増悪傾向にあり，急激に悪化，急変する可能性のある病態
　（R1）心肺蘇生の必要性が強く疑われる病態
　（R2）医学的判断・処置の必要性が高く，その開始までの時間に急を要する病態
　（R3）医学的判断・処置の必要性は，R2 より低いが，迅速な搬送が必要な病態
○黄（準緊急）：2 時間を目安とした時間経過が生命予後・機能予後に影響を及ぼす病態
　（Y1）医学的判断の必要性は高いが，R2・3 程の迅速性は必要ない病態
　（Y2）医学的判断の必要性は高いが，R1～Y1 ほど高くないが，2 時間以内を目安とした医療機関への受信が必要な病態
○緑（低緊急）：上記には該当しないが，診察が必要な病態
　（G）赤，黄には該当しないが，診察が必要な病態
○白（非緊急）：上記に該当せず，医療を必要としない状態

7　ドクターヘリの事故につながる状態

a）ダウンウォッシュ
　ヘリコプターの回転翼は，飛行するために下方に風を作り出しており，これをダウンウォッシュという。BK177では，3.5トンの機体を浮揚させるために，台風並みの風を発生させている。ドクターヘリが離着陸する際には，砂，砂利等が飛散するので，飛散物の排除や車のドアの開放には注意が必要である。

b）ブラックアウト
　ブラックアウトとは，ヘリコプターが砂地等の整地されていない場所に着陸するとき，ダウンウォッシュにより舞い飛んだ砂で茶色くおおわれ，視界がゼロになる状態をいう。パイロットの平衡感覚に影響し，空間失調（通称：バーディゴ）を招き，最悪な場合には事故が起こる可能性が大きい。

c）ボルテックス・リング・ステート（渦輪状態）
　ヘリコプターが低速で一定以上の降下率で降下すると，自機のダウンウォッシュの中に落ち込み，出力を増加させてもボルテックス（渦巻き）を増大させるだけで，揚力を増加することができなくなる現象をいう。この渦の中に入ると，適切な対処が遅れた場合，最悪は墜落するおそれがある。通常はボルテックス・リング・ステートに入らないよう，降下率を調整しながら飛行している。

8　ドクターヘリ運営のための費用

a）厚生労働省により補填されている費用
　わが国の救急医療用ヘリコプター（ドクターヘリ）は原則，救急車と同様に公的に無料で行われており，予算は原則，厚生労働省，都道府県および財政状態のよくない道府県は総務省の地方交付税措置によって，予算が補われている。救急車が無料である間は，ドクターヘリも無料でなければ，誰もドクターヘリを活用しないのである。
　表2-9に，半額負担している厚生労働省の令和2（2020）年における予算を示す（各都道府県あたり。総額は67.3億円）。これだけの予算を厚生労働省が組んでくれていることには，感謝しなければならない。

b）ドクターヘリ運航経費に対する地方交付税措置
　都道府県のドクターヘリの運航に要する経費のうち，厚生労働省補助金を除いた地方（都道府県）負担分について，総務省は特別交付税措置を講じている。
　令和3（2021）年度は，都道府県の1機目に関しては，総務省が100％負担すると聞いている。

表2-9　厚生労働省のドクターヘリの予算実績（令和2年度）

● 総額 67.3 億円
各道府県には
○ 運航経費（ドクターヘリ運航に必要な委託費：ヘリコプター賃貸料，操縦士等拘束料，燃料費等）：2.29 億円
○ 搭乗医師，看護師経費（ドクターヘリ搭乗医師及び看護師の確保に必要給与費：職員基本給，職員諸手当等）：1700 万円
○ 運航連絡調整員経費（ドクターヘリの運航連絡調整員の確保に必要な給与費，委託費：職員諸手当，社会保険料等）：190 万円
○ 運航調整委員会経費（ドクターヘリ運航調整委員会の運営に必要な諸謝金，旅費，消耗品，通信運搬料等）：350 万円
○ レジストリ構築経費（ドクターヘリのレジストリ構築に必要な給与費，委託費，職員諸手当，社会保険料等）：100 万円
○ 合計 2.53 億円
別にドクターヘリ症例データベース取集事業として令和2年 4,181 千円（これは，ドクターヘリによる診療および運航の状況を全数把握，管理を目的とする）

2機目は従来どおり，8割負担となる。

c) ドクターヘリ基地病院

　ドクターヘリの基地病院は，公的な場合，救命救急センターの運営に必要な報償費（委員謝金），旅費，需用費（消耗品費，印刷製本費等），使用料および賃貸料（会場借料），役務費（通信，運搬費等）が負担される。

　外国では，会員制，寄付，民間の運航会社，公的な補助金をもらった半官半民の組織もあるが，わが国では，公的な補助金によって，救急車と同様に無料でドクターヘリが運航されているので，民間でドクターヘリを運航するのは，困難であるといわざるを得ない。将来，アメリカと同様に私的な運航会社ができる可能性があるかもしれない。その場合は，救急車も有料になる可能性がある。

9　ドクターヘリを用いた診療に関する診療報酬上の取り扱いについて

厚生労働省保健局医療課（令和元年5月29日）
救急搬送診療料について

　救急搬送診療料　1,300点，往診料：720点，30分以上搬送の場合：700点，合計2,720点
「算定用件」
　　患者を救急用の自動車等で保健医療機関に搬送する際，診療上の必要から，当該自動車等に同乗して診療を行った場合に算定する。
「加算」
- 新生児加算（新生児に対して当該診療を行った場合）　1,500点
- 乳幼児加算（6歳未満の乳幼児（新生児を除く。）に対して当該診療を行った場合）

700 点
- 長時間加算（当該診療に要した時間が30分を超えた場合） 700 点

「留意事項通知」
（往診料との併算定について）

　　患者の発生した現場に赴き，診療を行った後，救急用の自動車等に同乗して診療を行った場合は，往診料を併せて算定できる。

10 搭載医療機器，医薬品

　搭載医療機器，医薬品は多くあるが，基本的には，機内に装備，配備されるものと，傷病者発生現場に持って行く機器，医薬品に大きく分けることができる。

　医療機器は，以前は医師と看護師がその使用，管理を行っていたが，今は臨床工学技士が機器を管理している。また，ヘリコプターに標準装備されている医療機器は，運航会社がヘリコプターを購入，リースした場合に標準装備されている。これらの機器は航空法上必要な検査を受けているので，運航会社の管理下にあるが，医療機器の整備，管理は，所属する基地病院の臨床工学技士が行っている。しかし，当然のこととして，これらの機器の管理と使用法は，搭乗するすべての医師と看護師が知っていなければならないのである。

a）ドクターヘリに標準装備されている医療機器
(1) 医療機器の種類
①心肺蘇生に関する機器，機材
　監視装置，人工呼吸器，輸液ポンプ，除細動器，SaO_2メーター，自動吸引器，携帯用エコー診断器，人工呼吸用バッグ・マスク，気管挿管用セット，胸骨圧迫マッサージ器等
②創傷処置に関するもの
　切開・縫合セット，創傷保護セット（消毒薬を含む），マジックギプス，駆血帯，頸椎固定用カラー，骨折固定具（シーネ等）
③デスポ製品
　除細動パッド，心電図モニター電極，酸素マスク，酸素カニューラ，エアウエイ（各サイズ），胸腔ドレナージセット，トラヘルパー，吸引カテーテル，膀胱留置カテーテルセット，胃管，ガーゼパック，オムツ，絆創膏，消毒綿，滅菌手袋，包帯，滅菌シーツ，感染予防防具，ガウン
④診察器具
　血圧計，聴診器，超音波診断機器，酸素濃度計，ペンライト，体温計，タオル，バスタオル，舌圧子

(2) 機器の特性

①患者監視モニター

　耐震性，耐衝撃性，小型化，軽量化，バッテリー容量，など

②除細動器

　小型化，軽量化，バッテリー容量，充電操作，経皮ペーシング機能

③人工呼吸器

　ガス駆動式と電気駆動式があるが，一長一短である。ガス駆動式はコンパクト軽量であるが，酸素使用量が大きく，酸素ボンベ重量がかさむ。一方，電気駆動式はコンプレッサー内蔵のため容積が大きく重量もかさむ。移動用の人工呼吸器もなくてはならない機器である。

④吸引器

　ポータブルの吸引器もなくてはならない器具である。

⑤輸液ポンプ

　輸液中に発生する気泡の検知については，輸液ポンプに気泡進入のアラーム機能や停止機能を備えているものの安全とはいえない。したがって，輸液はソフトバッグタイプのもので，内部の空気を抜いて使用するのが現段階では良い。

⑥シリンジポンプ

　ショックに対する昇圧薬，高血圧に対する降圧薬の使用頻度は高い。この場合，輸液ラインを使用すると微量注入量が変化する可能性があるので，単独ラインより注入するのが望ましい。

⑦超音波診断装置，オキシメーター

　この領域は最近小型化され，精度も良く，救急の現場では，なくてはならない機器になっている。

　ドクターヘリの使命は，救急医が一刻も早く患者の発生現場に到着し，治療を開始することにある。限られた医療機器をどこまで装備するかについては，発生現場で処置を行うための携帯用セットと飛行中の全身管理および急変時の処置行為に対するものとに分けて考えることも必要である。

b）医薬品の種類

　ヘリコプターの内部には置かずに，医師，看護師が搭乗するとき機内，現場に持って行くのが原則である。

　酸素，炭酸水素ナトリウム，エピネフリン，ノルエピネフリン，イソプロテレノール，ドブタミン，塩酸ドパミン，硫酸アトロピン，塩酸リドカイン，フルマゼニル，塩酸ベラパミル，塩酸ジルチアゼム，塩酸プロプラノール，プロタノールジゴキシン，アミオダロン，ニトログリセリン，塩酸ニカルジピン，塩化カルシウム，ジアゼパム，フェノバルビタール，ドルミカム，フェニトイン，アミノフィリン，ハイドロコーチゾン，プレドニゾロン，ハロペリドール，

フロセミド，塩酸メトロプラミド，ペンタゾシン，ヘパリン，硫酸マグネシウム，トラネキサム酸，メプチンエアー，ミオコールスプレー

50％糖液，輸液（乳酸化リンゲル液，生理食塩液，ソリターT3®，ラクテック，5％糖液，）＜20％マンニトール，グリセオール，サヴィオゾール®，小児用バファリン，筋弛緩薬（マスキュラックス，ミオブロック），TPA等昇圧薬，抗不整脈薬，降圧薬，副腎皮質ホルモン，抗痙攣薬，利尿薬，鎮静薬，制吐薬，抗凝固薬，輸液，糖液，筋弛緩薬，鎮熱薬，抗血栓薬等

c）医薬品の使用に伴う機材，器具

注射筒（1ml，2ml，5ml，10ml，20ml，50ml），注射針（18G，21G，23G），静脈留置針（各サイズ），点滴セット（輸液用，輸血用），三方活栓，延長チューブ，アルコール綿，駆血帯，絆創膏等

d）機材，機器の分別

基地病院においては，機器，機材を機内用，現場用，外傷用に分けてバッグ，リュックサック等に入れて機内，現場で対応できるようにセットしている。

11　ドクターヘリ運航会社の資格

救命治療を行う医師と看護師を，重症傷病者の発生場所に安全に，しかも迅速に365日休みなく運航しなければならない。ドクターヘリ運航会社は，それなりの実績を今までに経験して，これを今後とも長年にわたり実行し，夜間飛行が行われる状況になってもこれを実行できる運航会社が望まれる。したがって，運航会社は通常の業務が確実に行われ，社会的にも信用のあることが原則である。以下に，これらをまとめて示す。

1）重症傷病者救命搬送事業に対応可能であること

①当該運航会社が社会的に信用されるためには，会社が社団法人日本航空事業連合会加盟の運航会社であること。
②運航会社として最低5年以上活動していること。
③航空運送事業免許を取得していることを必須条件とし，かつ旅客輸送事業に関してヘリコプター運航経験があり，患者搬送ができること。
④運航会社の主運航地域が全国に展開していることが望ましいが，地域が限定されている場合でも，保有機の条件が適していれば，運用地域に対応可能な運航会社として認定する。
⑤運航会社として医療搬送業務への参画と航空法第81条2項「捜索又は救助のための特例」適応に係る取得能力を発揮するために必要な組織体制を有していること。

2）重症患者搬送用のヘリコプターを所有していること

①重症患者搬送可能（救急仕様を装備していること）な自社機を保有していること。

②保有しているヘリコプターが救急仕様に装備されていること．
③自社機の保有機がタービン式で，かつツインエンジン機であること．
④保有しているヘリコプターが，患者搬送可能な十分な広さのキャビンを有していること．

3）人員搬送の実績を有していること
①これまでに，ヘリコプターによる人員搬送の実績を有していること．
②特殊飛行事業実績を多く所有していること．
特殊飛行とは，ⅰ）救急患者搬送飛行，ⅱ）救難救助飛行，ⅲ）山岳飛行，ⅳ）洋上飛行などである．

4）ヘリコプター運航の要員について
　ヘリコプターを実際運用する場合には，操縦士，整備士，運航管理担当者（CS）が十分な経験を有していることが，必要である．特に緊急患者搬送に従事するためには，以下に示す要件のほかに，医療関係の基礎的知識を取得していることが必須である．
ⅰ）操縦士
①当該運航事業を行うための運航に必要な免許，有効な資格を有すること．
②1,000時間以上の操縦経験を有し，当該機種の操縦飛行時間が50時間以上であること．
③上記の基準を満たす者が，5名以上在籍していること．
ⅱ）整備士
①有資格航空整備士として5年以上の実務経験を有し，3年以上の当該航空機または，同等以上の航空機を含む整備実務経験を有すること．
②上記の基準を満たす者が5名以上在籍していること．
ⅲ）運航管理担当者
①運航管理担当者として，2年以上の実務経験を有すること．
②上記の基準を満たす者が3名以上在籍していること．
ⅳ）安全対策について
①運航会社内の運航管理，安全対策組織体制が十分なされていること．
②社内の運航部門，整備部門の機器管理体制が十分考慮されていること．
③事故に対する安全対策が会社として示されており，事故発生時の対応策も明確にされていること．

12　搭乗者の保険，搭乗手当について

a）搭乗者の保険

　航空機に関連した保険には数種類あるが，そのうち搭乗者の保険としては，第三者・乗客・乗客包括賠償責任保険，搭乗者傷害保険，捜索救助費保険，救助者費用等包括保険等がある．傷害保険，捜索救助，救援者費用等が包括された保険に加入すべきと思われるが，これらは本

来，航空機運航担当者の責任において手当されるべきものである。

　また，事故，被害状況によっては，搭乗者に対する手当が，他被害・傷害に対する弁済にあてられてしまい，十分な補償にならない場合もあり得るので，搭乗者が高度な教育を受けた熟練した専門の医師，看護師であることを考えると，搭乗医師，看護師に対する保険は，医師3億円，看護師1億円が妥当と考えられる。保険料の全国的統一性を保持するためには，ドクターヘリ運航支援協議会（仮称）を組織し，掛金のプールを図ることなどの案が考えられる。

b）搭乗者手当等

　ドクターヘリ搭乗者に対する手当に関しては，人事院規則第九―30（特殊勤務手当）の第2条5項航空手当（7条）に航空機搭乗時における規定が設けられているが，ドクターヘリ搭乗の医師，看護師等に対する手当および航空手当の支給に関する記述はない。しかし，上記の第7条2項から，医師は1時間当たり5,100円，看護師は1時間あたり3,600円とするのが妥当と思われる。

13　ドクターヘリ搭乗スタッフの教育

　ドクターヘリに搭乗する医師，看護師，救急救命士，また操縦士，整備士，運航管理者等は，ドクターヘリ運航に必要な知識，技術を習得しなければならない。

　日本航空医療学会では，平成13（2001）年来，ドクターヘリ講習会を年2回，医師，看護師，運航関係者（操縦士，整備士，運航管理者等），消防関係者（救急救命士，救急隊員等），その他ドクターヘリに興味のある人を対象に開催している。すでに40回を超え，5,000人以上の関係者が受講している。この講習会が，医療関係者と運航関係者の協力によって行われており，ドクターヘリの安全運航に大きな役割を果たしていると思っている。

　厚生労働省は，ドクターヘリ従事者研修を平成22（2010）年度よりドクターヘリに搭乗する医師，看護師を対象に年2回行っている。東海大学病院で事故が起こって以降，運航関係者も受講できるようになった。また，認定NPO法人HEM-Netは，新規にドクターヘリ基地病院になる病院の医師，看護師を対象に，基地病院での研修を援助している。

　以下に示す教育プログラムは，平成12年度厚生科学研究医療技術評価総合研究：災害時における広域搬送のシステム作りに関する研究「ドクターヘリコプター」（主任研究者：小濱啓次川崎医科大学救急医学教授）を基本に，新しい事実，実際を加えたものである[16]。

I．医師，看護師，救急救命士等，医療関係者に対する教育プログラム

1）項目
1．ヘリコプターの基礎知識（1時間）（航空力学，構造の説明等）
2．ドクターヘリの運用と救急医療システム（2時間）
3．欧米におけるドクターヘリ（救急医療ヘリコプター）の運用体制（2時間）

4．ヘリコプターの安全対策（搭乗前後の注意）（機内での注意）（2時間）
5．運航に必要な基礎知識（航空法，気象，管制，通信等）（2時間）
6．災害医療（1時間）
7．航空機搬送の生理学（2時間）
8．医療用機材・医薬品（1時間）
9．患者搬送の実際（2時間）
10．機体・装備・医療用機器の実際（説明と実習）（2時間）
11．搭乗シミュレーション（実習）（2時間）

2）細目
　1．ヘリコプターの基礎知識
　　a）ヘリコプターの基本構造と飛行原理
　　b）ヘリコプターの歴史
　　c）ヘリポートの種別と分類
　　d）操縦士，整備士，運航管理担当者の資格
　2．ドクターヘリの運用と救急医療システム
　　a）わが国の救急医療システム
　　b）救急医療システムにおけるドクターヘリの位置づけ
　　c）対象疾患
　　d）運用システムの概要（要請から患者収容まで）
　　e）現在の状況
　3．欧米における救急医療ヘリコプターの運用体制
　　a）米国の救急医療システムと救急医療ヘリコプター
　　b）欧州における救急医療システムと救急医療ヘリコプター
　　c）欧米における実績
　4．ヘリコプターの安全対策
　　a）航空法規の概要
　　b）運航に及ぼす気象について（風向き，風速，視程，雲高，霧等）
　　c）機長とのブリーフィング
　　d）ヘリポートでの安全対策
　　e）ヘリコプターの誘導方法
　　f）緊急連絡体制
　5．運航に必要な基礎知識
　　a）ヘリポートに関する法令
　　b）管制圏内の飛行その他飛行禁止，制限区域について
　　c）飛行高度及び最低安全高度について
　　d）搭載可能な医療機器と搭載医薬品の数量・重量・サイズ等

e）機内持ち込み手荷物と搭載できない物品
　　　f）緊急時の機内での対応
　6．災害医療
　　　a）災害医療の特徴
　　　b）災害時の医療システム
　　　c）災害における広域搬送の位置づけ
　7．航空機搬送の生理学
　　　a）圧力による影響
　　　b）酸素分圧による影響
　　　c）騒音，ストレスの影響
　　　d）注意すべき疾患と対策
　8．使用医薬品・機材
　　　a）ヘリ搭載医療機器
　　　b）気圧変化による機器の問題と対策
　　　c）振動，騒音による機器の問題と対策
　　　d）除細動器の使用
　9．対象疾患と携帯する医療用材料・医薬品セット
　　　a）機内汚染・感染症対策
10．患者搬送の実際
　　　a）患者の受け渡し
　　　b）野外・救急車内における救急処置
　　　c）機内における救急処置
　　　d）機内における診療録・看護記録
11．機体・装備・医療用機器の実際（説明と実習）
　　1）機体・装備
　　　　a）各種使用航空機の具体的機構，性能及び特徴について
　　　　b）ヘリコプターの乗降方法
　　　　c）立ち入り禁止区域
　　　　d）ドアの開閉方法
　　　　e）緊急時の脱出方法
　　　　f）飛行中の機内での注意事項
　　　　g）ストレッチャーの着脱方法
　　　　h）キャビン内コンソールの基本的概要
　　　　i）座席ベルトの装着方法
　　　　j）ヘッドセットの装着方法
　　　　k）搭乗者数及びストレッチャー及び座席レイアウト

2）医療用機器（以下の使用方法）
　a）心電図モニター
　b）血圧計
　c）点滴ポンプ
　d）吸引器
　e）人工呼吸器
　f）酸素ボンベ
　g）除細動器
3）搭乗シミュレーション
　a）携帯機器・医薬品の確認
　b）要請から出発までのシミュレーション
　c）ストレッチャー（模擬患者）の機内への搬入・搬出
　d）ヘリ搭乗，体験飛行

Ⅱ．操縦士，整備士，運航管理者等運航関係者に対する教育プログラム
1）項目
　1．ドクターヘリの運用と救急医療システム（1時間）
　2．欧米におけるドクターヘリ（救急医療用ヘリコプター）の運用（体制）（1時間）
　3．災害医療（1時間）
　4．航空医療（高度による生理的変化）（各種疾患の高度による変化）（1時間）
　5．使用医薬品，機材（1時間）
　6．患者搬送の実際（1時間）
　7．医療機器の実際（説明と実習）（2時間）
　8．運航シミュレーション（実習）（2時間）
2）細目（重複するので省略）

14　ドクターヘリと消防防災ヘリとの協力体制のあり方

　消防防災ヘリは，以前は都道府県が所有しているヘリコプターを防災ヘリコプター，横浜市，川崎市，大阪市等政令指定都市が所有しているヘリコプターを消防ヘリコプターといっていたが，今はまとめて消防防災ヘリといっている。消防防災ヘリとドクターヘリの基本的な違いは，消防防災ヘリが多目的ヘリ（消火，救出，救助，救急）であるのに対して，ドクターヘリは救急医療専用のヘリコプター（救命治療，集中治療）であることである。

　本来，消防署における出動頻度は，消防車よりも救急車のほうがはるかに多いので，消防防災ヘリよりも救急ヘリコプターを導入すべきと思われるが，残念なことにヘリコプターを所有している市には多くの医療機関があり，救急ヘリコプターの導入は必要ないのである。ドクター

ヘリが必要な市町村には，ヘリコプターを導入するための財源がないのである。そのために市に導入されたヘリコプターは，消火・防災用として，導入されたと思われるのである。また，都道府県のヘリコプターは，阪神・淡路大震災に防災用に導入され，多くの負傷者が発生したのに，傷病者用にはならなかったのである。道路がある限りにおいて，すべての傷病者は，救急車で街の高度医療機関に搬送されていたのである。

　欧米諸国では，災害が発生した場合，救急車が動けないので，救急医療専用のヘリコプターが飛来し，重症疾患を非災害地にある高度医療機関に救命搬送するが，阪神・淡路大震災において，ヘリコプターで非災害都道府県に救命搬送された負傷者は，わずか1名のみであった[12]。だから，平時から消防防災ヘリは，救急ヘリとしても活動しなければ，災害時に救急ヘリコプターとして活動できないのである。

　今はドクターヘリがあるので，ドクターヘリと消防防災ヘリが共同して，高度医療機関に搬送すべきと思うのである。著者は，ドクターヘリが全国に配備されたので，重症疾患に関しては，ドクターヘリ基地病院が中心になって，都道府県単位の救急医療センターとして，消防防災ヘリも協力して，広域救急医療体制として活動すべきではないか，と思っている。離島は道がないために，重症傷病者はヘリコプターで市街地の高度医療機関に早期に救命搬送されてきたのである。消防庁の搬送業務は，基本的には傷病者を救命するために行っているので，傷病者の救命を考えるならば，重症疾患に関してはドクターヘリを活用すべき，と思うのである。

　搬送した傷病者を救命することを原点として考えると，ドクターヘリを業務として，傷病者を救命するためと考えるならば，広域へき地や山間へき地には，離島と同様に，航空機を用いた傷病者の搬送を考えなければならないと思うのである。

　消防法施行令第44条（救急隊の編成及び装備の基準）に航空機の記載がなかったことも，航空機による傷病者の搬送があまり行われなかった原因の一つである，とも思っている。阪神・淡路大震災から3年後の平成10（1998）年になって，やっと第44条に回転翼航空機が加えられた（今は航空機になっている）のである。

a）消防防災ヘリの活動基準

　消防防災ヘリは，災害，消火，救急等に出場する多目的機である。その活動は，①情報提供活動（一般建物火災，高層建築物火災，林野火災，船舶火災，コンビナート火災，地震，風水害，油脂類の大量流出，火山噴火，津波など），②救助活動（高層ビル，中州，山岳等），③避難誘導，④救急活動，⑤空輸活動（物資輸送），⑥林野火災防御活動等，さまざまであり，個々の活動事案が発生した時点で，それぞれの用途に応じて，必要な資器材を機内に搭載し，活動を行っているのが現状である。

　救急用機内装備品としては，血圧計，パルスオキシメータ，酸素吸入器セット，酸素ボンベ，バック・マスク，救急資機材セット，電動式自動吸引器，ショックパンツ，心肺蘇生用背板（バックボード），マジックギプスセット，スクープストレッチャー，などを装備しているが，医師が使用する人工呼吸器や輸液ポンプ，あるいは動脈圧モニターなどは，通常装備の中に含まれ

表2-10 救急ヘリ出動ガイドライン

119番通報時の判断
1. 重度外傷（交通事故，墜落外傷，窒息，傷害など） 　重症中毒，意識障害，ショック，呼吸障害 1. 以外の場合 　ヘリの使用により搬送時間が30分以上短縮できる場合，現場の救急隊員からの要請

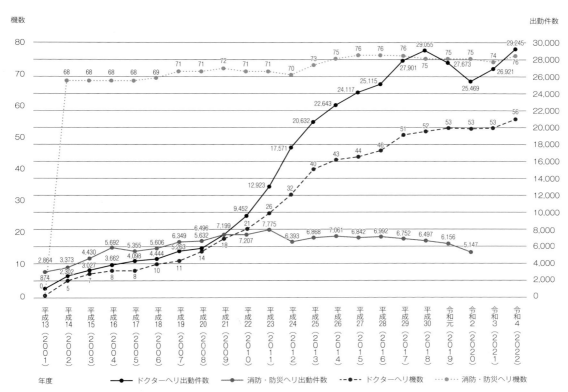

図2-6 ドクターヘリと消防防災ヘリの出動件数と機数

ていない。

　平成10（1998）年3月，自治省消防庁は，消防施行令の一部を改正し，ヘリコプターを救急搬送の手段として位置付けたが，これ以降いくつかの消防本部で，救急専用ヘリの運用を開始する動きが始まった。平成12（2000）年2月7日に自治省消防庁は，消防防災ヘリの救急業務への活用をこれまで以上に推進する立場から，救急ヘリの出動ガイドライン（**表2-10**）を発表した。

b）消防防災ヘリとドクターヘリの年間運航回数

　図2-6に，消防防災ヘリとドクターヘリの出動件数を示す。

c）消防防災ヘリの課題

消防の救急業務関係者は，消防防災ヘリを傷病者搬送に用いようと努力しているが，救急専用のヘリは東京消防庁にあるのみである。また消防防災ヘリは，通常は防災対応となっているために，これを救急用に乗せ換えるのに15〜30分を要する。また，ヘリが中型か大型なので，どこにでも離着陸できるとはいえない。また，騒音の問題も発生する。さらに，医療機関の近くには置いてないので，医師のピックアップにも時間を要する（20〜25分必要）。

d）ドクターヘリと消防防災ヘリとの相互支援体制の構築

ドクターヘリにも消防防災ヘリにもそれぞれ長所と短所がある。このことから，両者が協力して，お互いの欠点をカバーし合う地域救急医療体制を構築するならば，国民の健康と福祉に大きく貢献することは疑いない。例えば，ドクターヘリ出動中に新たな出動要請が発生した場合には，ドクターヘリのディスパッチセンターから要請を受けて，最寄りの消防防災ヘリが迅速に活動を開始する体制の構築である。また，これと逆のケース，すなわち消防防災ヘリが出動中に消防防災ヘリの出動要請を受けた場合，また機体のオーバーホール中の出動は，ドクターヘリに依頼する等の協力体制も必要である。また，消防庁が示した消防防災ヘリコプター出動基準においても，ドクターヘリに出動依頼したほうが良い症例も多々あり，これらにおける協力体制も必要である。

将来的には，東北地方，関東地方，近畿地方といった，ブロック別のディスパッチセンターを整備し，救急医療に関するすべてのヘリコプターの管制を行うこと，機能性と機動性を担保すれば，費用対効果の面でも，大幅な改善が見込まれる。ドクターヘリ事業を円滑に推進するためには，医療機関と消防機関の連携が重要であることはいうまでもないが，救急ワークステーションは両者の連携をより緊密に図るうえで極めて重要な役割を担っているといえる。最近は，関西広域連合にみられるように，各地区で広域連合が行われているが，自県優先主義[17]とか，生活優先主義[18]とかがあり，広域連合について，全国の関連地区が集まって，今後どう対応するかを検討する必要があると思われるのである。特に災害時には，高森氏の論文[19]にあるように，「空の一元化」が必要であろう。

15　高速道路におけるドクターヘリの活動

平成12（2000）年に神戸の高速道路で交通事故が起こり，重症傷病者が発生したので，神戸市の消防ヘリが高速道路に着陸し，傷病者の救助，救出を行ったところ，兵庫県警が，交通法違反で告訴するとしたので問題になり，国レベルで揉めたが，マスコミが傷病者を救命しているのに有罪はないだろうという話になり，この争いは立ち消えになった。その後，学会としても高速道路における活動も必要なので，高速道路における現場への着陸を主張したところ，平成14（2002）年に4省庁（厚生省，運輸省，消防庁，警察庁）の合意として，**図2-7**に示す図が出され，これだけの準備ができたら，機長判断で降りても良いとの判断を示した。事故現

第 2 章 ドクターヘリの基本とその運営

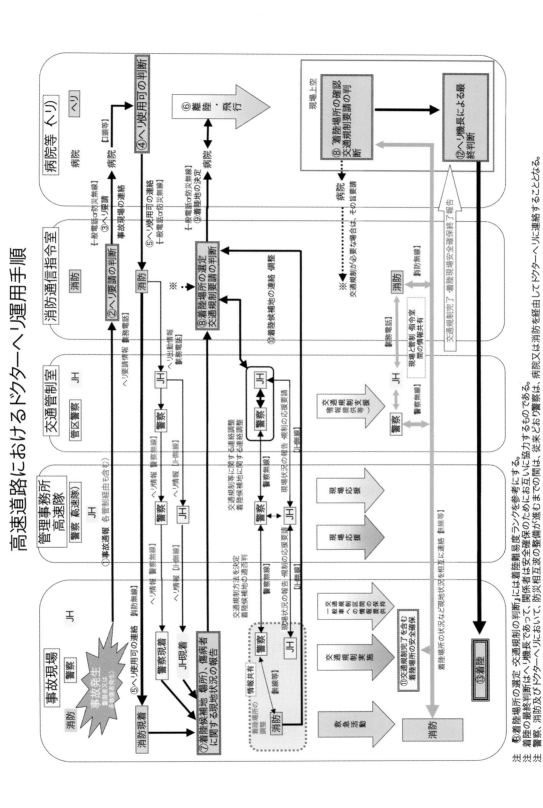

図 2-7 高速道路におけるドクターヘリ運用手順

場でこれだけの準備をすることは，最低でも20分は必要で，不可能である。これでは「降りるな」と言っているのに等しい。また，出動に20分必要ならば，重症傷病者は現場で死亡する。交通事故現場での救命治療が，日本では二次災害が起こるとして認められていないのである。このことから，ドクターヘリ基地病院においては，それぞれの都道府県のドクターヘリ連絡調整委員会において，4省庁を含めた検討会を開き，SA（サービスエリア），PA（パーキングエリア）を含めた着陸が可能な場所を想定し，高速道路での離着陸を検討している。

　欧米諸国では，高速道路上で交通事故が発生した場合，事故現場での対応が当たり前のこととして行われている。事故の前方の道路には車はいないので，小型，中型のドクターヘリは，安全に事故現場付近に離着陸できるのである。しかし，日本では，警察庁も運輸省（現国土交通省）（高速道路公団），総務省消防庁，厚生省（現厚生労働省）も，今もって，高速道路での事故で負傷者が発生した場合，救急車が事故現場に行って，ドクターヘリはSAやPAで負傷者に対応するようにしているのである。救急車が現場に行って，負傷者をSAかPAに搬送するには時間を要し，ほとんど不可能に近いのである。**負傷者を救命しようという発想がまったくない**のである。それぞれの省庁は，省庁の責任にならないことしか考えてないのである。

　ドイツのADACは，高速道路における負傷者を救命するために，事故現場に離着陸している。一度外国に行って，現場を見るべきである。このことから，学会関係の基地病院が事故現場への離着陸にこだわるので，4省庁は高速道路本線の離着陸を再検討したが，高速道路本線上の離着陸は危険として，離着陸するときは**図2-8**に示す手続きをするよう求めている。

　欧米では当たり前に行われている事故現場への離着陸が，なぜ日本ではできないのか，といつも疑問に思っている。欧米では，救命治療のために現場に離着陸できるように，国が法律をつくってくれているのである。当然のこととして，事故を起こしてはならないので，安全運航が原則であるが，救命効果を実現するためには，早期の対応が求められるので，事故現場での医師の対応を原則として，4省庁は考慮して欲しいと思うのである。

　このような状況にあって，福岡県のドクターヘリは，降りられないと判断されたD1ラインの高速道路上に安全に離着し，傷病者を救命したのである[20]。このようなこともあって，4省庁は平成17（2005）年に**メモ2-5**に示す検討結果を，関連省庁の検討結果として通達を出している。高速道路本線上へのドクターヘリ離着陸についても述べているが，そのことによって起こる危険性について多々書いてあり，それが起こればドクターヘリ機長の責任であるように書いてある。これらの危険を，関連省庁として起こらないように対応するのにはどうすれば良いかの記述は，少ないのである。要するに，事故現場に**ドクターヘリが離着陸するのは認めない**，ということである。このような文章を見ていると，**なぜ医師が危険を侵してまで，重症負傷者を救命しなければならないのだ**，との気持ちになる。日本の役人の発想は，原則，自分たちに責任がかからないように，法律をつくっているとしか思われないのである。いつも残念に思うのは，欧米諸国は国が率先して傷病者救命のための安全運航を考えているが，わが国にはそのような発想がまったくないことである。

第2章 ドクターヘリの基本とその運営

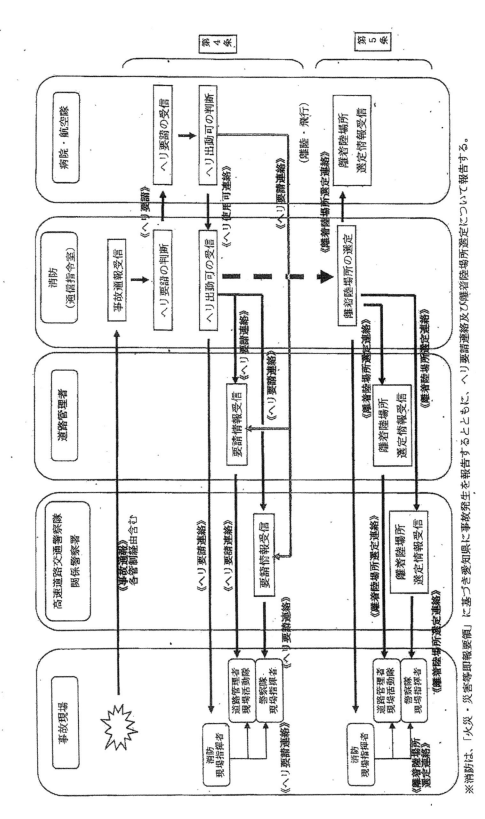

図2-8 高速道路等におけるヘリコプターの運用における情報伝達系統

メモ 2-5　関連4省庁の高速道路本線上への離着陸についての協議（消防庁通達）

消防救第184号
消防応第1号
平成17年8月18日

各都道府県消防防災主管部長殿

消防庁救急企画室長
消防庁応急対策室長

高速道路におけるヘリコプターの活用に関する検討結果について
―ヘリコプター離着陸の要件・連絡体制等の整理―

　標記については，平成12年6月に関係省庁による「高速道路におけるヘリコプターの活用に関する検討会」が発足し，過去における大規模災害時及び救急業務へのヘリコプター活用に関する検討結果も踏まえ，「高速道路におけるヘリコプターの活用に関する検討について」（平成14年12月18日付け）をとりまとめ現在まで運用してきたところである。
　今般，ドクターヘリ事業の進展等の社会情勢の変化に伴い，更に検討を重ねた結果，高速道路本線上への離着陸を含め，高速道路におけるヘリコプターの活用を整理したものである。
　ついては，当該検討結果の趣旨をご理解の上，今後のドクターヘリとの連携に当たっては，関係機関間の協力の下に，安全管理に十分配慮して行うようお願いするとともに，管内消防本部に対し周知方お願いする。
　また，消防防災ヘリについての高速道路におけるヘリコプターの活用については，今後更に関係省庁等による検討を進めていくこととしている。
　なお，当該検討結果については，関係省庁より，各都道府県警察本部，各都道府県衛生主管部，日本道路公団等あてに，同様に周知することとされているので，念のため申し添える。

高速道路におけるヘリコプターの離着陸に関する検討について
―ヘリコプター離着陸の要件・連絡体制等の整理―

平成17年8月18日
警察庁
消防庁
厚生労働省
国土交通省

1．検討の経過
　平成12年5月に消防防災ヘリが高速道路上に交通事故の負傷者搬送のため離着陸した

ことを契機として，ドクターヘリ及び消防防災ヘリ（以下「ヘリコプター」という。）が高速道路上に離着陸する場合における具体的問題点とその対応について検討するため，平成 12 年 6 月に関係省庁等による「高速道路におけるヘリコプターの活用に関する検討会」（以下「検討会」という。）が発足した。

検討会では，過去における大規模災害時及び救急業務へのヘリコプター活用に関する検討結果も踏まえ，「高速道路におけるヘリコプターの活用に関する検討について」（平成 14 年 12 月 18 日付け，「中間とりまとめ」）をとりまとめ，現在まで運用してきたところである。

この度，ドクターヘリ事業の進展等，社会情勢の変化に伴い，更に検討を重ねた結果，高速道路本線上への離着陸を含め，高速道路におけるヘリコプターの活用を整理したものである。

2．高速道路におけるヘリコプターの活用に関する考え方

高速道路で重大事故や大規模災害等が発生した場合，その負傷者が重症である可能性が高く，ヘリコプターを活用した医療活動や救助活動は，後遺症の軽減も含めて高い救命効果が期待できる。

一方，高速道路における走行車両の高速性から，ヘリコプターの離着陸に伴うダウンウォッシュの走行車両への影響のほか，走行車両の急減速や脇見運転等による交通事故の発生等，二次災害発生の危険性について考慮しなければならない。

このため，高速道路におけるヘリコプターの着陸場所については，SA（サービスエリア），PA（パーキングエリア）の園地部に設置された救命活動支援ヘリポートや駐車エリア，比較的広さがある園地部に設置された救命活動支援ヘリポートや駐車エリア，比較的広さのある園地部及び高速道路外至近に整備されたヘリポート等を着陸場所とするなど，高速道路本線上以外の場所を選定することが望ましい。

救命活動支援ヘリポートの整備の現状については，別紙 1「高速道路における救命活動支援ヘリポートの整備状況について」のとおり，平成 17 年 7 月末現在，31 か所が整備されている。

これらのヘリポート等を活用する場合は，ヘリコプターは救急車とランデブーし傷病者をヘリコプターで搬送することになる。

3．高速道路本線上への離着陸

高速道路におけるヘリコプターの離着陸については，前記 2 で挙げたとおり本線上以外の場所が望ましいが，ヘリポート等が付近になく，救急車によるランデブーに時間を要するなど，効果的な医療活動や救命活動ができない場合には，交通事故現場等の直近の高速道路本線上へ離着陸が必要になる。これを図に示すと，別紙 2「高速道路からのヘリコプターによる搬送フロー」のとおりである。

諸外国と比較し，我が国の高速道路は片側 2 車線が多く道路幅が狭いうえに遮音壁などの構造物が多く，ヘリコプターの離着陸に十分な離着陸帯を確保することが難しい。

検討会では，このような厳しい条件の中，特にドクターヘリの高速道路本線上への着陸可能性について検討し，離着陸帯の広さや交通規制の実施等一定の条件を設定の上，ドクターヘリ運用地域において，着陸可能な箇所から試験的に運用していくことを前提に暫定案をとりまとめた。

　今後，実際に運用していく中で，ヘリコプターの高速道路本線上への離着陸を検証して問題点を把握し，更に検討を加えてより良いものに見直すとともに，消防防災ヘリの運用についても検討する。

　なお，各ドクターヘリ運用地域にあっては，高速道路本線上等への離着陸について，ドクターヘリの運航調整委員会などが中心となり，その推進が図られるよう調整する必要がある。

(1) 離着陸の要件

ア　離着陸の考え方

　別紙3「高速道路本線上におけるヘリコプター離着陸の考え方」に示すとおり。

イ　離着陸場所候補地

　別紙4「高速道路本線上におけるドクターヘリ離着陸場所候補地のクラス分けの目安」に示すとおり。

(2) 高速道路におけるドクターヘリ運用手順

　別紙5「高速道路におけるドクターヘリ運用手順」に示すとおり，高速道路で事故が発生すると，消防通信指令室で事故通報を受け，消防通信指令室においてヘリ要請の判断をする。

　病院にヘリ要請がなされると病院側はドクターヘリの使用可否について消防に連絡する。同時に，消防は日本道路公団及び警察機関にヘリ要請と出動の情報を伝える。

　事故現場に先着した関係者は，当該関係機関の管制室（消防隊（救急隊）の場合は消防通信指令室）と連絡をとり，事故や被害者の状況及び着陸場所に関する現地状況を報告する。連絡を受けた管制室は消防通信指令室に連絡し，消防通信指令室は着陸難易度ランクを参考に，病院及びドクターヘリと連絡をとり，着陸場所の調整を図り，着陸場所を日本道路公団に連絡し，交通規制が必要な場合は，その旨を関係機関に要請する。

　着陸場所の安全確保は，関係者の協力を得て警察が行う。対向車線における交通規制が必要な場合には日本道路公団の協力を得て警察が，また，着陸場所への人の立入り制限は警察及び日本道路公団が実施し，飛散物の排除は，日本道路公団，警察及び消防が実施する。警察は着陸場所の安全確保を確認し，消防及びドクターヘリ（注）に連絡し，消防は着陸受入れ体制確保の状況をドクターヘリに連絡する。

(注)：警察，消防及びドクターヘリにおいて，防災相互波の整備が進むまでの間は，従来どおり警察は，病院又は消防を経由してドクターヘリに連絡することとなる

　最終の安全確保と着陸判断は，パイロットによりなされ，着陸にいたる。

　現在，別紙4の考え方に基づき，道路管理者により高速道路本線上の着陸難易度ラン

ク分けが行われているところであり，ランク分けの進捗をみながら実際の運用を行う必要がある。

(3) 留意事項

ア　ダウンウォッシュ（ヘリコプター特有の強い吹きおろし風）の影響

　ヘリコプター運航者及び離着陸現場の関係者は，ヘリコプター離着陸に伴い発生するダウンウォッシュが走行車両や規制資器材等に影響を及ぼすことを認識し，離着陸現場へのアプローチ方法や離着陸場所の位置等について検討する必要がある。

　なお，ダウンウオッシュの影響は，今後更に検証を要する。

イ　対向車両ドライバーに対する周知

　対向車線の通行止めを実施しない場合において，対向車線を走行する車両ドライバーのヘリコプターへの脇見運転や離着陸に伴い発生する音による驚愕も予想されるので，早い段階でのヘリコプターによる救急活動を実施していることを道路情報板等でドライバーに周知させる必要がある。

　また，事前にポスター等により高速道路にヘリコプターが救急活動を実施することがある旨を国民に周知させる必要がある。

ウ　交通規制（通行止め）にかかる時間

　通行止めを実施するには，人員の確保，規制資器材の配置などの手続を踏む必要があり，事故発生後すぐに交通規制が完了することは難しい。特に，正常に流れている対向車線を通行止めにする場合には，走行車両や規制実施者の安全を確保するため，直近のインターチェンジにおける通行止め，或いは，パトカーによる頭押さえにより徐々に走行車両を減速させる現場通行止めを実施する必要があり，通行止めを完了するまでには時間を要するものと考えられる。

エ　役割分担の調整

　都道府県の衛生主管部局と消防防災部局は協力して，ドクターヘリと消防防災ヘリの活動範囲，役割分担を十分に調整しておく必要がある。

4．今後の検討

　今後，以下の事項及び今後実施される高速道路本線上におけるヘリコプター離着陸の状況等について，引き続き検討を進める。

(1) 高速道路におけるヘリコプター活用についてのドライペーパーの周知
(2) ダウンウォッシュが走行車両（二輪車等）に与える影響についての検証
(3) 中型の消防防災ヘリの本線着陸への対応
(4) 高速道路におけるホイストによる活動の検討

(注)：「日本道路公団」の文言は，民営化後においては，「東日本高速道路株式会社，中日本高速道路株式会社，西日本高速道路株式会社」と読み替えるものとする。

これ以下の関連資料は割愛するので，必要な読者は，関連する都道府県の消防機関を訪ねて，資料を得て欲しい。また，別紙に関しても同様にお願いする。

16　無線について

　ドクターヘリは空を飛ぶので，無線を頼りに運航を行うことになる。このことから，ドクターヘリの運航においては，各種の無線を必要とし，ドクターヘリ基地医療機関において，所属長は無線の免許を取得し，責任者として無線を管理する必要がある。当初は，消防機関，関連医療機関との無線による連絡ができなかったが，今は医療無線，消防との共通無線を運用できるようになっているので，災害時や交通事故における交信が可能になったが，警察との共通無線は，医療に関してはできていない。今後の対応が必要と思われるのである。
　ドクターヘリには，基本的に以下の無線が必要になる。
　①運航会社の機内無線：ドクターヘリと基地病院を結ぶ。
　②消防・救急無線：ドクターヘリと消防機関を繋ぐ。
　③消防防災共通無線：災害時にドクターヘリと被災地消防機関を結ぶ。
　④医療無線：医療機関とドクターヘリを繋ぐ。
　以上までは，現在，利用が可能になったが，問題はまだ，警察とドクターヘリを結ぶ無線がないことである。消防防災無線の共用が望まれるが，警察庁が了解していない。

**メモ 2-6　ドクターヘリ導入促進事業に伴う
　　　　　　ドクターヘリ搭載消防・救急無線の運用について**

　都道府県単位に対応することになり，岡山県の場合は，平成 15 年 7 月 30 日付けで以下の文章が岡山県の保健福祉部から通知が出され，ドクターヘリと消防機関との交信が可能になった。以下に岡山県の無線について述べる。

施第 717 号

平成 15 年 7 月 30 日

各消防本部消防長　殿

岡山県健康福祉施設指導課長

岡山県総務務部消防防災課長

（公印省略）

　　　ドクターヘリ導入促進事業に伴うドクターヘリ搭載消防・救急無線運用について
　本県の救急医療，消防防災行政の推進につきましては，平素から各別のご協力を賜り厚く御礼申し上げます。
　さて，ドクターヘリ導入促進事業において，懸案の一つであったドクターヘリと消防機

関との通信手段の確保について，厚生労働省医政局指導課長通知（医政指発第0801002号平成14年8月1日）及び消防庁防災情報室長通知（消防情第204号平成14年12月3日）に基づき，岡山県が免許主体となり，「ドクターヘリ搭載消防・救急無線局管理規定」を制定致しました。また，ドクターヘリ運航会社においても「ドクターヘリ搭載消防・救急無線通話マニュアル」を定めたところです。

この度，7月25日付けで中国総合通信局より無線局開設が許可され，8月1日より運用を開始することといたしました。

つきましては，別添内容について御了知の方御願い致すとともに各消防本部の通信運用要綱等について，ドクターヘリとの通信が可能となるよう変更方宜しく御願い致します。無線運用により，より一層ドクターヘリの円滑な運用がなされ，救急医療の推進が図られますよう，ご協力の程，宜しくお願い申し上げます。

ドクターヘリ搭載消防・救急無線及び医療業務用無線管理規定

第1章　総則

第1条（目的）

　この規定は，ドクターヘリ導入促進事業の実施に伴い，岡山県が開設し，ドクターヘリに搭載する消防・救急無線の適切な運用と保守管理を行い，もってドクターヘリの円滑な運航を確保することを目的とする。

第2条（無線局の開設）

　岡山県は，ドクターヘリの円滑な救急業務を遂行するために，消防機関の陸上移動用無線局との通信を行う，携帯移動業務用無線局を開設するものとする。

第3条（定義）

　この規定において次の各号に掲げる用語の意義は，それぞれ当該各号に定めるところによる。

(1) 無線設備　無線電話その他電波を送り，又は受けるための電気的設備をいう。但し受信のみを目的とするものを含まない。

(2) 無線局　無線設備及び無線設備の操作を行う者の総体をいう。但し受信のみを目的とするものを含まない。

(3) 無線電話　電波を利用して，音声その他の音響を送り，又は受けるための通信設備をいう。

(4) 陸上移動業務　基地局と陸上移動局との間又は陸上移動局相互間の無線通信業務を言う。

(5) 携帯移動業務　携帯局と携帯基地局との間又は携帯局相互間の無線通信業務をいう。

(6) 携帯基地　携帯局と通信を行うため陸上に開設する移動しない無線局をいう。

(7) 携帯局　陸上，海上若しくは上空の1若しくは2以上にわたり携帯して移動中又はその特定しない地点に停止中運用する無線局（船上通信局及び陸上移動局を除く。）を

いう。
＜以下省略＞

　上記の通知の後に，平成28年8月1日付けで下記の通知が来て，災害時の対応，医療機関とのドクターヘリからの交信が可能になった。

医推第733号
平成28年8月1日

川崎医科大学附属病院長殿

岡山県保健福祉部長

「ドクターヘリ搭載消防・救急無線局及び医療業務用無線局管理規定」の
一部変更について（通知）

　このことについて，別紙の通り改正し，平成28年8月1日をもって適用することとしたので通知します。

ドクターヘリ搭載消防・救急無線及び医療業務用無線管理規定

第1章　総則
第1条（目的）
　この規定は，ドクターヘリ導入促進事業の実施に伴い，川崎医科大学附属病院が，運航するドクターヘリに供するために，岡山県が開設した消防・救急無線及び医療業務用無線（以下「無線局という。）の適切な運用と保守管理を行い，もってドクターヘリの円滑な運航を確保することを目的とし，ドクターヘリ搭載消防・救急無線及び医療業務用無線について適用する。
第2条（無線局の開設）
　岡山県は，ドクターヘリの円滑な救急業務を遂行するために，次の無線局を開設する。
(1) 消防・救急業務用携帯局ドクターヘリ岡山1
(2) 消防・救急業務用携帯局ドクターヘリ岡山2
(3) 医療業務用携帯局ドクターヘリ岡山1
(4) 医療業務用携帯基地局ドクターヘリ岡山2
(5) 医療業務用携帯基地局川崎医大
(6) 医療業務用携帯基地局倉敷中央
第3条（定義）
　この規定において，次の各号に掲げる用語の意義は，それぞれ当該各号に定めるところによる。
(1) 無線設備　無線電話その他電波を送り，又は受けるための電気的設備をいう。
(2) 無線局　無線設備及び無線設備の操作を行う者をいう。但し受信のみを目的とする

ものを除く。
(3) 無線電話　電波を利用して，音声その他の音響を送り，又は受けるための通信設備をいう。
(4) 陸上移動業務　基地局と陸上移動局との間又は陸上移動局相互間の無線通信業務をいう。
(5) 携帯基地局　携帯局と通信を行うため陸上に開設する移動しない無線局をいう。
(6) 携帯局　陸上海上若しくは上空の1若しくは2以上にわたり携帯して移動中又は特定しない地点に停止中に運用する無線局（船上通信局及び陸上移動局を除く。）をいう。

第4条（無線局の概要）
　無線局の概要は次のとおりである。

第2章　管理と責任者

第5条（責任者）
　無線局の適切な運用と保守管理を行うため，次の責任者を設けるものとする。
(1) 総括責任者　岡山県保健福祉部医療推進課長
(2) 保守管理責任者　岡山県保健福祉部医療推進課地域医療体制整備班長
(3) 運用責任者　川崎医科大学附属病院救急科・高度救命救急センター部長（以下センター部長という。）又はセンター部長が指定する者

第6条（総括責任者）
　総括責任者は，無線局の全ての責任を負うとともに保守管理責任者，運用責任者を指導監督する。

第7条（保守管理責任者）
　保守管理責任者は，無線局の保守管理について，責任を負うとともに運用責任者及び第3章に定める無線局運用者が無線局の適切な運用と無線設備の正しい取り扱いをするよう指導監督する。
　2　保守管理責任者は，無線局の保守管理に関する責任者として，次に掲げる業務を行う者とする。
(1) 常に無線設備を最良な状態に維持するため，無線設備について運用責任者から定期及び異常発生時に報告を受け，必要により速やかに運用責任者に対して，無線設備を点検整備するよう指示し，その結果の報告を受けること。
(2) 無線設備や無線従事者（無線設備の操作又はその監督を行う者であって，総務大臣又は総合通信局長の免許を受けたものをいう。以下同じ。）などに変更がある場合には，無線局の運用に支障をきたすことのないよう，速やかに処置すること。
(3) 無線局検査を受検した結果，改善等の指摘を受けた場合は，速やかに運用責任者に対して無線設備を点検整備するよう指示し，その結果の報告を受けること。
(4) 前各号に掲げるもののほか，無線局の保守管理に必要な事項に関すること。

第8条（運用責任者）

運用責任者は，無線局の運用及び無線設備の点検整備について責任を負うとともに，第3章に定める無線局運用者が適切な運用を行うよう指導監督する。

2　運用責任者は，無線局の保守管理に関する責任者として，次に掲げる業務を行うものとする。

(1) 無線設備の状況を把握し，異常が認められた場合には，速やかに保守管理責任者に対して，その結果を保守管理責任者に報告すること。

(2) 保守管理責任者から無線設備を点検整備するよう指示を受けたときは，その指示により，速やかに無線設備を点検整備し，その結果を保守管理責任者に報告すること。

(3) 無線局に備えられた関係書類を管理し，運用状況を点検整備し，その結果を保守管理責任者に報告すること。

(4) 前各号に掲げるもののほか，無線局の運用及び無線設備の点検整備に必要な事項に関すること。

第9条（業務等の指示）

　　裳にたり，必要に応じて無線設備の設置場所又は常置場所の施設管理者に業務等を指示することができる。

第3章　無線局運用者

第10条（無線局運用者）

　　無線局運用者とは，当該無線局に選任されている無線従事者をいい，運用責任者の指導監督の下，無線設備の操作を行うとともに次に掲げる業務を行う。

(1) 無線局を運用する前に無線設備の状態，動作等を確認すること。

(2) 無線局を運用した場合に，第19条に掲げる事項を記録すること。

(3) 通信を簡潔かつ確実に行うこと。

(4) 遭難，緊急等需要な通信を受信した場合には，速やかに運用責任者に報告するともにその指示に従うこと。

(5) 無線設備などに不具合が生じた場合に，速やかに運用責任者に報告し，その指示に従うこと。

(6) 無線設備を細心の注意を持って取り扱うこと。

(7) 前各号に掲げるもののほか，無線設備の操作に必要な事項にかんすること。

第11条（無線局運用者の配置と専任）

　　無線局運用者は，その無線局に有効な資格を有する者でなければならない。

2　その無線局に有効な資格を有する者とは，その無線局の運用操作に必要な無線従事者免許を有し，且つ，その免許人が選任し，無線従事者専任届により届け出た者をいう。

第12条（免許証の携行）

　　無線局運用者は，無線局を運用操作するときは，常に無線従事者免許証を携帯しなければならない。

第13条（遵守措置）

無線局運用者は，電波法（昭和25年法律第131号）その他関係法令を遵守し，常に最新の注意を払って，無線局を運用しなければならない。
＜以下省略＞

17　夜間運航について

　このところドクターヘリの夜間運航が話題になっているが，夜間運航においては，昼間における運航とまったく同じ運航はあり得ないということである。最も大きな問題は，**夜間運航によって航空機事故が発生することである。**

　夜間運航が可能なのは，必要な場所に夜間専用のヘリポートを設営し，そこまでは救急車で搬送するシステムであると思っている。アメリカでは，夜間運航を昼間と同様に行っているが，毎年多くの事故が起こり，死亡者が多いので，社会問題にもなっているのである。人命救助を行うヘリコプターが死亡事故を起こすようでは，何のための運航かが問われる。聞くところでは，民間の運航会社が多いので，患者の取り合いが事故の原因であるともいわれている。このこともあって，欧州では，スイスのREGA以外，国として夜間飛行を行っていない。スイスのREGA[14]は，夜間運航のための計器飛行（IFR）に相当お金をかけているようである。ドイツのADACも定点飛行で夜間運航を行っていたが，事故が起こるので，一部の医療機関を除き，国としては止めているようである。イギリスも同様で，国としては行っていない。総論として，必要性は認めているが費用，人員等の問題もあり，行われていないというのが現状であろう。アメリカは，民間の会社が24時間体制で行っているが，事故が多いので社会問題になっている。

　わが国の関係省庁の夜間運航に関しては，HEM-Netの篠田伸夫元理事長が，HEM-Net内に委員会を設置し，夜間運航を行っている関係機関の調査をしており，夜間運航に関して報告書[21]を出しており，この報告書が現在，最も新しい夜間運航に関する資料である。この報告書には，夜間運航に関連する機関（消防庁，警察庁，防衛庁，海上保安庁）へのアンケートの調査結果を出されているので，その一部を参考として示す。

　現在，夜間運航を行っている航空隊は，消防防災ヘリは56隊中4隊（東京消防庁，京都市消防，埼玉防災〔現在休止〕，島根防災），警察ヘリは47隊中3隊，海上保安庁は14隊中13隊，自衛隊ヘリにおいては，陸上自衛隊は15師団旅団中1隊，海上自衛隊は7航空群中2隊，航空自衛隊は10隊すべてであった。

　参考資料として，外国における夜間運航の現状について，同書にある世界の現状をみると，北米のアメリカとカナダが行っていて，欧州では，スイスは全基地で，ドイツはADACの34基地中4基地で，イタリアは51基地中12基地で行っていて，イギリスとフランスは行っていない。スイスのREGA[14]が，最も適切な夜間運航を行っているので，見学も含めて参考にすべきであろう。しかし，相当お金が必要である。

　わが国は電線が多いので，昼間と同じ運航は不可能である。著者は，事故が多いことを考え

ると，費用も大変であり，急ぐ必要はないと思っている．消防機関が災害のことを考えると，24時間体制の運航が必要と考えているので，この結果をみて，ドクターヘリの夜間運航を考えればよいと思っている．定点飛行による夜間運航を，要望の多い都道府県で行うのが，当面考えられる夜間運航のあり方であろう．

■ 参考資料

1) 救急・救助の現況．消防庁，令和2年版
2) 河口洋行，他：三次救急施設へのアクセス時間に関する研究．病院管理 43（1）；35-46, 2006
3) 益子邦洋，他：平成17年度厚生科学研究費補助金（医療技術評価総合研究事業）新たな救急医療体制の評価に関する研究．（主任研究者小濱啓次）分担研究「ドクターヘリの実態と評価に関する研究」平成18年3月
4) 山口拓洋，益子邦洋：交通事故負傷者の入院日数と医療費に関するドクターヘリの効果．認定NPO法人救急ヘリ病院ネットワーク（HEM-Net），2009年3月
5) 救急・救助の現況．消防庁，平成2年版
6) ヘリコプターによる交通事故負傷者の救護システムの調査研究．日本交通科学協議会，1981年6月
7) ドクターヘリ試行的事業評価及び調査検討結果報告書．川崎学園，2001年6月
8) 東海大学ドクターヘリ試行的事業報告書，東海大学試行的事業検討委員会，平成9年3月
9) ドクターヘリ救命好事例集「救われた命よみがえった笑顔」．HEM-Netグラフ特集号 2014年秋号
10) 欧州ヘリコプター調査団：調査報告書「欧州ヘリコプター救急の現況と日本のあり方」特定NPO法人救急ヘリ病院ネットワーク（HEM-Net）2001年11月
11) 小濱啓次：ドクターヘリの全国展開と広域救急医療体制の構築．へるす出版，2023年
12) 小濱啓次，他：阪神・淡路大震災におけるヘリコプター運用の実態調査．阪神・淡路大震災におけるヘリコプター運用の実態調査委員会，兵庫県健康福祉衛生部，1996
13) 原田正公，江良正，山田周，他：熊本県におけるドクターヘリコプターと消防防災ヘリコプターの相互補完体制の中での消防防災ヘリコプターを用いた現場救急活動の現状と課題．日本航空医療学会雑誌，2013, 14（3）；3-9
14) スイスエアレスキュー（REGA）の夜間運航について．認定NPO法人救急ヘリ病院ネットワーク（HEM-Net）2020年2月
15) 救急振興財団平成15年度「救急搬送における重症度，緊急度判定基準作成委員会報告書」平成6年3月
16) 小濱啓次，他：ドクターヘリコプター（ドクターヘリ）．平成12年度厚生科学研究医療技術評価総合研究，災害時における広域搬送のシステム作りに関する研究（主任研究者小濱啓次川崎医科大学救急医学教授）．平成13年3月
17) 篠田伸夫：北東北3県ドクターヘリの広域連携〜「自県優先主義」を巡って〜 HEM-Net プラザ Vol.11, 2022
18) 篠田伸夫：ドクターヘリの広域連携—中国5県の「生活圏優先主義に立った広域連携について—HEM-Net プラザ Vol.10, 2022
19) 高森美技：令和の災害新時代に備えたヘリコプター機関連携〜「空の一元化」に向けて〜 HEM-Net プラザ Vol. 2, 2021
20) 山下典雄，坂本照夫，高松学文，他：高速道路へのアクセス．救急医学，2014 vol. 38；1405-1410

第3章
ドクターヘリ運航に関連する法律

I．総論

　ここでは，主にドクターヘリの運航に関連する法律について述べる。ドクターヘリの運航は，航空法と航空法施行規則によって厳しく規制されているので，人命救助のためには，ドクターヘリをいかに早く（医師をいかに早く）傷病者発生現場，交通事故現場，災害現場に離着陸させることができるかが重要である。

　欧米諸国においては，1970年代当初より，回転翼航空機（ヘリコプター）が，人命救助のために必要なことから，公的な航空機は当然のこととして，民間の航空機であっても，機長判断で傷病者発生現場，災害現場に離着陸できるようになっていたのである。しかし，わが国では，ドクターヘリが出現するまで，航空法施行規則第176条（捜索又は救助のための特例）にあるように，事故現場，災害現場に機長判断で離着陸できる航空機は，「国土交通省，防衛省，警察庁，都道府県警察又は地方公共団体の消防機関の使用する航空機であって捜索又は救助を任務とするもの」等の**公的機関の航空機であり，民間機を活用している救急医療用ヘリコプターは，前記の公的機関（消防，警察等）からの要請もしくは依頼がなければ，民間機であるがゆえに，傷病者発生現場には，航空法上，機長判断で離着陸することができなかったのである。**これではドクターヘリの意味がなくなるので，航空法施行規則の改正をして，救急医療用ヘリコプター（ドクターヘリ）が，災害，事故現場に，機長判断で降下できるようにすることが，まず必要だったのである。

　そのために著者は，日本航空医療学会，救急ヘリ病院ネットワーク（HEM-Net）と，運輸省（現国土交通省），総務省消防庁，厚生省（現厚生労働省）の3省庁による協議会を，HEM-Netの副理事長をされていた**篠田伸夫氏**にお願いして，この問題についての協議会を組織したのである。結果として，3省庁による合意の文書が出されたのである（**143ページ参照**）。

　3省庁合意では，離陸はできるが，着陸に関しては公的機関である警察，消防の了解を得るように述べているのである。これでは，突然発生する交通事故，災害においても公的機関からの要請または通知がなければ，ドクターヘリは現場に出動（離着陸）できないことになる。以前は，救急医療用のヘリコプターはなかったので，公的機関からの要請は，基本的にはなかったのである。また，災害時においても，ドクターヘリの要請はほとんどなかったのである。だ

から，医療サイドからも出動ができるようにしなければ，救急医療用ヘリコプターの出動が得られなかったのである。交通事故，災害等が発生した場合には，医療機関も警察，消防と同等に出動できるよう，機長判断で離着陸できるようにしなければ，**要請を待っているだけなら，救命治療の開始時間が遅くなり，重症傷病者の救命に繋がらない**のである。そのために，航空法施行規則第176条の中にドクターヘリを加えてもらう必要があったのである。

　著者らは，第176条の中にドクターヘリを加えるのにこだわったのである。どのようにすればよいのかと困っていたときに，**東日本大震災**が発生した。東日本大震災では，18機のドクターヘリが人命救助に活躍した。しかし，**15機のドクターヘリが，被災地外の基地病院から，消防，警察からの出動の依頼，要請もないのに，厚生労働省の災害医療センターからの要請，依頼で出動した**のである。航空法施行規則176条の中には厚生労働省は書いてないので，厚生労働省による要請も明らかに航空法違反である。著者らが協議の場において，災害発生時に，被災市町村の消防機関から災害を受けていないドクターヘリ基地病院への出動の要請は，現場が混乱しているのであるはずがない，だから，ドクターヘリ基地病院のドクターヘリ機長判断で，災害現場に離着陸できるようにしなければならない，とたびたび言っていたことが，東日本大震災で現実に起こったのである。

　その結果，厚生労働省の通知（146ページ参照）として，航空法施行規則第176条に3号として救急医療用ヘリコプター（ドクターヘリ）が加えられたのであるが，具体的な第176条改正の3省庁合意の文章はなかったのである。それだけ，3省庁も立場があったのであろうと思われるのであるが，いずれにしても，第176条にドクターヘリが加えられたことによって，多くの重症傷病者が救命され，後遺症も軽くなるのである。厚生労働省の通知には，平時と災害時におけるドクターヘリの運航について細かく記載されているので，必ず一読することをお勧めする。

　航空法施行規則第176条の改正によって，ドクターヘリの機長判断で交通事故現場，災害現場に出動できるようになったのである。しかし，この3号は安全運航のために，多発交通事故の発生，大震災の発生等，緊急事態が発生した場合のみに活用すべきであって，通常の運航は，2号による警察，消防等の公的機関からの依頼，通報によりなされるべきであろう。警察，消防等も，重症で医療が必要と思われたときは，遠慮なくドクターヘリを活用していただけたらと思っている。ドクターヘリは，**要請から出動までを5分以内**としているので，すぐに現場に出動できる状態で待機しているのである。

　国土交通省は，ドクターヘリのための国の法律（ドクターヘリ特別措置法）をつくっても，また，厚生労働省，総務省，都道府県等の公金によって運営されていても，「**国の法律は簡単に変えるわけにはいかない**」と言って，航空法施行規則第176条の中にドクターヘリを記入することに反対したのである。国のお役人の立場からすると，公的機関でない一学会，NPO法人から頼まれたからといって，「事故が起こるかもしれない」法律の改正はできないというのも，わからないわけではないが，当方からすると，国の法律まで作って人命救助を具体的に行っているのに，肝心の事故現場，災害現場に医師が離着陸できないようでは，ドクターヘリの効果

がまったく発揮できず，国の税金が無駄になるのである．しかし，最後は認めてくれたので，関係省庁の関係者には大変ご迷惑をかけたが，**国民の命を救命するため**，とご了解いただけたらと思うのである．**医療関係者には，現場で救命治療ができる，ありがたい結果になったのである**．著者は，法律の改正が交付，発表されたとき，これで「**著者の主な仕事は終わった**」と思ったのである．

　航空法施行規則第176条に3号として，ドクターヘリを加えなければ，(社)日本交通科学協議会の故冨永誠美副会長が，ドイツのADACが交通事故現場にヘリコプターで医師を降ろし，交通事故現場から救命治療を開始することによって，交通事故による死亡者を減少させるという意図の下に，川崎医科大学に来られ，医師がヘリコプターで消防の要請により，現場から救命治療を開始し，高度医療機関に搬送することによって，交通事故のみならず多くの重症の傷病者が救命され，予後も良くなるという実用化研究を5回にわたって行い，多くの重症の傷病者が，ドクターヘリの導入によって，救命されるという事実を日本全体に広げることができたことは，30年後ではあるが，日本もやっと欧米なみになれたということであり，諸外国では日常茶飯事に行われている対応が，日本でもやっと可能になったのである．

　ドクターヘリが導入されたことによって，傷病者の救命と予後の改善に役立っていることに，多くの関係した皆様に，厚く感謝申し上げると同時に，皆様が今後とも応援くださることを願っている．このためには，現場で医師と救急隊員が，それぞれの立場で協力して，現場で傷病者救命のために，協力しなければならないのである．

　これからの病院前救護体制においては，医療を行う医師と傷病者を現場から医療機関に搬送する救急業務を，医師と救急隊員が協力して，高度医療機関（救命救急センター）に搬送しなければ，重症傷病者の救命率の向上と予後の改善は得られないと思うのである．著者の最後の仕事は，そのためのドクターヘリを用いた**都道府県単位の総合医療指令センターの創設である**，と思っている．

　諸外国では，病院前救護体制の最終責任者は，すべて医師なのである．**医師が，病院前に出て行かねば，重症傷病者の真の救命はないのである**．著者が立ち上げた，日本病院前救急診療医学会を医師と看護師だけの学会にしたのは，このような医師，看護師を増加させるのと同時に，救急救命士の業務としての特定行為と医師，看護師が行う医療としての特定行為は異なるということを，医師，看護師，救急隊員の皆様にも理解してもらうためである．

　救急救命士が行う特定行為は，搬送業務の中に加えられた特定行為であり，特定行為は，本来，医師が不在の場合に，認められた医療行為であり，医師，看護師が存在すれば，当然医師，看護師が医療として行う．その行為には，気管挿管だけではなく，医学，医療として学んだ種々の医療行為があるのである．医学，医療として行わなければならない領域なのである．これを混ぜて行うと，お互いが，本来あるべき姿を忘れてしまうのである．現在の救急救命士の業務は，医師がいれば，当然，医師が現場で実行しなければならない医療行為なのである．救急業務として救急救命士が行うべき領域ではないのである．

　救急業務としての医療行為は，本来医師が現場に行き対応しなければならないのであるが，

このことが特定行為として認められると，この特定行為があたかも救命救急士の業務のように教育されるので，本来の業務である搬送業務が忘れられ，早く高度医療機関に搬送しなければならない重症疾患の搬送時間が，年々遅くなっているのである。へき地・離島医療は，ドクターヘリの導入によって，治療開始時間が早くなり，多くの重症疾患が救命されたが，都会では，救急救命士の特定行為により，高度医療機関への搬送時間が遅くなり，へき地医療と逆の現象が起こっているのである。救急救命士は，本来の業務である搬送に力をいれ，医療機関への搬送時間を早くしなければならない，と思うのである。これは消防機関の本質に関わることなので，簡単に事は運ばないと思っているが，それぞれが自分の立場を理解すれば，解決できることだと思っている。

　これまでに述べたように，平成25（2013）年11月29日に航空法施行規則第176条に3号が加えられ，救急医療用ヘリコプター（ドクターヘリ）が，交通事故等が発生した場合，機長判断で事故現場に離着陸できるようになったのである。しかし，このことに関しての3省庁合意の文章はなく，先に述べた文章が，**厚生労働省からの課長通達**として，ドクターヘリ関連部署に出されたのである。それにともない，平時の場合と災害時に分けて通知が出されているので，関係者はよく取得すべきである。学会，HEM-Netには，何の連絡もなかったのである。3省庁の怒りを買ったのであろう。そして，改正の正式の法律もなかなか表に出てこなかったのである。そこで篠田伸夫氏に，国会議員の名前を出して聞いてもらったところ，土曜日の夕方にやっと第176条の改正文が，表に出てきたのである。たぶん，国土交通省は，航空法の改正を認めたくなかったのであろう。だから，HEM-Net，学会には，何の連絡も来なかったのである。しかし，このことによって，年間3万回に近いドクターヘリの出動が事故もなく安全に行われており，多くの重症傷病者が救命されているのであり，国土交通省もこのことは，認めて欲しいのである。

　関係者は，この通知を十分理解して，事故や災害が発生した場合にのみ，活用されることが望まれるが，可能な限り，安全確保のために消防等公的機関の要請による出動（航空法施行規則第176条2号）による運航が，安全確保のために必要であり，2号による運航に努めるべきであろう。

II. 各 論

1 航空法と航空法施行規則

　ドクターヘリの運航は，航空法および航空法施行規則によって管理されているので，十分に理解するようにお願いしたい。法律については，以下に必要な条項についてのみ示す。

1 航空法

　航空法は，航空機（ドクターヘリ）の飛行する離着陸場所，飛行禁止区域，高さを規制している。

第1条（この法律の目的）
　この法律は，国際民間航空条約の規定並びに同条約の附属書として採択された標準，方式及び手続に準拠して，航空機の航行の安全及び航空機の航行に起因する障害の防止を図るための方法を定め，航空機を運航して営む事業の適正かつ合理的な運営を確保して輸送の安全を確保するとともにその利用者の利便の増進を図り，並びに航空の脱炭素化を推進するための措置を講じ，あわせて無人航空機の飛行における遵守事項等を定めてその飛行の安全の確保を図ることにより，航空の発達を図り，もつて公共の福祉を増進することを目的とする。

第2条（定義）
　この法律において「航空機」とは，人が乗って航空の用に供することができる飛行機，回転翼航空機，滑空機，飛行船その他政令で定める機器をいう。

2　この法律において「航空業務」とは，航空機に乗り組んで行うその運航（航空機に乗り組んで行う無線設備の操作を含む。）及び整備又は改造した航空機について行う第19条第2項に規定する確認をいう。

3　この法律において「航空従事者」とは，第22条の航空従事者技能証明を受けた者をいう。

4　この法律において「空港」とは，空港法（昭和31年法律第80号）第2条に規定する空港をいう。

5　この法律において「航空保安施設」とは，電波，灯光，色彩又は形象により航空機の航行を援助するための施設で，国土交通省令で定めるものをいう。

6　この法律において「着陸帯」とは，特定の方向に向かって行う航空機の離陸（離水を含む。以下同じ。）又は着陸（着水を含む。以下同じ。）の用に供するため設けられる空港その他の飛行場（以下「空港等」という。）内の矩形部分をいう。

7　この法律において「進入区域」とは，着陸帯の短辺の両端及びこれと同じ側における着陸

帯の中心線の延長 3000 メートル（ヘリポートの着陸帯にあっては，2000 メートル以下で国土交通省令で定める長さ）の点において中心線と直角をなす一直線上におけるこの点から 375 メートル（計器着陸装置を利用して行なう着陸又は精密進入レーダーを用いてする着陸誘導に従って行なう着陸の用に供する着陸帯にあっては 600 メートル，ヘリポートの着陸帯にあっては当該短辺と当該一直線との距離に 15 度の角度の正切を乗じた長さに当該短編の長さの 2 分の 1 を加算した長さ）の距離を有する 2 点を結んで得た表面をいう。

＜以下条項省略＞

第 19 条（航空機の整備又は改造）

航空搬送事業の用に供する国土交通省令で定める航空機であって，耐空証明のあるものの使用者は，当該航空機について整備（国土交通省令で定める軽微な保守を除く。次項及び次条において同じ。）又は改造をする場合（第 17 条第 1 項の修理又は改造をする場合を除く。）には，第 20 条第 1 項第 4 号の能力について同項の認定を受けた者が，当該認定に係る整備又は改造をし，かつ，国土交通省令で定めるところにより，当該航空機について第 10 条第 4 項各号の基準に適合することを確認するのでなければ，これを航空の用に供してはならない。

2　前項の航空機以外の航空機であって，耐空証明のあるものの使用者は，当該航空機について整備又は改造した場合（第 17 条第 1 項の修理又は改造した場合を除く。）には，当該航空機が第 10 条第 4 項第 1 号の基準に適合することについて確認をし又は確認を受けなければ，これを航空の用に供してはならない。

3　第 11 条第 1 項ただし書きの規定は，第 2 項の場合に準用する。

第 38 条（空港又は航空保安施設の設置）

国土交通大臣以外の者は，空港等又は政令で定める航空保安施設を設置しようとするときは，国土交通大臣の許可を受けなければならない。

2　前項の許可を申請しようとする者は，当該施設について，位置，構造等の設置の計画，管理の計画，工事完成の予定期日その他国土交通省令で定める事項及び空港等にあっては公共の用に供するかどうかの別を記載した申請書を提出しなければならない。

3　国土交通大臣は，空港等の設置の許可の申請があったときは，空港等の位置及び範囲，公共の用に供するかどうかの別，着陸帯，進入区域，進入表面，転移表面，水平表面，供用開始の予定期日その他国土交通省令で定める事項を告示するとともに，現地においてこれを掲示しなければならない。

4　第 1 項の許可には，条件又は期限を付し，及びこれを変更することができる。

第 76 条（報告の義務）

機長は，次に掲げる事故が発生した場合には，国土交通省令で定めるところにより国土交通大臣にその旨を報告しなければならない。ただし，機長が報告することができないときは，当該航空機の使用者が報告しなければならない。

　一　航空機の墜落，衝突又は火災
　二　航空機による人の死傷又は物件の損壊

三　航空機内にある者の死亡（国土交通省令で定めるものを除く。）又は行方不明
　　四　他の航空機との接触
　　五　その他国土交通省令で定める航空機による事故
　2　機長は，他の航空機について前項第1号の事故が発生したことを知ったときは，無線電信又は無線電話により知ったときを除いて，国土交通省令の定めるところにより国土交通大臣にその旨を報告しなければならない。
　3　機長は，飛行中航空保安施設の機能の障害その他の航空機の航行の安全に影響を及ぼすおそれがあると認められる国土交通省令で定める事態が発生したことを知ったときは，他からの通報により知ったときを除いて，国土交通省令で定めるところにより国土交通大臣にその旨を報告しなければならない。

第76条の2（報告の義務）

　機長は，航行中他の航空機との衝突又は接触のおそれがあったと認めたときその他前条第1項各号に掲げる事故が発生するおそれがあると認められる国土交通省令で定める事態が発生したと認めたときは，国土交通省令で定めるところにより国土交通大臣にその旨を報告しなければならない。

第79条（離着陸の場所）

　航空機（国土交通省令で定める航空機を除く。）は，陸上にあっては空港等以外の場所において，水上にあっては国土交通省令で定める場所において，離陸し，又は着陸してはならない。ただし，国土交通大臣の許可を受けた場合は，この限りではない。

第80条（飛行の禁止区域）

　航空機は，国土交通省令で定める航空機の飛行に関し危険を生ずるおそれがある区域の上空を飛行してはならない。ただし，国土交通大臣の許可を受けた場合は，この限りではない。

第81条（最低安全高度）

　航空機は，離陸又は着陸を行う場合において，地上又は水上の人又は物件の安全及び航空機の安全を考慮して国土交通省令で定める高度以下の高度で飛行してはならない。但し，国土交通大臣の許可を受けた場合は，この限りでない。

第81条の2（捜索又は救助のための特例）

　前3条の規定は，国土交通省令で定める航空機が航空機の事故，海難その他の事故に際し捜索又は救助のために行なう航行については，適用しない。

第111条（協定の認可）

　本邦航空運送事業者は，前条各号の協定を締結し，又はその内容を変更しようとするときは，国土交通大臣の許可を受けなければならない。
　2　国土交通大臣は，前項の認可の申請に係る協定の内容が次の各号に適合すると認めるときでなければ，同項の認可をしてはならない。
　　一　利用者の利益を不当に害さないこと。
　　二　不当に差別的でないこと。

三　加入及び脱退を不当に制限しないこと。

四　協定の目的に照らして必要最小限度であること。

第 111 条の 4（安全上の支障を及ぼす事態の報告）

　本邦航空運送議業者は，国土交通省令で定める航空機の正常な運航に安全上の支障を及ぼす事態が発生したときは，国土交通省令で定めるところにより，国土交通大臣にその旨を報告しなければならない。

メモ 3-1　航空法第 111 条の 4 に基づく安全上の支障を及ぼす事態の報告要領細則

平成 26 年 9 月 11 日制定（国官参事第 886 号）

平成 29 年 3 月 10 日一部改正（国官参事第 1204 号）

平成 31 年 1 月 31 日一部改正（国官参事 1251 号）

航空事業安全室長

航空法第 111 条の 4 に基づく安全上の支障を及ぼす事態の報告要領細則

Ⅰ．目的

　本細則は，「航空法第 111 条の 4 に基づく安全上の支障を及ぼす事態の報告について」（平成 18 年 9 月 26 日付け，国空航第 530-2 号，国空機第 661-2 号）に規定した航空法（昭和 27 年法律第 231 号）第 111 条の 4（同法第 124 条において準用する場合を含む。）に基づく報告並びに航空法施行規則（昭和 27 年運輸省令第 56 号。以下，「規則」という。）第 221 条の 2 第 3 号及び第 4 号の具体的な事例の要領の細目的な事項を定めるものである。

Ⅱ．定義

　本細則における用語の定義は，次のとおりとする。

1　「運航」とは，航空機を本来の目的に従って活動させることをいう。

2　「運航中」とは，地上走行（牽引車による牽引を含む）を開始したときから地上走行を終了するまでの間をいう。

3　「運航整備」とは，航空機が到着してから，次の飛行に出発する前までの間に行う整備点検作業（提示作業を除く。）をいう。

4　「定時整備」とは，使用時間，飛行回数等により周期を設定し，一定期間内に実施する各種作業の総体をいう。

5　「特別整備」とは，定時整備及び運航整備等通常行われる整備作業以外のものをいう。

6　「装備品整備」とは，装備品に関する整備作業をいう。

7　「非常設備，非常用装置，非常用装備品，救急用具」とは，規則第 150 条に規定される救急用具，「本邦航空運送事業者が行う航空運送事業に使用される大型飛行機に係る

装備等の要件」(平成元年12月1日付け，空航第769号・空検第928号)に示されるもの及び酸素供給装置をいう。
＜以降省略＞

2　航空法施行規則

　航空法施行規則は，航空法の内容を補い，具体的に内容を示した法律であり，航空法を理解するためには，知っていなければならない法律である。
　ここでは，ドクターヘリに関連する主な条文を示す。このなかでも第176条（捜索又は救助のための特例）は，航空法第81条の2（捜索又は救助のための特例）に対応する条文であり，十分な理解が必要である。この3号は，ドクターヘリのために新たに加えられた条項であり，この条項が加えられたことにより，ドクターヘリ（国の法律で認められた救急医療用ヘリコプター）は，2号にある公的な機関からの要請がなくても，安全が確認できれば，機長判断で傷病者発生現場に離着陸ができるようになった。しかし，安全確保のためには，消防機関との協力が必用であり，2号による消防機関からの要請に応じて，離着陸するのが安全運航の原則であろう。

第150条（救急用具）
　航空機は次の表＜省略＞に掲げるところにより，救急用具を装備しなければこれを航空の用に供してはならない。

第172条の2（空港等以外の場所において離着陸ができる航空機）
　法第79条ただし書きの許可を受けようとする者は，次に掲げる事項を記載した申請書を国土交通大臣に提出しなければならない。
　一　氏名及び住所
　二　航空機の型式並びに航空機の国籍及び登録記号
　三　離陸し，又は着陸する日時及び場所（当該場所の略図を添付すること。）
　四　離陸し，又は着陸する理由
　五　事故を防止するための措置
　六　飛行計画の概要（飛行の目的，日時及び経路を明記すること。）
　七　操縦者の氏名及び資格
　八　その他参考になる事項

第176条（捜索又は救助のための特例）
　法第81条の2の国土交通省令で定める航空機は，次のとおりとする。
　一　国土交通省，防衛省，警察庁，都道府県警察又は地方公共団体の消防機関の使用する航空機であって捜索又は救助を任務とするもの

二　前号に掲げる機関の依頼又は通報により捜索又は救助を行なう航空機
三　救急医療用ヘリコプターを用いた救急医療の確保に関する特別措置法（平成19年法律第103号）第5条第1項に規定する病院の使用する救急医療用ヘリコプター（同法第2条に規定する救急医療用ヘリコプターをいう。）であって救助を業務とするもの

第221条の2（安全上の支障を及ぼす事態の報告）

法第111条の4の国土交通省令で定める事態は，次に掲げる事態とする。
一　法第76条の第1項各号に掲げる事故
二　法第76条の2に規定する事態
三　航空機の航行中に発生した次に掲げる事態
　　イ　航空機の構造が損傷を受けた事態（当該航空機の修理が第5条の6の表に掲げる作業の区分のうちの大修理又は小修理に該当しない場合を除く。）
　　ロ　航空機に装備された安全上重要なシステムが正常に機能しない状態になった事態
　　ハ　非常用の装置又は救急用具が正常に機能しない状態となった事態
　　ニ　運用限界の超過又は予定された経路若しくは高度からの著しい逸脱が発生した事態
　　ホ　イからニまでに掲げるもののほか，緊急の操作その他の航行の安全上緊急の措置を要した事態
四　前3号に掲げるもののほか，航空機の構造の損傷，非常用の装置の故障，装備品等の誤った取付けその他の航空機の正常な運航に安全上の支障を及ぼす事態

3　航空法施行規則第176条改正によるドクターヘリの運航について

　この件については重要なことなので，各論においても詳しく述べる。
　ドクターヘリは，平成13（2001）年4月1日より，厚生省が管轄する救急医療用ヘリコプターとして運航が開始されたが，これにあわせて運輸省は，「平成12年1月17日：運輸省令第1号」で，航空法施行規則第176条（捜索又は救助のための特例）に2号として「前号に掲げる機関の依頼又は通報により捜索又は救助を行う航空機」を加筆し，救急医療用ヘリコプター（ドクターヘリ）は，すべて消防もしくは警察からの依頼，または通報により，事故現場や災害現場に離着陸ができるようになっていたのである。
　厚生省，運輸省，総務省消防庁からは，公的な基準をみたせば依頼，要請があったとして離着陸しても良いとの話もあったが，その基準は場所によって異なるので，事故が起こったことを考えると，第176条にドクターヘリを加えてもらわないと迅速な行動がとれないので，著者とHEM-Netの篠田副理事長とで，消防，警察コントロールのドクターヘリでは救命治療の開始が遅れるので「助かる命も助からない」と言って，医師の判断（ドクターヘリ機長の判断）で現場に離着陸できるよう，第176条の改正を強くお願いしたのである。
　しかし，運輸省は当初，「国の法律の中に民間機を入れるわけにはいかない」として，ドクター

ヘリの事故現場での離着陸を認めようとしなかったが，平成22（2010）年9月21日に，以下の「**3省庁合意のドクターヘリの出動について**」という公文書を表に出してくれたのである。

・・・

消防救第239号
医政指発0921第1号
国空航第547号
平成22年9月21日
総務省消防庁救急企画室長
厚生労働省医政局指導課長
国土交通省技術部航空局運航課長

ドクターヘリの出動について

　平成12年，航空法施行規則の一部が改正され，消防機関等の依頼又は通報により捜索又は救助を行う航空機には，法第81条の2により，法第79条から第81条を適用されないこととなった。救急医療用ヘリコプター（「救急医療用ヘリコプターを用いた救急医療の確保に関する特別措置法」に定義するヘリコプター。以下「ドクターヘリ」という。）は，この適用を受け，事故現場で迅速に離着陸を行うことが可能となっている。また，平成19年，「救急医療用ヘリコプターを用いた救急医療の確保に関する特別措置法」が制定され，ドクターヘリの全国的な配備の促進が図られることとなった。さらには，平成21年に消防法の一部改正が行われ，搬送及び受け入れの実地基準において，ドクターヘリ等を含めた搬送手段の選択に関する基準を設定することが可能となるなど，ドクターヘリによる救急患者搬送の環境整備が図られてきたところである。

　しかしながら，ドクターヘリの関係者の一部には，ドクターヘリは消防機関等の依頼又は通報がなければ基地病院からの離陸ができないとの認識があり，この認識によりドクターヘリの迅速な出動を妨げている例が見られることから，本通達により，ドクターヘリの基地病院からの離陸に関する考え方を示すとともに，ドクターヘリによる，患者搬送時間のさらなる短縮を図るために，航空法第81条の2及び航空法施行規則第176条による運航の考え方等を示すこととする。

1．ドクターヘリの基地病院からの離陸について

　ドクターヘリが配備される基地病院においては，ドクターヘリが救急医療活動を行うために離陸するほか，機体の保守，燃料給油又は慣熟訓練等を行うためにも離陸することから，当該基地病院は，救助以外の目的でも離陸できるように航空法第38条のヘリポートとして設置許可を受けているか，又はドクターヘリの運航者が航空法第79条ただし書の許可を得て離陸できる場所となっている。したがって，基地病院からドクターヘリが離陸する際に，航空法第81の2及び航空法施行規則第176条第2号による特別規定を適用する必要はなく，当然ながら消防機関等の依頼又は通報は要しない。

2．事故現場での離着陸時における消防機関等の依頼又は通報について

航空法第79条により，ヘリコプターを含む航空機は，空港等以外の場所において，離着陸することは原則禁止されているが，航空法第81の2及び航法施行規則第176条第2号により，消防機関等の依頼又は通報により救助を行うドクターヘリには適用されないこととなっている。
　したがって，事故現場での離着陸においては消防機関等の依頼又は通報が必要となるが，消防機関等の迅速な依頼又は通報を行うための方策として，例えば，ドクターヘリの運航に係る調整を行う運航調整委員会等は，第一報が予め定められた要件を満たす場合には，消防機関が即座にドクターヘリの出動依頼又は通報を行うよう，出動要請基準を定めることが可能である。
（参考）関連規則抜粋
○航空法第79条
　航空機は，飛行場以外の場所において，（中略）離陸し，また着陸してはならない。ただし，国土交通大臣の許可を受けた場合はこの限りではない。
○航空法第81条の2
　前3条の規定は，国土交通省令で定める航空機が航空機の事故，海難その他の事故に際し，捜索又は救助のために行う航空については適用しない。
○航空法施行規則第176条
　法第81条の2の国土交通省令で定める航空機は，次のとおりとする。
1　国土交通省，防衛省，警察庁，都道府県警察又は地方公共団体の消防機関の使用する航空機であって，捜索又は救助を任務とするもの
2　前号に掲げる機関の依頼又は通報により捜索又は救助を行う航空機

　この3省庁合意は，離陸はできるが，着陸に関しては公的機関である警察，消防の了解を得るように述べているのである。これでは，突然発生する交通事故，災害においても公的機関からの要請または通知がなければ，ドクターヘリは出動（離着陸）できないことになる。医療機関サイドも警察，消防と同等に機長判断で離着陸できるようにしなければ，要請を待っているだけなら，救命治療の開始時間が遅くなり，重症傷病者の救命に繋がらないのである。このことは，航空法施行規則第176条の中にドクターヘリを加えてもらわなければ，ドクターヘリの現場への出動（離着陸）ができないのである。
　3省庁合意のドクターヘリの出動については，事前に日本航空医療学会とHEM-Netに連絡があった。著者は，HEM-Netの篠田氏と相談して，改めて航空法施行規則第176条の中にドクターヘリを入れていただくために，学会の理事長として1号（本文）か，3号に救急医療用ヘリコプター（ドクターヘリ）を加えてくれるようお願いをした。また，ドクターヘリが出動できる条件になったら，ドクターヘリの機長判断で出動できるよう認めてほしいとのお願いもした。
　3省庁合意の内容は，3号は認めないが，条件が出動条件に会えば出動しても良いという，ぎりぎりの内容を認めてくれているのであり，このこと関しては，感謝しなければならないと思うのである。しかし，出動条件は，公的機関によって異なるので，公的ヘリコプターと同様

に，航空法施行規則第176条に加えてもらわなければ，機長判断で，事故現場，災害現場に離着陸できないのである。このことから，著者は篠田HEM-Net副理事長と相談して，以下の文章を3省庁に提出したのである。

・・・

日本航空医療学会
理事長　小濱啓次

航空法施行規則第176条（捜索又は救助のための特例）に救急医療用ヘリコプター（ドクターヘリ）を加えていただくお願い

　消防防災ヘリや県警のヘリコプターは，公的なヘリコプターであるために，航空法施行規則第176条（捜索又は救助のための特例）によって，緊急時に必要な場所に，機長判断で離着陸することが可能です。ドクターヘリが民間の航空機であるがために，今まで機長判断で緊急時に必要な場所に離着陸できない状況にあります。このために交通事故，災害時に直ちに，ドクターヘリの判断で重症傷病者に対応することができません。

　このことは，今後のドクターヘリ全国展開において，大きな障害になると思われます。当然のことながら，事故があってはならないので，安全の確認が出来た場合に限られることは，当然のことです。

　欧米諸国にあっては，救急医療用ヘリコプターは，民間であっても，全て機長判断で事故，災害発生現場に離着陸し，傷病者の救命に大きな効果をあげています。このことから，国及び都道府県が配備したドクターヘリ（救急医療用ヘリコプター）については，下記のように法律の第1号に加えていただくか，もしくは第3号を作り，加えていただくようお願い申し上げます。尚，条文の作成に当たっては，ヘムネット副理事長篠田伸夫氏に相談致しました。

1）航空法施行規則第176条第1号に加える案
　法律第81条の2の国土交通省令で定める航空機は，次のとおりとする。
　一　国土交通省，防衛省，警察庁，都道府県警察又は地方公共団体の消防機関の使用する航空機，**又は都道府県の責任において運航する航空機（都道府県警察及び地方公共団体の消防機関の使用する航空機を除く）であって，捜索又は救助を任務とするもの**

2）航空法施行規則第176条に第3号を加える案
　航空法第81条の2の国土交通省令で定める航空機は，次のとおりとする。
　一　国土交通省，防衛省，警察庁，都道府県警察又は地方公共団体の消防機関の使用する航空機であって捜索又は救助を任務とするもの
　二　前号に掲げる機関の依頼又は通報により捜索又は救助を任務とするもの
　三　**国又は地方公共団体が委嘱した救助を任務とする救急医療用ヘリコプターであって救助を任務とするもの**

・・・

　著者らは，第176条の中にドクターヘリを加えるのにこだわったのである。この議論をしているときに，東日本大震災が発生した。このとき，15機のドクターヘリが被災地外の基地病

院から，消防，警察からの出動の依頼，要請もないのに，厚生労働省の災害医療センターからの要請，依頼で出動したのである．航空法施行規則176条の中には，厚生労働省は書いてないので，厚生労働省による要請も明らかに航空法違反であり，著者らが協議の場において，「災害発生時に，被災市町村の消防機関から災害を受けていないドクターヘリ基地病院に出動の要請は，現場が混乱しているのであるはずがない，だから，ドクターヘリ基地病院のドクターヘリ機長判断で災害現場に離着陸できるようにしなければならない」とたびたび言っていたことが，東日本大震災で現実に起こったのである．

　このとき，著者は国土交通省に行き，東日本大震災におけるドクターヘリの出動について，「**著者の言った通りになったではないですか，すべて航空法違反ではないですか**」と言ったところ，「**今回は災害救助法が発動されており，超法規の状態なので違反ではない**」と言われたので，「**事故が起こったら，どうなるのですか**」と言ったところ，返事はなかった．その後，HEM-Netの篠田副理事長とも相談して，ドクターヘリ推進議連にも，ドクターヘリが医師と機長判断で災害現場にも離着陸できて，ドクターヘリの活動が円滑に行われるように配慮するようにとの決議をお願いし，ドクターヘリを航空法施行規則第176条に入れていただくようにお願いし，また，公明党参議院議員の渡辺孝男氏（ドクターヘリ・ワーキンググループ副座長）には，**国会の代表質問で「いつ航空法施行規則第176条に，ドクターヘリを加えてくれるのか」**の質問を2度にわたって発言していただいたのである．

　その後，平成25（2013）年11月29日付で，厚生労働省医政局から担当都道府県の関係部署あてに，航空法施行規則第176条により救急医療用ヘリコプター（ドクターヘリ）が，機長判断で現場に出動することになったので，ドクターヘリの運航において平時と災害時に分けて対応をするようにとの通知が出され，航空法施行規則第176条として，ドクターヘリによる重症傷病者の救命治療ができるようになった．しかし，その通知には，改正された航空法施行規則第176条の条文はなかったのである．このあたりのことは，3省庁としても苦しい立場であったと推測されるのである．いずれにしても緊急時，この法律を活用することもあると思うので，関係者は事故防止のために，以下の通知を熟読されることをお願いする．

....

医政指発1129 第1号
平成 25 年 11 月 29 日

各都道府県衛生主管部（局）長殿

厚生労働省医政局指導課長（公印省略）

航空法施行規則第176条の改正に伴うドクターヘリの運航について（通知）

　標記については，「航空法施行規則の一部を改正する省令」（平成25年国土交通省令第90号．以下「改正省令」という．）が公布され，平成25年11月29日から施行されたところである．改正省令により新たに追加されたドクターヘリ（救急医療用ヘリコプターを用いた救急医療の確保に関する特別措置法（平成19年法律第103号）第5条第1項に規定する病院の使用する救急医療用ヘリコプター（同法第2条に規定する救急医療用ヘリコプターであって救助を業

務とするものをいう。以下同じ。）の運航については，下記のとおりであるので，貴職におかれては，その旨御了知願いたい。また，本通知の趣旨等に基づき，貴職からドクターヘリを活用する医療機関に対し必要な指導を行うとともに，消防機関及び関係団体等に対し周知をお願いする。

記

1．平時における消防機関等の依頼又は通知に基づかない運航について
（1）航空法（昭和27年法律第231号）第79条の国土交通大臣の許可（以下「離着陸の許可」という）を受けていない場所において離着陸を行うドクターヘリの運航については，これまで，航空法施行規則（昭和27年運輸省令第56号）第176条第1号の規定による国土交通省，防衛省，警察庁，都道府県警察又は地方公共団体の消防機関（以下「消防機関等」という。）の依頼又は通報に基づき，消防機関等との連携によりその安全確保を図った上で，活動してきたところである。

　今般，ドクターヘリが消防機関等との連携によらないで活動する場合であっても，航空法第79条から第81条までの規定が適用されないこととなったが，引き続き適切な方法により運航の安全を確保する必要がある。

　都道府県，市町村，地域医師会，消防，警察，国土交通，教育委員会等関係官署に所属する者，ドクターヘリ運航会社，ドクターヘリ基地病院及び有識者により構成されるドクターヘリの運航調整委員会において，離着陸の許可を受けていない場所に離着陸を行う運航であって，消防機関等の依頼又は通報に基づかない運航が必要な場合があるとの判断がなされた場合には，関係者間で十分な協議を行った上で，ドクターヘリ事業の円滑な推進のために必要な事項を規定する運航要領（以下「運航要領」という。）に，当該運航における関係者間の連携や安全確保のために必要な事項を定めるものとする。**ついては，別添1の「平時における消防機関等の依頼又は通報に基づかないドクターヘリの運航に係る要領案」**を参考に，必要に応じ，運航要領の見直し又は策定を行うとともに，運航の安全確保を図るようお願いする。運航要領に必要な事項が定められ，これら事項が遵守されているかについては，医療法（昭和23年法律第205号）第25条第1項の規定に基づく立入検査により，ドクターヘリ基地病院に対して確認が行われるものであることを申し添える。

　なお，運航要領に関係者間の連携や安全確保のために必要な事項を定めることなく，離着陸の許可を受けていない場所において行う離着陸であって，消防機関等の依頼又は通報に基づかないものを行うことは，航空法違反となるため認められない。

（2）（1）の運航要領に定める関係者間の連携や安全確保のために必要な事項としては，次の内容が含まれるものとする。
　①自ら入手した情報又は消防機関等以外の依頼若しくは通報により出動する場合におけるルールに関する事項
　②依頼又は通報の主体との連携に関する事項
　③離着陸場所が満たすべき要件に関する事項

④離着陸場所において実施する安全確保のための取組に関する事項
　　⑤個々の状況を考慮した安全確保のために必要な事項
　　⑥乗務員等及び想定される消防機関等以外の依頼又は通報の主体に対する安全確保のための教育に関する事項
　　⑦安全確認とその判断に関する事項
　　⑧その他離着陸における安全確保のために必要な事項
２．災害時における運航について
　「日本DMAT活動要領について」（平成18年4月7日医政指発第0407001号）に基づく「日本DMAT活動要領」（平成25年9月4日最終改正）において，「ドクターヘリが配備されたDMAT指定医療機関のDMATは，ドクターヘリ運航規定等に基づいて必要に応じてドクターヘリを活用することができる」とされ，また，DMAT都道府県調整本部，DMAT・SCU本部等が行う業務として「ドクターヘリの運航と運用に関わる調整」が含まれていることから，災害時のDMAT活動に伴うドクターヘリの活用が期待される。災害時には，消防機関等の依頼又は通報に基づかない出動も想定されることから，災害時のドクターヘリの出動に係るルールを運航要領に定めることが，迅速な出動や安全確保に資すると考えられる。ついては，別添2の「災害時のドクターヘリの運航に係る要領案」を参考に運航要領の見直し又は策定をお願いする。

　また，災害時における安全確保についても，別添1「平時における消防機関等の依頼又は通報に基づかないドクターヘリの運航に係る要領案」を参考に，必要な安全確保を行うようお願いする。

（別添1）
平時における消防機関等以外の依頼又は通報に基づかないドクターヘリの運航に係る要領案について

　本要領案については，ドクターヘリの運航要領に下記の項目を追加する等により，平時における消防機関等の依頼又は通報に基づかないドクターヘリ運航の安全確保に資することを意図して作成したものである。

　なお，消防機関等以外からの依頼又は通報に基づく運航を開始した場合であっても，並行して消防機関等から依頼又は通報があった際には従前と同様の扱いであることに留意されたい。

　　　　　　　　　　　　　　　　記

【要領案】
（自ら入手した情報又は消防機関以外の依頼若しくは通報により出動する場合におけるルール）
第A条　消防機関等の依頼又は通報に基づかない運航は，次の各号のいずれかに該当する場合に限って行うものとする。
　一　消防機関等に連絡するいとまがないほど切迫した状況において，医療機関又は運航調整委員会が必用とあらかじめ認めた者から依頼又は通報を受け，ドクターヘリの基地病院（以下「基地病院」という。）の長がドクターヘリの運航を必要と判断したとき

二　厚生労働省，地方公共団体，高速道路会社等からの情報又は自ら入手した情報によって，基地病院の長がドクターヘリの運航を必要と判断したとき
２　前項第１号の依頼又は通報の主体は，第Ｆ条第３項の研修を受けた者に限る。
（依頼又は通報の主体との連携）
第Ｂ条　第Ａ条第１項第１号の規定による運航を行う場合には，基地病院及び運航会社は，依頼又は通報の主体と連携を図りながら活動するものとする。
２　運航に際して，基地病院と依頼又は通報の主体は継続的に連絡が取れる体制を保持しなければならない。
（離着陸場所が満たすべき要件）
第Ｃ条　離着陸場所の要件は，航空関連法令等に定める基準に適合するものでなければならない。
２　基地病院及び運航会社は，離着陸場所が航空関係法令等に定める基準に適合することを，事前に確認しなければならない。
（離着陸場所で実施する安全確保のための確認等）
第Ｄ条　離着陸場所における安全確保は，依頼若しくは通報の主体，基地病院又はこれらの者から委託を受けた者（以下「離着陸場所の安全確保を行う者」という。）によって行うことを原則とする。離着陸場所の安全確保を行う者は，離着陸場所が次の各号のいずれも満たしているかを確認しなければならない。
　一　安全に離着陸が可能な気象状態であること
　二　離着陸の間，関係者以外の人及び車両が離着陸場所に接近できない状況であること
　三　ダウンウォッシュ及びこれによる飛散物等が，地上の人及び物件に危害を及ぼさない状況であること
　四　安定した接地面が確保されていること
　五　その他，離着陸のための安全を妨げる事実等がないこと
２　離着陸場所の安全確保を行う者は，前項各号に掲げる安全確保のための条件が確保されるよう，事前の広報及び散水等の措置を講じることが可能な体制を構築していなければならない。
３　機長は，離着陸場所の安全が確保されていると判断できない場合には，離着陸をしてはならない。また，離着陸場所，その周辺環境及び機体が次の各号のいずれも満たしているかを確認しなければならない。
　一　離着陸の過程のいずれの地点においてもホバリング停止が可能な機体重量及び気象状態であること
　二　離着陸の間，関係者以外の人及び車両が離着陸場所に接近していないこと
　三　ローター及び胴体と障害物件との間隔が目視で確保できていること
　四　ダウンウォッシュ及びこれによる飛散物等が，地上の人及び物件に危害を及ぼさない状況であること

五　安定した接地面が確保されていること
　　六　その他，離着陸のための安全を妨げる事実等がないこと
（個々の状況を考慮した安全確保）
第E条　医療機関からの依頼又は通報を受けて出動する場合には，当該医療機関の敷地内又はこれに準ずる場所に離着陸場所を確保することが望ましい。
（乗務員等及び想定される消防機関等以外の依頼又は通報の主体に対する安全確保のための教育）
第F条　操縦士及び整備士は，必要な医学的知識，医療機器の基本的仕様及び電磁波干渉等による影響に係る知識を有する者でなければならない。
2　医療要員は，機体の限界事項及び非常操作手順（医療要員に関連するものに限る。），操縦士と医療要員とのコーディネーションに係る知識並びに第D条第3項各号に掲げる機長が離着陸の際に確認すべき事項に係る知識等を有する者でなければならない。
3　運航調整委員会は，離着陸場所の安全確保を行う者に対して，消防機関等が行う離着陸場所の安全確保に係る教育に準じた内容の研修を行うとともに，出動事案における安全確保上の課題等を共有するため，これらに係る教育を年2回程度定期的に行わなければならない。
（安全確保とその判断）
第G条　医療要員及び基地病院において搬送調整を行う医師等は，運航上の安全確保に関して運航会社の判断を妨げてはならない。
（その他離着陸のための安全確保）
第H条　消防機関等の依頼又は通報に基づかない運航を行った場合，基地病院は運航調整委員会にその旨を報告し，安全性等について検証を受けなければならない。運航調整委員会は，当該検証の結果を踏まえ，必要に応じて基地病院の長及び離着陸場所の安全確保を行う者に対して勧告又は指導を行い，常に安全性の向上を図らなければならない。

【要領案の趣旨】
第A条第2項
- 消防機関等による離着陸場所及びその周囲の安全確保の支援が行われないことから，ドクターヘリの出動の依頼又は通報をすることができる者を，第F条第3項の研修を受け，離着陸時の安全確保に関する必要な知識を持つ者に限定することを明示している。

第C条第1項
- 離着陸場所に関する航空関係法令等に定める基準とは，航空法第38条及び航空法施規則第79条に定める設置基準，「地方航空局における場外離着陸許可の事務処理基準」（平成9年9月30日空航第715号）で定める許可基準，「高層建築物等におけるヘリコプターの屋上緊急離着陸場等の設置の推進について」（平成2年2月6日消防消第20号）による緊急離着陸場等の設置指導指針及び「高速道路におけるヘリコプターの活用に関する検討結果について」（平成17年8月18日医政指発第0818001号）等による基準をいう。

第D条第1項
- 離着陸場所における安全確保は，依頼又は通報した者等が主体的に行うことを明示するとともに，実施すべき安全確保のために必要な事項を規定している。

第D条第2項
- 離着陸場所における安全を確保するため，離着陸場所の安全確保を行う者が事前に整備すべき体制について明示している。

第D条第3項
- 離着陸場所における安全確保のため，機長が確認すべき事項は，消防機関等が安全確保する際に必要な一般的事項と同様であるが，これを特に確認するよう明示している。

第F条第2項
- 機長による離着陸の判断を医療要員が補助することが望まれることから，第D条第3項各号に掲げられた離着陸の際に機長が確認する事項について，医療要員においても習得する必要があることを明示している。

第F条第3項
- 離着陸場所の安全確保が確実に行われるよう，教育体制が必要であること，及びその教育主体について明示している。
- 消防機関等が行う離着陸場所の安全確保に係る教育に準じた内容の研修については，地域の消防機関等で行われている安全確保に係る教育訓練の内容を参考の上，運航調整委員会において検討されたい。
- 安全確保上の課題等を共有するため年2回程度定期的に行う教育とは，基地病院又は運航調整委員会等が開催する検討会等において，消防機関等による依頼又は通報に基づかない運航の事例に関して，離着陸場所の安全確保を行う者の間で経験や課題の共有を行うこと等を想定している。

第H条
- 運航調整委員会が，安全確保のための重要な役割を担っていることを明示するとともに，運航調整委員会が行うべき取組について記載している。

（別添2）

災害時のドクターヘリの運航に係る要領案について

　本要領案については，ドクターヘリの各運航要領に下記の項目を追加する等により，災害時における迅速な出動及び運航の安全確保に資することを意図して作成したものである。

　ドクターヘリの派遣については，DMATの活動が移動時間を除きおおむね48時間以内の活動を基本としていること等を踏まえ，災害の発生場所から300km圏内のドクターヘリを対象とすることを一定の目安として考えている。一方，DMAT2次隊，3次隊等の追加派遣又はその見込みがある場合には，300km圏外のドクターヘリを含めた派遣要請を検討する必要がある。なお，本要領案におけるドクターヘリの出動については，DMATと一体となって出動する場合のほか，災害時に必要な医療救護活動及びその支援としてドクターヘリ単体で出動する

場合も想定している。

記

【要領案】
（災害時運航の手続き）

第A案　ドクターヘリ基地病院（以下「基地病院」という。）の長は，次の各号のいずれかに該当する場合には，ドクターヘリを被災地域において運航することを検討するものとする。
　一　知事等（当該ドクターヘリの基地病院の所在する都道府県の知事又は知事からの委任を受けた者をいう。以下同じ。）からドクターヘリの要請を受けたとき
　二　厚生労働省DMAT事務局からドクターヘリの派遣要請を受けたとき
　三　基地病院の長が被災地域における運航が必要と判断したとき
2　前項第1号の規定による派遣要請を受けた場合，基地病院の長は，ドクターヘリの運航状況等を勘案しドクターヘリの運航を決定するものとする。
3　第1項第2号の規定による派遣要請を受けた場合，基地病院の長は，要請への対応の可否を知事等との協議によりドクターヘリの運航を決定するものとする。
4　第1項第3号の規定による判断を行った場合，基地病院の長は，被災地域における運航の可否を知事等との協議によりドクターヘリの運航を決定するものとする。
5　基地病院の長は，第2項から前項の規定に基づき，ドクターヘリの運航を決定した場合には，速やかに厚生労働省DMAT事務局に報告するものとする。
6　知事等又は，第2項から第4項までの運航の決定を行った基地病院の長は，被災地域におけるドクターヘリの運航及びその支援のため，運航会社の操縦士，整備士及び運航管理者等（以下「運航会社の従業員」という。）を被災地域に派遣することができる。

（災害時の指揮）

第B条　ドクターヘリが前条第2項から第4項までの規定に基づき出動した場合は，被災した都道府県の災害対策本部等の指揮下において，関係機関と連携を図りながら活動するものとする。
2　ドクターヘリは，前項の規定に関わらず，知事の指示があった場合には，被災した都道府県の災害対策本部との調整を図った上で，当該指示に従うものとする。
3　前2項において，被災地におけるDMATの活動領域が複数の都道府県にわたるときは，ドクターヘリは，DMATと一体となって活動領域を拡大するものとする。この場合，ドクターヘリの搭乗者は，関係都道府県の災害対策本部，基地病院の長，厚生労働省DMAT事務局等にその旨を報告するものとする。
4　被災した都道府県の災害対策本部等は，第1項の規定による指揮を行うに当たり，運航上の安全確保に関し，運航会社の判断を妨げてはならない。

（災害時の任務）

第C条　ドクターヘリの災害時の任務は，通常時の任務のほか，次のとおりとする。
　一　医師，看護師等の医療従事者及び業務調整員の移動

二　患者の後方病院への搬送
　三　その他被災した都道府県の災害対策本部等が必要と認める任務であって，ドクターヘリが実施可能なもの

（搭乗する医師及び看護師）
第D条　基地病院の長は，災害時の運航として出動する場合には，平時からドクターヘリに搭乗している医師また看護師であって，DMAT隊員資格を有する者を搭乗させるよう配慮するものとする。

（費用等）
第E条　基地病院（又は○○県）は，第A条第1項の規定による検討の結果に基づく運航に係る費用について，ドクターヘリ運航会社との協議に基づき，必要と認められる額を支弁するものとする。

【要領案の趣旨】
第A条
- ここでの「災害時」とは，「日本DMAT活動要領」（平成25年9月4日最終改正）のⅣの「1. DMATの派遣要請」に記載された，被災地域の都道府県がDMATの派遣要請を行う基準に定められた規模の災害発生時等を想定している。当該基準に定められた規模以外の災害発生時における出動についても，各都道府県において事前に検討がなされていることが望ましい。

第A条第3項
- 厚生労働省DMAT事務局の要請を受けた場合に，要請への対応の可否が迅速に行えるよう，基地病院の長が対応を協議する者（知事又は知事から委任を受けた者）をあらかじめ明確にしておく必要がある。

第A条第6項
- 運航会社の従業員を被災地に派遣することについて事前に明示している。

第B条第3項
- 一体運用しているドクターヘリとDMATは，初動において派遣された被災都道府県の近隣都道府県においても活動することがあることを規定している。

第B条第4項
- 現地における運航の可否は，天候上の理由のみならず，2次災害のおそれや被災地全般の状況を踏まえた上で，運航会社が判断を行う場合がある。このドクターヘリの運航に係る判断は，前述のいかなる指揮にも優先される。

第C条
- 通常のドクターヘリの任務のほか，災害時に必要と考えられる任務を規定している。

第D条
- 災害対応には，十分な経験を持つ者の搭乗が望ましいことを明示している。

　結果として，施行規則第176条に3号ができたので，学会，HEM-Netのお願いはかなえら

れたことになったが，3省庁の名前はなく，厚生労働省の通達として出されたので，認めることはできない，との意向であったと思われるのである。勝手に離着陸をして，事故でも起こされたら困るとの意向であろうと思われるのである。学会サイドも，この法律を悪用する意向はまったくないのであって，そのあたりのことはご了解いただけたらと思うのである。

3省庁合意のドクターヘリの出動は，医師にとっては，出動基準を満たせば現場に出動できるというありがたい合意であったが，基準が異なれば法律上は違反であり，運航会社に負担が生じる。なぜならば，個人の医師の能力によって出動基準が異なるからである。医師個人は，傷病者を救命することを優先するからである。事故が起これば，運航会社は法律違反で有罪になる。機長は本能的にネガティブになる。運航会社は，当然のこととして法律を優先するからである。このことによって，助かる命が助からなくなるのである。

この厚生労働省の課長通知に対する，日本航空医療学会の理事長名と安全推進委員会の委員長名で，以下の見解を出した。

・・

「航空法施行規則第176条の改正に伴うドクターヘリの運航についての課長通知」に係る日本航空医療学会の見解について

日本航空医療学会　　理事長　小濱　啓次
安全推進委員会　　委員長　古澤　正人
平成26年4月30日
平成26年8月26日改定

厚生労働省医政局指導課長より発出された医政指発1129第1号「航空法施行規則第176条の改正に伴うドクターヘリの運航についての（通知）」（平成25年11月29日付）（別紙1）（以降，厚生労働省通知と記す）に関し，各都道府県の運航調整委員会においてドクターヘリ運航要領の改訂を検討する際の資とするため，日本航空医療学会の見解をまとめた。

本見解は，一般社団法人全日本航空事業連合会ヘリコプター部会ドクターヘリ分科会及び日本航空医療学会安全推進委員会が検討・取りまとめた下記資料（以降，ドクターヘリ分科会資料と記す）の基本的な考え方の部分を整理したものである。

ドクターヘリ分科会資料（別紙2）

「航空法施行規則第176条改正に伴うドクターヘリの運航について（通知）」に係る解釈等について改定版

一般社団法人全日本航空事業連合会ヘリコプター部会ドクターヘリ分科会
2014年7月25日

1．全般事項

（1）従前の運航要領やその運用を変える必要が特にない場合，今回の規則改正に伴って，従前の要領等を変える必要はない。ドクターヘリ運航においては，従前通り「消防機関等との緊密な連携」が安全確保上，必要であることは変わらない。

（2）消防機関等以外からの依頼または通報に基づく運航を開始した場合であっても，並行し

て消防機関等からの依頼または通報がなされた場合には，従前と同様の扱いであることに留意することが必要である。

（3）消防機関等の依頼または通報に基づかない運航においては，従前は離着陸の場所は航空法 79 条ただし書きの許可を受けた場合（いわゆる場外離着陸場）に限られていたところを，今回の改正によって航空法 79 条の規定が適用されない（許可を受けることが免除される）ことになったが，離着陸場の満たすべき条件とその事前の確認，および地上での安全の確認等の離着陸の安全を確保するための要件については変わるものではない。

2．平時における消防機関等の依頼または通報に基づかないドクターヘリの運航に係る要領案について

（1）今回の規則改正に伴い，まずはドクターヘリ運航調整委員会において，消防機関等の依頼または通報に基づかない運航を行う必要があるか否かについて十分な検討が必要である。

　なお，平時において消防機関等の依頼または通報に基づかない運航の可能性が想定されている事例については，ドクターヘリ分科会資料においてその解釈等が検討されている。消防機関等の依頼または通報に基づかない運航を要請（依頼または通報）する者等は関係者間の連携や離着陸場所における安全確保を自らが行う体制を整備し，維持・管理していかなければならないことに留意することが必要である。

（2）消防機関等の依頼または通報に基づかない運航を行う必要がある場合には，厚生労働省通知の別添 1「平時における消防機関等の依頼または通報に基づかないドクターヘリの運航に係る要領案」に準拠した運航要領の策定が必要である。

　厚生労働省通知には以下が明記されていることに留意が必要である。

　策定した運航要領には必要な事項が定められ，それらが遵守されているかについては，医療法に基づく立入検査により基地病院に対して確認が行われる。

　運航要領に関係者間の連携や安全確保のために必要な事項を定めることなく，離着陸の許可を受けていない場所において行う離着陸であって，消防機関等の依頼または通報に基づかないものを行うことは，航空法違反となるため認められない。

　なお，国土交通省航空局の運航規程審査要領細則には以下が規定されている。

　消防機関等からの依頼または通報によらずに救急医療用ヘリコプターとして救助のための航行を行う場合は，厚生労働省が定める「航空法施行規則第 176 条の改正に伴うドクターヘリの運航について（通知）」に基づき運航調整委員会が必要な事項を運航要領に定め，当該要領に従って関係者間の連携および離着陸における安全確保が図られること。

（3）平時において消防機関等の依頼または通報に基づかない運航を必要と判断するものは，実行上は（迅速性と平時の手順の一貫性から）ドクターヘリ担当医師であることが必要である。ドクターヘリ担当医師は，平素からドクターヘリ運航に従事し，当該地域のドクターヘリ事業及び救急医療体制に十分な経験と見識を有するとともに，消防機関等の依頼または通報に基づかない運航における関係者間の連携及び安全確保について十分に理解していなければならない。少なくとも厚生労働省補助事業である「ドクターヘリ従事者研修」，認定 NPO 法

人「救急ヘリ病院ネットワーク」助成事業である「HEM-Net医師・看護師等研修」，又は日本航空医療学会が主催する「ドクターヘリ講習会」の受講を終了していることが望ましい。

3．災害時の運航について

(1) 災害時には規則第3号に基づく運航（DMAT活動等の消防機関等の依頼または通報に基づかない運航）が想定される。迅速な出動や安全確保を図るために災害時運航の手続き及び災害時の指揮のルールが明示されている。

災害時の指揮については「被災地に出動したドクターヘリは被災した都道府県の災害対策本部等の指揮下において，関係機関等と連携を図りながら活動するもの」とされており，各都道府県は「災害時のドクターヘリの運航に係る要領」を制定するに当たっては合わせて災害対策本部等におけるドクターヘリの指揮体制及び関係機関等との連携体制を構築し，かつこれらが実効あるものとしておくことが求められる。

(2) 厚生労働省通知には，「災害時における安全確保についても，別添1「平時における消防機関等の依頼または通報に基づかないドクターヘリの運航に係る要領案」を参考に，必要な安全確保を行うようお願いする。」と記されているが，別添2「災害時のドクターヘリの運航に係る要領案について」には安全確保についての特段の記述がない。関係者間の連携や安全確保のために必要な事項について平時における運航に係る要領案を参考に検討し，災害時の運航要領に追加記載する必要がある。

(3) 安全確保のために要件については，「平時に置ける運航」においても「災害時の運航」においても変わらないことを基本に運航要領に反映しなければならない。

また，災害時においては多くの都道府県のドクターヘリが参集して運航されるため，運航要領や安全確保のための基準は基本的に共通であることが必要である。

ドクターヘリ分科会資料（別紙2）において運航要領や安全確保のための基準の解釈等が示されているので，各都道府県で災害時の運航要領を定めるに当たってはこれを尊重することを推奨する。

(4) ドクターヘリに搭乗する医療要員は，平時からドクターヘリに搭乗している医師及び看護師を基本とする。平時のドクターヘリにおける搭乗員としての経験を有さない医師及び看護師等のDMAT隊員にあっては，平時におけると同様に，少なくとも厚生労働省補助事業である「ドクターヘリ従事者研修」，認定NPO法人「救急ヘリ病院ネットワーク」助成事業である「HEM-Net医師・看護師等研修」又は日本航空医療学会が主催する「ドクターヘリ講習会」の受講を修了していることが望ましい。また，DMATとしてドクターヘリ運航の指揮にあたる隊員は，このことを特に留意すべきである。

都道府県衛生主管部と基地病院の長は，ドクターヘリへの搭乗の可能性を有するDMAT隊員の医師及び看護師等に対して，必要な教育・訓練等の機会を付与するものとする。

(5) 運航に係る費用については，費目及び算定要領等を予め設定し，基地病院及び都道府県と運航会社にて合意しておくことが必要である。

(6) 基地病院または都道府県は，運航会社の従業員を被災地域に派遣するに当たり，当該従

業員の身分保障（万が一の時の補償など）について少なくとも医療機関関係者がDMAT隊員として活動する場合と同等の扱いを適用しなければならない。

(7) 平成23年3月の東日本大震災におけるドクターヘリの運航の経験に基づいて，全日本航空事業連合会ヘリコプター部会にて災害時のドクターヘリのより安全，効果的な運航のための課題と解決策等を取りまとめている（別紙3）。この機会に協議・検討し，今後の安全対策等に反映していく必要がある。

以上

別紙1：厚生労働省医政局指導課長通達医政指発1129第1号「航空法施行規則第176条の改正に伴うドクターヘリ運航について（通知）」平成25年11月29日（**148ページ参照**）
別紙2：「航空法施行規則第176条に伴うドクターヘリの運航について（通知）」に係る解釈等について全日本航空事業連合会ヘリコプター部会ドクターヘリ分科会　2012年4月10日
別紙3：ドクターヘリのDMAT活動支援（災害時）における課題　全日本航空事業連合会ヘリコプター部会　2012年4月1日

　航空法施行細則第176条の改正によって，ドクターヘリの機長判断で交通事故現場，災害現場に出動できるようになったのである。しかし，この3号は安全運航のために，多発交通事故の発生，大震災の発生等，緊急事態が発生した場合のみに活用すべきであって，通常の運航は，2号による警察，消防等の公的機関からの依頼，通報によりなされるべきであろう。警察，消防等も，重症で医療が必要と思われたときは，遠慮なくドクターヘリを活用していただけたらと思っている。ドクターヘリは，要請から出動までを5分以内としているので，すぐに現場に出動できる状態で待機しているのである。

　そのためには，多くの皆様に大変お世話になった。特に厚生労働省，国土交通省，総務省消防庁の関係者には，大変ご迷惑をかけたが，**国民の命を救命するため**，とご了解いただけたらありがたいと思っている。著者は，法律の改正が交付，発表されたとき，これで「**著者の主な仕事は終わった**」と思ったのである。

メモ3-2　航空法施行規則第176条の改正

　航空法施行規則第176条の改正は，官報で省令として，以下のごとく報告された。
国土交通省令第90号
　航空法（昭和27年法律231号）第31条第3項及び第81条の2の規定に基づき，航空法施行例の一部を改正する省令を次のように定める。
平成25年11月29日
国土交通大臣　太田昭宏
航空法施行規則の一部を改正する省令
航空法施行規則（昭和27年運輸省令第56号）の一部を次のように改正する。

第176条に次の1号を加える。3 救急医療用ヘリコプターを用いた救急医療の確保に関する医療（平成19年法律第103号）第5条第1項に規定する病院の使用する救急医療用ヘリコプター（同法第2条に規定する救急医療用ヘリコプターをいう。）であって救助を業務とするもの

2　ドクターヘリ特別措置法

1　ドクターヘリ特別措置法の制定とその意義

　救急医が搭乗した救急医療用ヘリコプター（通称ドクターヘリ）は，重症傷病者の現場および搬送途上における心肺停止，重篤化を，医師が早期に治療を開始することによって防ぎ，救命率の向上と予後の改善を図るために導入された**新しい広域救急医療体制の要**である。ドクターヘリの運営には，高額の費用を必要とするので，この制度が国として必要な制度であることを証明しなければならない。また，この制度を全国に広げるためには，国として新しい法律をつくらなければならなかったのである。

　ドクターヘリは，この法律ができる前からすでに運航が開始されていた。しかし，この有功な体制を維持，担保する法的な根拠がなかったので，このシステムを全国に広げることができなかった。ドクターヘリは必要であるが，お金がない都道府県に広げるためには，法的な根拠がどうしても必要と思われたのである。

　このことから，HEM-Netの理事長をされていた国松孝次氏（元警察庁長官）は，先輩である参議院議員の木村仁氏（元消防庁長官）にお願いして，与党内にドクターヘリを法制化するためのワーキンググループ（座長：木村仁参議院議員，副座長：渡辺孝男参議院議員〔脳神経外科医〕）を設置してもらい，原案ができた段階で，ドクターヘリ推進議員連盟（会長：丹羽雄哉衆議院議員〔元厚生大臣〕，事務局長：木村仁参議院議員）を創設し，この法案を成立，施行したのである。この議員連盟は，法案提出前には野党も参加して，超党派のドクターヘリ推進議員連盟になっていた。それゆえ，この法案が平成19（2007）年6月27日に参議院に提出された際は，全会一致で国会を通過した。

　著者は，ドクターヘリ・ワーキンググループが与党内に結成された頃に，国松理事長から，公明党の政調会に行ってドクターヘリの法案作成に参加するようにとの要望を受けた。木村仁議員がその年に国会議員を辞められたので，この法律の検討は，公明党の政調会で検討されるようになったからである。そこで，公明党政調会に行き，ドクターヘリは救急医療専用のヘリコプターでなければならないことを主張した。他の省庁にあるヘリを救急医療の業務を併用することは無理なので，迅速に対応するためには，厚生労働省に所属した医療専用のヘリコプターが必要なのである。法案の原案を見たところ，消防防災ヘリを救急医療用ヘリコプターとして

活用するようになっていたので，過去の経験から，このような救急医療用ヘリコプターでは，出動に時間を必要とすることを理解していたので，これでは傷病者は救命されないと，著者が上梓した『ドクターヘリ』を公明党の会議室に持ち込み，公明党政調会のメンバーに講義をしたのである。

その結果，政調会では，救急医療用ヘリコプターとしたほうが良いとの判断から，厚生労働省管轄のヘリコプターとして，法的に救急医療用ヘリコプターがとして登録されることになったのである。厚生労働省としては，最初は消防防災ヘリ，警察ヘリ，自衛隊のヘリ等の運用も考えられたようであるが，すでに厚生労働省管轄の救急医療用ヘリコプターをそのまま法律にしたほうが最も良いとの話になったので，高見の見物と思っていたのに，寝耳に水の話となった。責任者とみられていた著者は，当時の医政局指導課長から「**すでにドクターヘリがあるのに，なぜいまさら法律をつくるのだ**」と言われて，法案の取り下げを要求された。著者は「**法律ができなければ，本当にドクターヘリが必要な道県にドクターヘリが導入されない**」と言って，これを拒否した。結果として法律ができ，ドクターヘリはへき地・離島がある道県に広がったが，著者の厚生科学研究費はその年半額になった。

この法律は，厚生労働省が救急医療体制上，その必要性を認めて作成された法律ではなく，**国民の健康と安心を保持するためには，救急医療用ヘリコプターの運航が国として必要である**との声を，国会議員の超党派のドクターヘリ推進議員連盟の皆様が理解，応援してくれてできた議員立法による法律である。元参議院議員の木村仁氏，渡辺孝男氏や，HEM-Net 理事長であった国松孝次氏と副理事長の篠田伸夫氏の政治力，行政力と，多くの超党派国会議員のドクターヘリ推進議員連盟の皆様のおかげである。国会内でその必要性が認められたことによって，平成 19（2007）年 6 月 27 日に法律として成立，施行された。

この法律ができたことによって，本当にドクターヘリが必要な地域にドクターヘリが導入され，航空法施行規則第 176 条〈捜索又は救助のための特例〉にドクターヘリを入れることができたのである。

2　ドクターヘリ特別措置法成立の経緯①

この法律は，ドクターヘリの運航開始後の平成 19（2007）年 6 月 27 日に制定，施行された。国としてのドクターヘリの運航開始は，平成 13（2001）年 4 月 1 日であるが，このときは内閣官房内閣内政審議室に設置された「ドクターヘリ調査検討委員会」（座長：小濱啓次川崎医科大学救急医学教授）において，当時の厚生省が行ったドクターヘリ試行的事業によって，ドクターヘリの運航により救命率の向上と予後の改善に有効であるとの結果を受けて，また，厚生省において「メディカル・フロンティア戦略」の予算もあったことから，平成 13 年度から平成 17 年度までに，全国 30 か所にドクターヘリを配備するとしたのである。しかし，4～5 年が経過しても，ドクターヘリが本当に必要な道府県からの申請がほとんどなかった。これは国としての指針（法律）がないから，新しい体制として広がらないと判断された HEM-Net 理

事長の国松孝次氏（元警察庁長官）は，大学の先輩である自民党の木村仁参議院議員（元消防庁長官）にお願いして，与党内に「ドクターヘリ・ワーキンググループ」（座長：木村仁自民党参議院議員，座長代理：渡辺孝男公明党参議院議員）を組織し，5回にわたって検討会を行い，ドクターヘリの全国的な整備のあり方を検討した。結果として，ドクターヘリ特別措置法の原案ができあがった。このころ同時に，国松理事長と木村仁参議院議員が動いて，国会内にドクターヘリ推進議員連盟（会長：丹羽雄哉衆議院議員，事務局長：木村仁参議院議員）がドクターヘリを応援するために組織されたのである。

　著者は国松理事長から，公明党の政調会に行き法律の原案作成に参加するように言われ，公明党と接点を持つことになった。このとき初めてドクターヘリ特別措置法の原案を見たのであるが，救急医療専用のヘリコプターの定義はできていたが，どの省庁が担当するかの具体的な原案にはなっていなかった。しかし，医療法の中に明記すべきとの法律の原案ができたので，結果として厚生労働省が担当することになった。このことは，病院前救護体制は消防庁の救急業務と考えていた厚生労働省にとっては予想外のことであり，著者は当時の担当課長から，何度も特別措置法の提出を取り下げるよう要求された。著者は**「法律ができないと本当にドクターヘリが必要な都道府県にドクターヘリが導入されない」**と言って，法律の提案中止を拒否した。法律ができたことによって，今では全国で多くの命が救われているのである。

　著者の本当の願いは，救急医療対策よりもへき地・離島医療対策にあった。**医療・福祉のない過疎地には，人は住まないのである。**救急医療用ヘリコプターが国として導入されたことにより，多くのへき地・離島の住民に高度医療が提供されている。このことによって，へき地・離島の人口の過疎化予防になっていると，著者は信じている。

3　ドクターヘリ特別措置法成立の経緯②

　ドクターヘリの特別措置法ができるまでは，ドクターヘリは，すべて航空法施行規則第176条2号によって，消防，警察等の1号に書いてある公的機関からの要請がなければ出動できなかったのである。すなわち，ドクターヘリといわれていても，消防からの要請がなければ出動できない，**消防，警察コントロールドクターヘリだったのである。救命が必要な傷病者の搬送を，医師の判断で，医療が行われなかったのである。**消防機関が決めていたのである。これでは時間を要するために，**助かる命も救命されないのである。ドクターヘリには医師が搭乗し，医師の判断で出動できるようにしなければ，本当のドクターヘリにはならないのである。**

　ドクターヘリの運航には民間機を使用しているが，運航費用は国と都道府県から出ている。しかも今は国の法律もあるのに，機長判断で交通事故等の傷病者発生現場にドクターヘリが降りられないのはおかしいといって，国土交通省の役人に迫った。しかし役人は，1号にあるのは公的機関であり，民間のヘリコプターを1号に入れることはできないと言った。私は**「国民の命を救うのに国も民間もないでしょう」**と言って，**176条の中にドクターヘリを入れることを迫まったのである。**法律ができたことによって，176条の中に3号ができたが，この案につ

いては，元法制局にもおられた HEM-Net の篠田氏のおかげでもある．

現在は，3号により医師の判断（最終的には機長の判断）でも出動できるようになった．しかし，**安全確保のためには2号による出動が勧められるので，3号による出動は，災害時や多発事故が発生した場合に限るのが賢明と思われる．**

....

救急医療用ヘリコプターを用いた救急医療の確保に関する特別措置法

（平成19年6月27日法律第103号制定，公布，施行）

（最終改正平成23年8月30日　法律第105号）

第1条（目的）

この法律は，救急医療用ヘリコプターを用いた救急医療が傷病者の救命，後遺症の軽減等に果たす役割の重要性にかんがみ，救急医療用ヘリコプターを用いた救急医療の全国的な確保を図るための特別の措置を講ずることにより，良質かつ適切な救急医療を効果的に提供する体制の確保に寄与し，もって国民の健康の保持及び安心して暮らすことのできる社会の実現に資することを目的とする．

第2条（定義）

この法律において「救急医療用ヘリコプター」とは，次の各号のいずれにも該当するヘリコプターをいう．

一　救急医療に必要な機器を装備し，及び医薬品を搭載していること．

二　救急医療に係る高度の医療を提供している病院の施設として，その敷地内その他の当該病院の医師が直ちに搭乗することのできる場所に配備されていること．

第3条（救急医療用ヘリコプターを用いた救急医療の確保に関する施策の目標等）

救急医療用ヘリコプターを用いた救急医療の確保に関する施策は，医師が救急医療用ヘリコプターに搭乗して速やかに傷病者の現在する場所に行き，当該救急医療用ヘリコプターに装備した機器又は搭載した医薬品を用いて当該傷病者に対し当該場所又は当該救急医療用ヘリコプターの機内において必要な治療を行いつつ，当該傷病者を速やかに医療機関その他の場所に搬送することのできる態勢を，地域の実情を踏まえつつ全国的に整備することを目標とするものとする．

2　前項の施策は，地域の実情に応じ次に掲げる事項に留意して行われるものとする．

一　傷病者の医療機関その他の場所への搬送に関し，必要に応じて消防機関，海上保安庁その他の関係機関との連携及び協力が適切に図られること．

二　へき地における救急医療の確保に寄与すること．

三　都道府県の区域を超えた連携及び協力体制が整備されること．

第4条（医療法の基本方針に定める事項）

厚生労働大臣は，医療法（昭和23年法律第205号）第30条の3第1項に規定する基本方針（次条第1項において「基本方針」という．）に，救急医療用ヘリコプターを用いた救急医療の確保に関する事項を定めるものとする．

第5条（医療計画に定める事項）

都道府県は，医療法第36条の4第1項の規定に基づき，基本方針に即して，かつ，地域の実情に応じて，同項に規定する医療計画を定め，又は同法第30条の6の規定に基づきこれを変更する場合において，当該医療計画に救急医療用ヘリコプターを用いた救急医療の確保について定めるときは，救急医療用ヘリコプターを用いた救急医療を提供する病院（以下単に「病院」という。）に関する事項を定めるものとする。

2　前項に規定する事項のほか，医療計画に救急医療用ヘリコプターを用いた救急医療の確保について定めるときは，次に掲げる事項について定めるよう努めるものとする。

　一　都道府県において達成すべき救急医療用ヘリコプターを用いた救急医療の確保に係る目標に関する事項
　二　次条に規定する関係者の連携に関する事項

3　都道府県は，第1項の場合において，救急医療用ヘリコプターを用いた救急医療が，隣接し又は近接する都道府県にまたがって確保される必要があると認めるときは，あらかじめ，当該都道府県と連絡調整を行うものとする。

第6条（関係者の連携に関する措置）

都道府県は，救急医療用ヘリコプターを用いた救急医療の提供が行われる地域ごとに，病院の医師，消防機関，都道府県及び市町村の職員，診療に関する学識経験者その他の関係者による次に掲げる基準の作成等のための協議の場を設ける等，関係者の連携に関し必要な措置を講ずるものとする。

　一　当該救急医療用ヘリコプターの出動のための病院に対する傷病者の状態等の連絡に関する基準
　二　当該救急医療用ヘリコプターの出動に係る消防機関等と病院との連携体制に関する基準

第7条（救急医療用ヘリコプターの着陸の場所の確保）

国，都道府県，市町村，道路管理者（道路管理者に代わってその権限を行う者を含む。）その他の者は，救急医療用ヘリコプターの着陸の場所の確保に際し必要な協力を求められた場合には，これに応ずるよう努めるものとする。

第8条（補助）

都道府県は，病院の開設者に対し，救急医療用ヘリコプターを用いた救急医療の提供に要する費用の一部を補助することができる。

2　国は，予算の範囲内において，都道府県に対し，政令で定めるところにより，都道府県が前項の規定により補助する費用の一部を補助することができる。

第9条（助成金交付事業を行う法人の登録）

病院の開設者に対し救急医療用ヘリコプターを用いた救急医療の提供に要する費用に充てるための助成金を交付する事業であって厚生労働省令で定めるもの（以下「助成金交付事業」という。）を行う営利を目的としない法人は，厚生労働大臣の登録を受けることができる。

2　次の各号のいずれかに該当する法人は，前項の登録を受けることができない。

一　第12条の規定により登録を取り消され，その取消しの日から2年を経過しない法人

二　第12条の規定による登録の取消しの日前30日以内にその取消しに係る法人の業務を行う役員であった者でその取消しの日から2年を経過しないものがその業務を行う役員となっている法人

3　厚生労働大臣は，第1項の登録の申請をした法人が次の各号のいずれにも適合しているときは，その登録をしなければならない。

一　助成金交付事業に関する基金であって厚生労働省令で定める基準に適合するものを設け，助成金交付事業に要する費用に充てることを条件として政府及び都道府県以外の者から出えんされた金額の合計額をもってこれに充てるものであること。

二　助成金交付事業を全国的に適正かつ確実に行うに足りるものとして厚生労働省令で定める基準に適合するものであること。

第10条（報告又は資料の提出）

厚生労働大臣は，助成金交付事業の適正な実施を確保するために必要な限度において，前条第1項の登録を受けた法人に対し，その業務又は経理の状況に関し報告又は資料の提出をさせることができる。

第11条（指導及び助言）

厚生労働大臣は，第9条第1項の登録を受けた法人に対し，助成金交付事業が円滑に実施されるように必要な指導及び助言を行うよう努めるものとする。

第12条（登録の取消し）

厚生労働大臣は，第9条第1項の登録を受けた法人が次の各号のいずれかに該当するときは，その登録を取り消すことができる。

一　不正の手段により第9条第1項の登録を受けたとき。

二　第9条第3項各号に掲げる要件に適合しなくなったとき。

三　第10条の規定による報告若しくは資料の提出をせず，又は虚偽の報告若しくは資料の提出をしたとき。

四　この法律又はこの法律に基づく命令の規定に違反したとき。

第13条（公示）

厚生労働大臣は，第9条第1項の登録をしたとき及び前条の規定により同項の登録を取り消したときは，その旨を官報に公示しなければならない。

第14条（厚生労働省令への委任）

第9条から前条までに定めるもののほか，第9条第1項の登録に関し必要な事項は，厚生労働省令で定める。

附則

（施行期日）

1　この法律は，公布の日から施行する。ただし，第9条から第14条までの規定は，公布の日から起算して1年を超えない範囲内において政令で定める日から施行する。

（健康保険等の適用に係る検討）
2　政府は，この法律の施行後3年を目途として，救急医療用ヘリコプターを用いた救急医療の提供の効果，救急医療の提供に要する費用の負担の在り方等を勘案し，救急医療用ヘリコプターを用いた救急医療の提供に要する費用のうち診療に要するものについて，健康保険法（大正11年法律第70号），労働者災害補償保険法（昭和22年法律第50号）その他の医療に関する給付について定める法令の規定に基づく支払について検討を行い，必要があると認めるときは，その結果に基づいて所要の処置を講ずるものとする。

第4章

ヘリコプターの構造と機能

1 ヘリコプターの概要

1 ヘリコプターの歴史

　ヘリコプターの語源はギリシャ語の Helix（ヘリックス＝螺旋状の）と Pteron（プテロン＝翼）からなる複合語といわれており，そのイメージは遥か昔すでに，レオナルド・ダ・ヴィンチのスケッチ（図 4-1）に描かれている。実際に人が乗って初めて飛行できたのは 1907 年（図 4-2）であり，その後何とか実用になり得るヘリコプターが登場し始めるのが 1930 年代後半（図 4-3）から 1940 年代に至る第二次世界大戦の頃であるが，まだまだ軍用目的の限定的かつ少

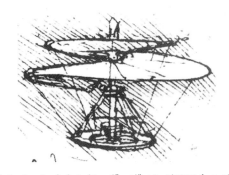

図 4-1　レオナルド・ダ・ヴィンチのスケッチ

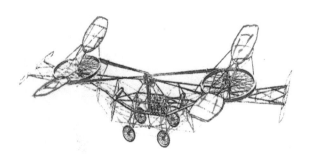

図 4-2　人が乗って初飛行（1907 年）

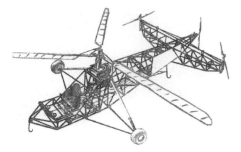

図 4-3　初の『実用ヘリコプター』（1930 年代後半）

数の運用であった。

　2つの世界大戦を経て短期間のうちに目覚ましい発展を遂げた飛行機に比べてヘリコプターの進歩は遅く，真に実用化の域に到達したのは1940年代後半から1950年代にかけてである。当時の代表的なベストセラー機がベル47型とその派生型機（**写真4-1**）で，人員・物資輸送から空撮，薬剤散布など，活用の場が広がり始めた。数々の工夫や地道な技術開発を経て現代のヘリコプターはいろいろな分野で安全に幅広く活躍している。

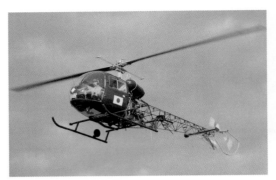

写真4-1　真の「実用ヘリコプター」初期のベストセラー機（1950年代）

2　飛行機とヘリコプター

　最初に飛行機とヘリコプターの立ち位置を確認しておきたい。空を飛ぶものはすべて正確には「航空機」という用語で定義され，それらは「軽航空機」と「重航空機」に大別される。ここでいう軽重は空気より軽いか重いかを意味し，気球や飛行船など自身が空気より軽くなることで空中に浮く形式が軽航空機，自身は空気より重いが翼に発生させる揚力により空中に浮き運動することのできる形式が重航空機とよばれる。重航空機はその揚力を得るための翼が機体に固定されている固定翼機と，翼が回転する回転翼機に大別され，前者がいわゆる「飛行機」，後者が「ヘリコプター」と一般的にはよばれている（**図4-4**）。

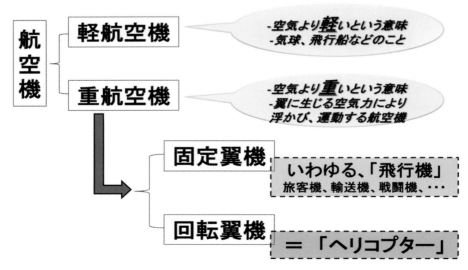

図4-4　飛行機とヘリコプター（航空機の分類）

3 ヘリコプターの分類，形式

では，そのヘリコプターにはどういう種類，形式があるのか，わかりやすい分類としてその最重要部位である回転翼（メイン・ローター）の形式に着目してみる。

①シングル・ローター形式（**写真 4-2**）

機体上部に一組のメイン・ローターを有し，尾部に小さな一組のテール・ローターを配置する形式で，現用実用ヘリコプターの大半を占める，最も一般的なものである。一組のメイン・ローターは2枚以上複数のローター・ブレードからなり，飛行に必要な揚力を発生させる。メイン・ローターの回転により生じる大きな反力で機体が反対方向へ回転するのを防ぎ安定をとるため，尾部にはテール・ローターが装備される。

②タンデム・ローター形式（**写真 4-3**）

大型ヘリコプターの長い胴体上部の前後に二組のメイン・ローターを有し，互いに反対方向に回転して反力を相殺する形式。大型積載物の取り回しが容易である等優れた特徴と豊富な実績を有する。

③その他の型式

二組のメイン・ローターを互いに反対方向に回転させる方式を，異なる配置で実現したヘリコプターとして，同軸反転型（**写真 4-4**），交差反転型（**写真 4-5**）などの形式があるが，

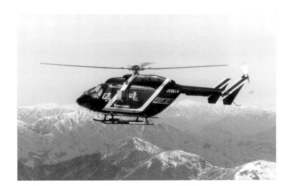

写真 4-2　シングル・ローター形式

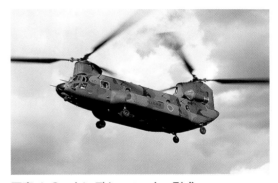

写真 4-3　タンデム・ローター形式

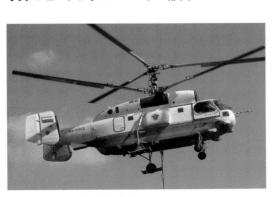

写真 4-4　同軸反転形式

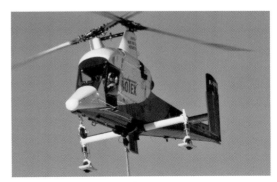

写真 4-5　交差反転形式

わが国ではごく少数の運用にとどまっている。

4 ヘリコプターの規模

　ヘリコプターはその用途，搭乗者数，積載量，航続距離（時間），等々の要求事項に基づき開発・設計され製品化される。よって小は小型の2人乗り自家用機から，大は長距離物資輸送機まで，さまざまな規模の機体が存在する。ドクターヘリで多く用いられる機体は最大離陸重量が3トン前後のいわゆる小〜中型機クラスであり，必要とする機内容積を確保しつつ，比較的狭い場所でも離着陸などの取り回しが容易である特徴を有している。ドクターヘリとの連携などで身近な存在である消防・防災ヘリは，それよりやや大型の傾向があり，多様な装備を施して最大離陸重量が5トン程度以上のクラスであることが多い。図4-5に，現用ヘリコプターの最少規模から最大規模までの主要諸元を示す。

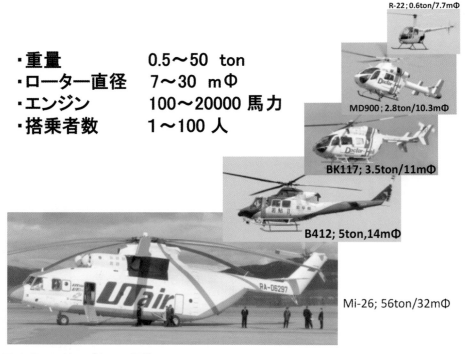

図4-5　ヘリコプターの規模

5　ドクターヘリで活躍するヘリコプター

わが国のドクターヘリで活躍するヘリコプターは，もっぱら次の5機種である。

どの機種もエンジンは2基搭載（双発あるいはツインエンジンともよぶ）しており，片方が作動しなくなっても，残るもう片方のエンジンで飛行を継続し，安全に着陸することができる。

① MD902（**写真4-6**）

米国マクダネル・ヘリコプター社製で，テール・ローターがなく（後述する「ノーター」の説明を参照）低騒音。ドクターヘリの中では最も小型。テレビドラマの撮影に多用されたためか，ドクターヘリといえばこの型式を連想する方が多い。

② EC135（**写真4-7**）

エアバス・ヘリコプター・ドイツ社製で，ドクターヘリの中では最も多く用いられている。幅広い用途に活躍する汎用小型双発タービンヘリとして，世界中に1300機以上が就役している。

③ BK117（**写真4-8**）

ベルコウ社（現在のエアバス・ヘリコプター・ドイツ社）と川崎重工が共同開発し，川崎重工岐阜工場で製造される国産ヘリ。ドクターヘリの中では最も大型で機内容積が最大。座席数に余裕があるため研修医の同乗などにも対応でき，評価が高い。

④ B429（**写真4-9**）

米国のベル・ヘリコプター社がカナダの民間ヘリコプター部門で製造する，比較的新しい開発機。わが国ではいまだ少数の運航にとどまるが，今後増えてくる可能性がある。

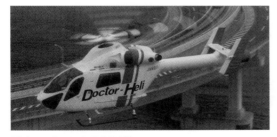

写真4-6　MD902型

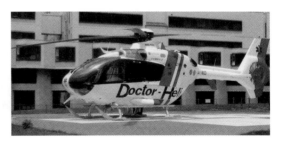

写真4-7　EC135型

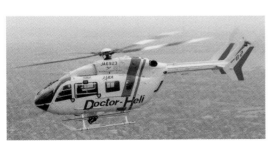

写真4-8　BK117型

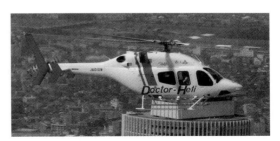

写真4-9　B429型

⑤ AW109（**写真 4-10**）

　イタリアのアグスタ社が開発した A109 型の最新型である AW109SP 型機が，わが国でもドクターヘリとして機数を伸ばしてきている。アグスタ社は英国のウエストランド社と合併しアグスタ・ウエストランド（Agusta Westland）社となり，さらに社名を変更し現在はレオナルド・ヘリコプター社となっている。

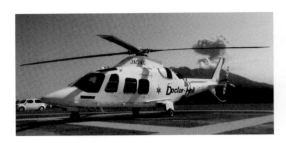

写真 4-10　AW109 型

2　ヘリコプターの飛行原理

　ヘリコプターの構造など細部に入る前に，そもそもヘリコプターはどうやって飛んでいるのか？　なぜあのように飛べるのか？　を概観する。

1　揚力の発生

　ヘリコプターも飛行機と同様，翼に発生する揚力によって空中に浮き，飛行する（**図 4-6**）。飛行機の場合，翼（主翼）は固定されており，エンジンの推進力によって機体が前進することで主翼は風を受け，上向きに生じる揚力により機体は浮き上がる。これに対してヘリコプターでは，翼（メイン・ローター）がエンジンの駆動力により高速で回転することで風を受け，上向きに生じる揚力によって機体は浮き上がる（**図 4-7**）。

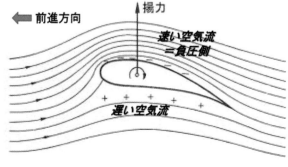

図 4-6　揚力の発生

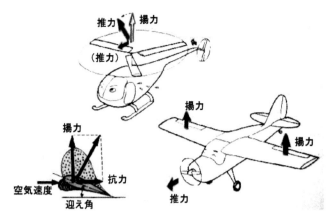

図 4-7　ヘリコプターと飛行機の比較

揚力（L）の大きさは気流速度（V）の二乗と翼面積（S）に比例し，次式で表される。
　　$L = C_L 1/2 \rho S V^2$　　（C_L：揚力係数　ρ：空気密度）

このように，翼で揚力を生じるために必要な気流速度を得るための方法が異なるため，飛行機では一定の距離を滑走する必要がある一方，ヘリコプターではその場からいきなり垂直に浮き上がることが可能となる。しかしながら，そのためには，メイン・ローター回転の反力により機体が反対方向へ回ろうとする動きへの対処や，機体姿勢を制御し意図した方向への飛行を実現するための工夫が必要で，ヘリコプターに特有の仕組みが詰め込まれている。基本的な操縦操作とあわせて，その概要を以下に示す。

2　操縦操作と姿勢の制御

　飛行機と同様に，操縦士は操縦桿を前後に操作することでヘリコプターの頭を下げたり上げたりできる（図 4-8）。また操縦桿を左右に操作すればヘリコプターは左にあるいは右に傾く。両足で操作するペダルも飛行機と同様で，左を踏めば頭が左へ（尾部が右へ），右を踏めば頭は右へ（尾部は左へ）向く。これらの操作感覚は，実用化と発展が先行した飛行機に合わせてあるものと理解できる。
　これに加えヘリコプターに特有の操作として，左手で使うコレクティブ・スティック（コレクティブ・ピッチ・レバー）がある。これを引き上げると揚力が増えてヘリコプターは上昇し，押し下げると揚力が減じて降下する。この操作に従いメイン・ローター・ブレード（主回転翼）のピッチ角を変化させているために，コレクティブ（collective；同時に）が意味する通り，すべてのローター・ブレードのピッチ角を一様に増減することで，メイン・ローターに生じる揚力を増減している（図 4-9）。
　一方で，右手操作の操縦桿はサイクリック・スティックと呼ばれ，この操作方向に対応して

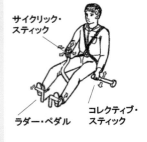

図 4-8　どのように操縦するのか

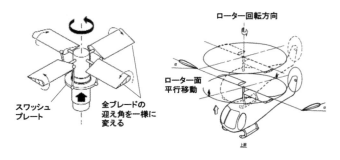

図 4-9　どのようにして飛び上がるのか

　メイン・ローターの回転面が傾き，意図した方向への推進力を得るようになっている。ローター回転面の傾斜はローター・ブレードの揚力の不均衡，すなわち一本のブレードピッチを増して揚力を増やすと同時に，その反対側に位置するブレードのピッチを減じて揚力を減らすことによって実現している。これは高速で回転するローター・ブレードのピッチを場所により周期的に変えることを意味し，そのための操縦桿をサイクリック・（ピッチ・）スティックと呼んでいる（図 4-10）。

　もう一つ重要なのが両足のペダル操作で，テール・ローター・ブレード（尾部回転翼）のピッチ角を制御することでテール・ローターの推進力を増減し，ヘリコプターの方向の制御を行っている。テール・ローターの回転は，メイン・ローターの回転と同様，エンジンの駆動力を伝えるトランスミッションを経て機械的にシャフトとギヤ機構を介して繋がっており，常にメイン・ローターの回転による反力を打ち消す方向へ推進力を発生させている。ペダル操作でその

第4章　ヘリコプターの構造と機能

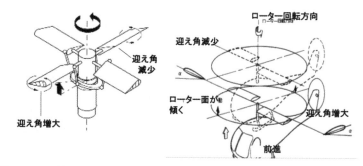

図4-10　どのようにして前後左右に進むのか

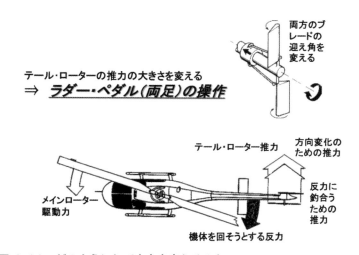

図4-11　どのようにして方向を変えるのか

力を増減させ，テールの左右の動きを制御している（**図4-11**）。

　それでは，実際にヘリコプターが浮き上がり離陸していく際の操縦士操作と姿勢の制御はどうなっているのだろうか？
- ローターの回転を上げ，ゆっくりとコレクティブ・レバーを引き上げる
- メイン・ローターが揚力を得て機体が浮き上がろうとする
- メイン・ローターの反力で機体が回転しないようペダル操作でテール・ローターの推力を調整（上から見てメイン・ローターが左回転の場合，その反力を抑えるためのテール・ローター推力は右向きに作用）
- 機体が浮き上がる際，テール・ローターによる右向き推力で機体は右へ流れようとする力が働くため，サイクリック・スティック操作でわずかに機体を左へ傾け，横へのずれを補正

173

- ゆっくりと高度を取りつつ，ペダルとサイクリック・スティック操作で方向と前後左右の姿勢を制御し，前進速度を付けていく

言葉で書くとおおよそ以上のように表現できるが，操縦士はこれらの複合的な挙動と操作を体で覚えているものであり，あえて分解しての記述は若干違和感のある場合もあろうかと思われる。ヘリコプターはどうやって飛ぶのか？　の基本を理解するための参考としていただきたい。

3　ヘリコプターの構造と機能

1　構造の概要

　ヘリコプターの構造は，必要とするキャビンの容積，搭乗可能人員数，航続距離（時間），などからおよその機体規模が決まり，それらの重量を支えるためのメイン・ローター翼型と長さや枚数，エンジン出力と基数，テール・ローター配置とテール・ブーム長などが，総合的に検討されていく。

　典型的なドクターヘリの構造概要を，BK117型機を例にとり，図 4-12 に示す。8人座席をコンパクトなキャビンに収め，かつ胴体後端からストレッチャー等の大型装備を出し入れしやすくするため，クラムシェル・ドア（観音開きのドア）を有する。胴体上部にはエンジン2基と，その動力を伝達するためのトランスミッションが，極力高さを抑えて機能的に配置され，

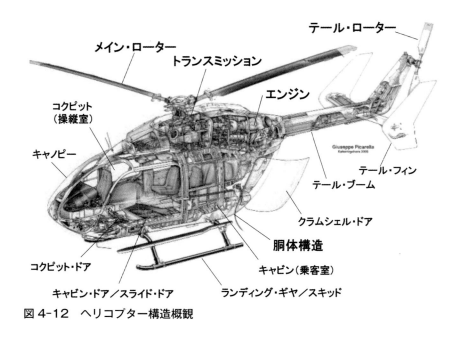

図 4-12　ヘリコプター構造概観

第 4 章　ヘリコプターの構造と機能

メイン・ローターは 4 枚構成となっている。テール・ローターは安全性の配慮から高めに配置され，それを支えるテール・ブームは，必要アーム長を確保しつつ，水平／垂直安定板も支えている。ランディング・ギヤ（降着装置）は不整地への着陸に有利なスキッド式で，衝撃を吸収する役割も持つ。燃料タンクは客室床下に収納される。

2　メイン・ローター（主回転翼）

メイン・ローターは，揚力を発生するメイン・ローター・ブレードと，複数枚のブレードのピッチ角等をコントロールしつつ，回転の中心となってブレードを支えるためのメイン・ローター・ヘッド（ハブ）からなる。

メイン・ローター・ブレードは，効率よく揚力を得るために翼断面や平面形などの設計には最先端の解析手法が用いられ，空気流の渦の抑制等を主体とした低騒音化技術も進歩してきている。最近では軽量化のため複合材製のローター・ブレードが多用される。

メイン・ローター・ヘッドは，ローター・シャフトを介して伝達される回転駆動力を，メイン・ローター・ブレードに伝えると同時に，高速で回転しながらブレードのピッチ角を制御したり，上下，前後方向の動きを許容するための機構が組み込まれている。その詳細な設計と具現化は機種によって異なるが，ヘッド部に過大な応力がかからないような工夫や，スワッシュ・プレートによるピッチ角制御，さらには振動対策の工夫などが，共通的にみられる（図 4-13）。

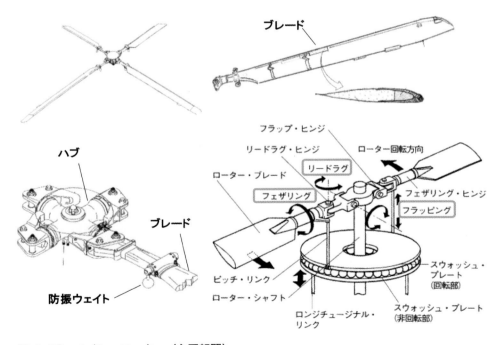

図 4-13　メイン・ローター（主回転翼）

3　テール・ローター（尾部回転翼）

　メイン・ローターが回転すると，作用反作用の法則に従い，機体はその反対方向に回転しようとする。テール・ローターはその反トルクを打ち消すとともに，推力を変化させることで方向の制御を行う機能を有し，テール・ブーム後端に配置される（図4-14）。

　もっとも一般的な「コンベンショナル」方式は，2枚以上の短いブレードで構成され，テール・ブーム内に埋め込まれたテール・ドライブ・シャフトを介して駆動力が伝達され，回転する。エンジンの回転出力はトランスミッションを経由してメイン・ローターとテール・ローターの双方に，一定の減速比で伝えられ，両者の回転は機械的に繋がっている。「フェネストロン」方式は，垂直安定板に組み込まれたダクト構造の内側に，多数のファン・ブレードで構成されるもので，ダクテッド・テール・ローターともよばれる。より小さな径で効率よく推力を得ようとする方式で，騒音も比較的小さい特徴がある。さらに「ノーター（No Tail Rotor）」とよばれる方式では，物理的に機外で回転するローター・ブレードは持たず，機体胴体内部後端に装備したファンで発生させる高圧空気の吹き出しを用いて反トルク，方向の制御を行うものである。この方式は，高速で回転するブレードがないため安全性が高く，かつ低騒音という特徴を有する。

　テール・ローターは高速で回転するため見えにくく危険であり，ローター回転時の接近は厳禁である。このため，人員のヘリへの接近はローター回転が停止してからを基本とすると同時に，図4-15に示すように立入禁止地帯を設けている。同図は典型的な例としてBK117型機の場合を示すが，テール・ローターへの接近禁止に関しては他機種も同様である。MD902型

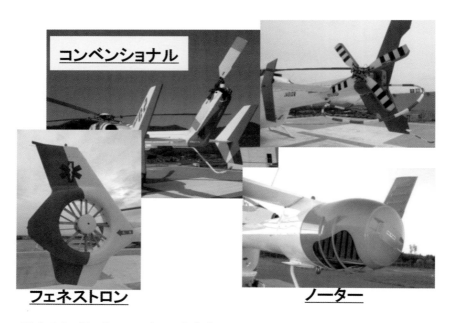

図4-14　テール・ローターの各方式

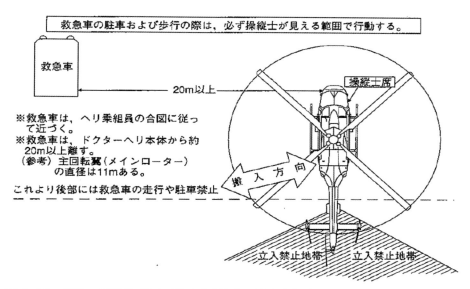

図4-15 機体への接近に関する注意事項と立入禁止地帯（BK117型機）

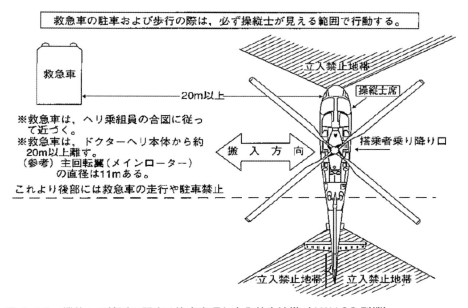

図4-16 機体への接近に関する注意事項と立入禁止地帯（AW109型機）

機の場合も，回転するローターはないものの，高速高圧の空気吹き出し口への接近は禁止であり，同様の注意が必要である。機種ごとの危険区域は事前に必ず整備士に確認し，安全な領域から搭乗するよう注意を要する。なお，AW109型機ではメイン・ローターの回転面が比較的低く前傾時のクリアランスが小さいため，**図4-16**のように機体前方にも立入禁止地帯が設定されている。

4　エンジン

　ドクターヘリで用いられるヘリコプターは，すべてターボ・シャフト・エンジンを2基備えており，仮に1基のエンジンに不調が生じても1基のエンジンで安全に飛行を継続できる。その動作原理はジェット・エンジンそのものであり，固定翼機に用いられるジェット・エンジンがその高温高圧のジェット燃焼排気を直接推進力として用いるのに対し，ターボ・シャフト・エンジンでは，そのパワー・タービンの回転力をギヤ機構を介して取り出し，ローター・ブレードの回転力として用いている（①コンプレッサで圧縮した空気に燃料を噴射し，②燃焼器で生じる高温高圧ガスが③タービンを回転させ，後段の④パワー・タービンと⑤減速ギヤを介して，回転力が⑥出力軸に伝わり，その前端部がトランスミッションへと結合される）。極めて軽量・小型のエンジンで高出力を得ることができる利点を有する一方，大量の空気を吸入し圧縮・燃焼させるため，異物吸入による内部損傷に脆弱である等，維持整備には十分な配慮が必要である（図4-17）。

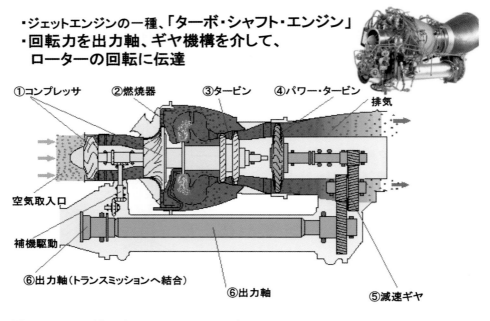

図4-17　エンジン（アリエル1E型エンジン断面図）

5　トランスミッション

　トランスミッションは2基のエンジンの回転出力を減速融合し，メイン・ローターとテール・ローターに回転駆動力を伝達するとともに，ローターの自由回転を確保するためのクラッチ機能を有している。クラッチはエンジン回転の入力部に設けられ，片エンジン不作動時にその負

第4章 ヘリコプターの構造と機能

- 動力の伝達
  （エンジン回転力
  　⇒ローター回転力）
- 回転数の減速
- クラッチ機構
  （オートローテーション能力）
- 油圧装置、潤滑装置
  の駆動

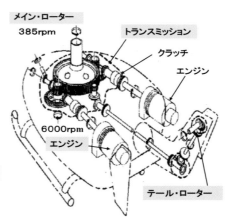

図4-18　トランスミッションと駆動系統

荷を切り離し，ローター回転能力が機械的に低下しないよう配慮されている（図4-18）。

6　胴体構造

胴体はアルミ合金を主な材料とする外郭パネルを繋ぎ，組み合わせたセミモノコック構造で，軽量化を追求しつつ十分な強度を確保している。機内には標準座席で計10席（操縦士席を含む）程度まで配置可能な空間スペースが確保され，左右にスライド式の乗降ドアを，後方には汎用性の高い観音開きのドアが取り付けられている機種が多い。床下には燃料タンクが設置されるほか，飛行に必要な電子装置をはじめ普段アクセスを要しない機器類は，機内各所に分散して取り付けられている（図4-19）。

- アルミ合金製セミモノコック構造、FRP製フレームなどで構成される

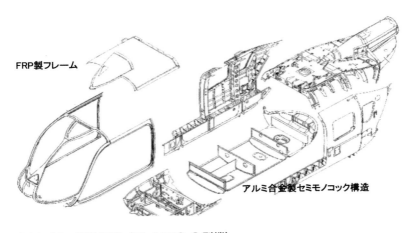

図4-19　胴体構造（BL117C-2型機）

179

降着装置とよばれる，いわゆる脚は，ドクターヘリで用いられるヘリコプターの多くは不整地での離着陸に有利なスキッド形式を採用しており，大型ヘリで一般的なホイール形式の脚を装備している機種もある。胴体の上にはトランスミッションやエンジン等の重量物が取り付けられていることも計算のうえで，胴体構造の強度，剛性は乗員の安全を確保するように慎重に設計され，試験で実証されている。万が一の落着に際しても，一定のレベルまでは降着装置などが段階的に破壊されて衝撃を吸収し，胴体キャビン構造は壊滅的な変形には至らず，さらには耐衝撃性座席シートの働きにより，乗員は保護されるよう配慮されている。

7　電気系統

　ヘリコプター機内で必要な電力は，直流28Vの電源系統から供給される。その供給源は，エンジンにより駆動される発電機，自身が搭載するバッテリ，地上で接続される外部電源の3種類である。通常飛行中は2台のエンジンそれぞれにより駆動される2台の発電機で発電された電力が供給され，1系統の故障時でも所要の電力が確保され安全に飛行を継続することができる。さらに2系統とも発電機能が失われても，飛行に必須の電力はバッテリから供給される。また，発電機はエンジン始動時のスターターも兼ねており，スターター・ジェネレーターとも呼ばれる。スターターは外部電源またはバッテリから電力を受けて作動する。

　操縦士が飛行情報を得るために参照するコクピット計器・表示器，通信・航法機器，各種照明・灯火類，医療器材などの任務用装備等が飛行の場面に応じて消費する電力負荷が計算され，所要の電力が安定的に供給されるよう系統設計されている。医療用器材等に商用電源（50/60Hz交流100V）を供給するためには，28VDCを変換するためのインバーターが準備されている。

　なお，ヘリコプターに装備されている電気電子機器が動作するに際して，相互に電磁的な干渉を生じないことが飛行試験などにより確認されている。したがって，実績のない後付けの追加搭載器材がある場合には，その作動時に，例えば機内交話装置（インターフォン）にノイズが乗るとか，計器表示に影響を与える等の干渉を生じるおそれに注意が必要である。新たな医療器材を使用する際には，事前にそれら有害な電磁干渉がないことの確認を，計画的に進める必要がある。

8　機内/機外との通信

　ヘリコプター機内では騒音のため，乗員相互間の意思疎通を肉声の会話で行うことは困難である。そのため機内交話装置が組み込まれており，ヘッドセット，マイク，操作パネル，アンプ類などで構成される。音声は，すべての搭乗者相互間で聞き取り，会話ができるよう，各構成機器は有線で接続される。また，飛行中に地上側との連携，情報交換のための通話には無線を用いるが，それらの音声も機内交話装置を経由する。

　ドクターヘリには，次のような複数の無線機が装備されている。

①航空無線

ヘリコプターの無線通信の基本装備としてVHF-AM無線機が2系統装備されており，航空管制あるいは運航会社社内の運航管理に用いられる。

②消防・救急無線

主として地上の消防支援隊等との交信に用いられる。従来これらの無線通信には150MH帯のFM通信が用いられてきたが，近年では消防機関側で無線がデジタル化されたため，FMアナログ無線機に加えて，260MH帯のデジタル無線機も搭載している。このUHF帯デジタル無線通信では，FM帯アナログ通信に比べてクリアな通信や秘匿性の確保などのメリットがある一方で，見通し外通信が受かり難い特性もあり，運用に注意を要する。アナログ方式での全国共通波に相当する「統制波」，県内共通波に相当する「主運用波」が複数割り当てられており，都度切り替えて運用される。大規模災害時等で多数のドクターヘリが参集する際に，その適切な統制を行い効果的に運用するためには，周波数の割り当て調整が重要となる。消防・救急無線機として搭載されている器材の一例を，図4-20に示す。

③医療業務用無線（医事無線）

医療情報を取り扱うためには医療業務用無線機が用いられる。150MH帯のFMアナログ通信が用いられ，全国に共通の1波（基地送信147.66MH/ヘリ送信143.66MH）が割り当てられている。ドクターヘリの全国配備が進み，近隣での出動時，相互に混信が生じ得る状況になりつつあり，さらに大規模災害時等で多数のドクターヘリが集中的に運用される場面では混乱も予測される。今後医療業務用無線機についてもデジタル化により多チャンネル化等の対応策が見込まれる。現用の医療業務用無線機として搭載されている器材の一例を，図4-21に示す。

ヘリコプター内での無線音声送受信は，機内交話装置のヘッドセット，マイクを経由して行うことから，その取り扱いには十分習熟しておく必要がある。機内交話装置の主たる操作は，

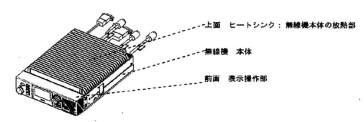

項目	デジタル無線		アナログ無線
送信周波数	264MHz-266MHz		142MHz-162MHz
受信周波数	（基地局通信）	273MHz-275MHz	142MHz-162MHz
	（移動局間直接通信）	264MHz-266MHz	
送信出力	1W		1W
電波の型式	5K80 G1D，G1E		F3E，F2D
変調方式	π/4シフトQPSK		周波数変調
通信方式	FDD方式による双方向通信		単信方式

図4-20　消防・救急無線機の一例（NEC JDC4HC1-2D型）（NEC社資料より）

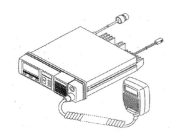

項目	送受信機能
送信周波数	142MHz-162MHz
受信周波数	142MHz-162MHz
送信出力	1W
電波の型式	F3E, F2D
変調方式	周波数変調
通信方式	単信方式

図 4-21　医療業務用無線機の一例（JRC JHM-201S01ST 型）（日本無線社資料より）

操縦士あるいは整備士が行うが，後部キャビンにも医療クルー用の操作パネルがあり，機種ごとに定められた操作アニュアルに従った適切な運用に留意する必要がある。

4　ヘリコプターの性能と特性

　ヘリコプターの有用性は，災害時の救助活動や報道取材，物資や人員のピンポイント輸送などで十分認知されているものと思われる一方で，一般的な印象としては，飛行機に比べて漠然とした（安全に対する）不安感を持たれているように思われる。比較的低い所を飛ぶことが多いゆえに騒音が大きいこと，あるいは乗るための費用が高額との認識など，どちらかといえばあまり良いイメージが持たれていないのではないだろうか。ここでは，いくつかのトピックごとに，ヘリコプターの性能や特性の実際を少し詳しくまとめ，理解を深める一助としたい。

1　飛行性能

　ヘリコプターは空を自由に飛べるので速い。とはいえ，飛行機に比べればさほど高速というわけでもない。ヘリコプターの巡航速度はせいぜい 200 〜 250km/ 時程度であり，これは新幹線の最高速度よりも遅い。さらに，この速度は空気（大気）に対する速度（対気速度）であることに注意を要する。すなわち，どんな気象条件でもその「対地速度」が保証されているわけではなく，強い向かい風に遭遇すればたちまち到着予定時刻は遅延し，追い風に乗れば驚くほど速く到着することもある。また，条件が許せば目的地まで直線で飛ぶことが可能であるため，目安としては 50km の距離を 15 分程度で進出できる。一方，飛行高度も飛行機に比べてかなり低いのが一般的で，長距離を飛行する場合でせいぜい 2000 〜 3000 m 程度，近距離の飛行では 1000 m 程度またはそれ以下で飛ぶことが多い。行動半径はおおむね 200km 程度以内であるが，航続距離は積載物の重量と搭載燃料量の調整で大きく左右される。極力軽い状態で飛行するため，燃料はいわゆる満タンで飛行することはほとんどなく，常に進出先と給油場所を考慮しながら余裕を持った運航計画を立てている。

2 安全性

　現代のヘリコプターは，十分に安全な航空機として開発・設計・実証され多くの運航実績も有しているが，一般的な印象としては，旅客機など大型の航空機に比較すれば事故の多い不安な乗り物という印象を持たれているようである。ヘリコプターは，その特性を生かした運用の場面が地表面に近い低高度領域であるという一種の宿命があり，このことが地物との接触や何らかの原因による高度低下時の物理的な安全余裕が少ないという背景がある。

　ヘリコプターのハードウエア上の安全性は，その構成部品，システムの信頼性向上と，一定の不具合発生を想定しての冗長性設計で確保されている。重要なシステムは2重化され，片方の故障，不具合発生時にも，残る一方の正常な動作継続で任務を継続あるいは安全な飛行を続けることが可能となっている。加えてエンジンの故障については，飛行中にエンジンが停止あるいは停止させねばならぬような不具合の発生確率は非常に低いが，それでも万が一，両方のエンジンが停止した場合の対処も考慮されている。飛行中にエンジンからの回転駆動力が得られなくなると，クラッチ機構でトランスミッションからローターシステムの回転は切り離され，ローターは空転しつつ一定の揚力が確保（オート・ローテーション状態）される。トランスミッションにより駆動される油圧ポンプなども正常動作を続けるため，引き続き操縦系統の操作には問題はないので，安全に不時着場への降下，着陸が可能となっている。

3 機外騒音

　ヘリコプターの騒音については，相当な改善が図られてきてはいるが，運用次第では依然として日常生活へ影響を与えかねない要因の一つとなっている。機外騒音の主たる発生源は，高速で回転するメイン・ローター・ブレードとテール・ローター・ブレードの風切り音であり，エンジン，さらにはトランスミッションのギヤ機構が発する騒音も無視できない。騒音を単純に数値で比較すれば，ヘリコプターの直近で聞く騒音は電車通過のガード下程度であるとか，低高度の上空通過時騒音は都市部道路の騒音並みかそれ以下ともいわれる。また「やかましさ」は，音の大きさそのものだけでなく，音質，回数（頻度），継続時間などにも大きく左右される。このため，一定の騒音発生が不可避であることを踏まえ，生活圏に近い場所での運用が多いことを念頭に，以下のような対策が重要となる。

- 周辺住民の理解を得る
- 同じところを繰り返し通らない
- 同じところに長時間とどまらない
- 離着陸時の進入／離脱角度をできるだけ大きくとる

4　機内騒音

　ヘリコプターの騒音は機内でも相当なレベルであり，搭乗者相互間の会話，意思疎通の妨げとなる。防音のために胴体内側には遮音材が貼り付けられてはいるが，原理的に防音効果を上げるためには質量の大きなものを多用する必要があり，少しでも軽量化を図りたいヘリコプターの運用とは両立せず，いわば妥協で現在のヘリコプターの機内騒音の水準は決まっている。したがって，機内交話装置（インターフォン）の使用が不可欠で，搭乗者は全員ヘッドセットとマイクを用いて会話する必要がある。

5　振動と動揺

　メイン・ローターの回転に起因する振動も，ヘリコプターでは避けられない難点である。数Hzの低周波振動は製造段階や整備時の調整でその発生を極力抑えることが可能であるが，ローターの空力的特性からくる高周波の振動は抑えることが難しい。少数ではあるが，逆位相の振動を加振することで振動を相殺する，積極的な防振装置をオプション仕様に設定している機種もある。一般には搭乗者の乗り心地や疲労を考慮し，総合的に許容範囲に抑える工夫で対処しているが，着座位置によって振動の体感が異なる等，微妙な点もあり，完璧な対策は難しいのが実態である。

　一方，ヘリコプター飛行中の動揺については，1～2Hz程度の揺動がわずかに体感されたり，気流が悪い場合や突風（ガスト）を受けた際の動揺が，搭乗者の乗り心地や疲労に影響する。それを除けば平穏な大気中の飛行での動揺はなく，地上の車両が走行時に路面の状態等に起因する動揺に常時さらされることに比べて，影響は少ないといえる。

6　吹きおろし（ダウンウォッシュ）

　メイン・ローターが揚力を発生させる副産物として，その吹きおろし流（ダウンウォッシュ）は避けられない。地表面付近でホバリングする際にダウンウォッシュは最も大きく，前進速度がつくにつれて小さくなるが，その進行方向に従い影響の範囲は広がるので，十分な注意が必要である。地上で物が飛散したり倒壊することによる危被害はある程度の予測は可能であることから，地上側での注意深い事前確認と対策が望まれる。そのうえで，最終的には操縦士の判断で，極力地上での被害が生じ得ない経路での離着陸に留意する等の工夫が求められる。なお原理上，機体重量が重く，ローターが得る揚力が大きいほどダウンウォッシュも強くなる。より大型のヘリコプターが離着陸する際には，ダウンウォッシュの影響も大きくなる点を考慮して対策する必要がある。

7　飛行方式

　飛行機もヘリコプターも，それぞれ定められた飛行方式で航空管制を受けて飛行することに変わりはない。旅客機などは計器飛行方式と呼ばれる仕組みで天候の如何に関わらず定時運航を実現しているが，地上のレーダー施設により航空管制官が常時飛行を監視，誘導しつつ，航空機は定められた航空路を計画通りに飛行している。他方，ヘリコプターの運航の大半は有視界飛行方式とよばれる枠組みで飛行しており，操縦士が目視で地上の障害物や他機との位置関係等を把握し，飛行安全を確保している。このため，悪天候で視界が限られる場合には飛行できない制約がある反面，操縦士の意思・判断で自由に機動的な運航が可能という大きな利点を有している。

8　制限・限界事項

　降雨や降雪等による視界不良時には飛行できないこと，すなわち「有視界気象状態に限る」という大きな制約の他，ドクターヘリに使用されるヘリコプターの大半では，着氷気象条件下での飛行禁止等の制限事項がある。その他にも離着陸時の横風制限，強風下でのメイン・ローター始動／停止の制限，着陸場所接地面の傾斜度制限，横進／後進速度制限，外気温度の制限，低温でのエンジン始動の制限等々が存在する。具体的には機種ごとのマニュアルならびに運航会社が定める運航規程に従うこととなるが，安全運航を支えるための基本事項として極めて重要である。

9　その他

　ヘリコプターの安全運航に関連し，特有の用語について紹介する。
- ホワイトアウト／ブラウンアウト
  ダウンウォッシュに伴い，積雪時には地表面の雪が大量に舞い上がり，視界を遮ることがある。ひどい場合には周囲が真っ白となり外界から遮断されたように操縦士が視界を奪われ，方向や姿勢の感覚がなくなることからホワイトアウトとよばれる。同様の状況は砂地で細かな砂が大量に舞い上がることでも生じるが，その際はブラウンアウトとよばれる。いずれの場合も，周囲の状況を観察しながら慎重な操縦でそのような状況に陥らないようにすることが第一であるとともに，万一その兆候が出始めた場合には，安全に脱出する方向を決めておく等の先読みが重要となる。
- ボルテックス・リング・ステート（セットリング・ウイズ・パワー）
  ヘリコプターが低速状態で降下率を増加させていくと，自機のメイン・ローターが発生するダウンウォッシュに対して下から上向きの空気流が入ってくることとなり，これらがぶつかり合うことでメイン・ローターの外周上でローター下面から上面へ回り込む流れが生

じ，リング状の渦（ボルテックス・リング）が発生する。この状態ではコレクティブ・ピッチ・レバーを引き上げても揚力は増加せず，ボルテックス・リングの状態を活発化させるだけで降下率が増加してしまう。このような状態をボルテックス・リング・ステートまたはセットリング・ウイズ・パワーと呼んでおり，陥りやすい条件としては，遅い前進速度時に大きな降下率で降下すること，全備重量が重いこと，空気密度が薄いこと（高温，高高度）などがある。

■ 参考資料

- 小濱啓次：ドクターヘリ．へるす出版，2003年
- 日本航空医療学会監修：ドクターヘリハンドブック．へるす出版，2015年

第5章 航空医学（Aviation Medicine）

ドクターヘリが空を飛ぶことによって，地上とは異なる環境が生じる。これらの環境の変化のうち，傷病者に大きな影響を与えるものとして，気圧の低下によって生じる低酸素血症と体温の低下を挙げることができる。その他の変化として，ヘリコプターによって生じる加速度，振動，騒音，揺れ等があり，これらによって空酔い（航空病）（Air sickness）が発症し，意識障害，視力障害，交信障害等が起こるので，注意しなければならない。

1 ドクターヘリが高空を飛ぶことによって生じる環境変化

1 気圧の低下

一定の高度における気圧，密度，温度などを正確に表現するために，ICAO（International Civil Aviation Organization；国際民間航空機関）によって標準大気が定められている。**表5-1**は，北緯45度の地点の年間の平均気圧，各高度（m）における気圧，気温，を示した表である。ドクターヘリの飛行高度が高くなるに従って，**気圧の低下と温度の低下**が起こる。気圧の低下は，**表5-2**に示すように肺胞気と動脈血の酸素分圧の低下を招き，体内にあるガスの容積を増やす。よって状態の良くない傷病者に対しては，酸素の投与と腸閉塞や気胸が疑われる患者には，空気の容積が増加するので，注意しなければならない。気圧の低下により生じる疾患に，高い山に登ったときに一部の登山者にみられる**高山病**がある。高山病も気圧の低下による低酸素と登山に伴う疲労，睡眠不足などが合併して発症する。

大気圧の低下によって低酸素症が生じるのは，**ダルトンの法則**にあるように，混合ガスの圧力は，各ガスの圧力（分圧）の総和であることによる。すなわち，大気中の酸素含量は20.95%であるので，地上の1気圧760mmHg下では，760mmHg × 0.2095 = 159.22mmHgの酸素分圧を有するが，高度2,000mでは大気圧が596mmHgになるので，596mmHg × 0.2095 = 124.9mmHgとなり，酸素分圧は低下する。ドクターヘリが1,000m以下を飛行している場合は，あまり大きな影響はないと思われるが，長野県，富山県，山梨県等の高山の多い県は影響が出るので，このあたりのことを十分に理解しておく必要がある。大気温が下がれば酸素の分圧も低下するので，注意しなければならない。

表 5-1 標準大気（ICAO）

高度		圧力（気圧）		温度	
m	ft	mmHg	psia	℃	℉
400	1,312	725	14.0	12.4	54.5
800	2,625	691	13.4	9.8	49.6
1,000	3,281	674	13.0	8.5	47.3
2,000	6,562	596	11.5	2.0	35.5
3,000	9,842	526	10.2	−4.5	23.9
4,000	13,121	462	8.9	−11.0	12.2
5,000	16,404	405	7.8	−17.5	0.5
6,000	19,685	354	6.8	−24.0	−11.2
7,000	22,966	308	6.0	−30.5	−22.9
8,000	26,246	267	5.2	−36.9	−34.5
10,000	32,808	199	3.8	−49.9	−57.8
14,000	45,931	106	2.0	−56.5	−69.7
18,000	59,054	57	1.1	−56.5	−69.7
20,000	65,616	41	0.80	−56.5	−69.7
30,000	98,424	9	0.17	−46.6	−51.9

表 5-2 高度と動脈血酸素ガス分圧

Altitude (ft.)	Atmospheric PO_2	Alveolar P_AO_2	Arterial Blood PaO_2
Sea Level	159	107	98
1,000	153	102	90
2,000	148	96	86
3,000	144	90	83
4,000	137	84	80
5,000	130	76	67
6,000	125	71	64
7,000	120	66	60
8,000	116	59	55

Ret: Garruba, T. Operational Guidelines for Aeromedical Attendnts.
San Francisco: Garruba Press, 1984.

表 5-3 低酸素症の種類

低酸素性低酸素症 hypoxic hypoxia	吸気中の酸素濃度（酸素分圧）が低いために生じる低酸素症
貧血性低酸素症 anaemic hypoxia	貧血やCO中毒など酸化ヘモグロビンの減少によって生じる低酸素症
循環障害性低酸素症 stagnant hypoxia	ショックなど循環障害によって生じる低酸素症
組織中毒性低酸素症 histotoxic hypoxia	シアン中毒など組織で酸素が利用されないことによって生じる低酸素症

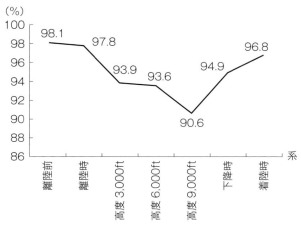

図 5-1　ヘリコプターで飛行中の酸素飽和度（SpO$_2$）の変化

　このなかで重要なのが，気圧の低下によって**表 5-3** に示すように低酸素性低酸素症になり，低酸素性低酸素血症（hypoxemia）になることである。**図 5-1** は，弘前大学の滝口雅博先生が，ヘリコプターに搭乗して高度と SaO$_2$ 値の変化をチェックした図である。

2　低酸素症（低酸素血症）

　気圧の低下による酸素ガス分圧の低下は，傷病者に低酸素血症（PaO$_2$ の低下）を生じる。**表 5-2** に，高度と大気中の酸素ガス分圧（PO$_2$），肺胞気酸素ガス分圧（P$_A$O$_2$），動脈血酸素ガス分圧（PaO$_2$）の関係を示すが，高度が高くなるに従って，動脈血酸素ガス分圧は低下する。

　表 5-3 に低酸素症の分類を示す。気圧の低下によって生じる低酸素は，低酸素性低酸素症（hypoxic hypoxia）であり，吸入酸素分圧が低いことによって発生する低酸素症であり，これは酸素を吸入させれば解決する問題である。航空機内でみられる低酸素症には，気圧の低下による低酸素性低酸素症と，循環障害（心不全）による循環障害性低酸素症（stagnant hypoxia）も考える必要がある。循環障害性低酸素症には，重力，加速度による G-LOC（一過性の意識障害）がある。**表 5-4** に高度に伴う症状と酸素の必要性を示した。

　図 5-2 は，高さ（ft）と肺胞気ガス分圧（mmHg）と酸素投与の関係を示した図[2]であるが，高度が高くなるに従って，動脈血の酸素分圧が低下しているのが理解できる。高度 22,000ft で肺胞気酸素ガス分圧は 40mmHg 以下になり，意識障害を発症する。このことから，高度 22,000ft 以上では酸素が必要になるが，100％ 酸素を吸入していても，高度が 45,000ft 以上になると肺胞気の酸素ガス分圧は 40mmHg 以下になり，意識障害を発症する。酸素による加圧呼吸を行わなければ，生体は生存できなくなる。

　図 5-2 から理解できるように，高度が 7,000ft を超えると PaO$_2$ は 60mmHg 以下になるが，低酸素状態は，頻脈や過呼吸によって代償されるために，一定時間を経過しないと低酸素血症の症状として出てこない。このことから，低酸素性低酸素症は自覚症状に乏しい疾患ともいう

表 5-4 高度と症状

高度		症状	酸素の必要性
0 〜 10,000ft	無関域	症状はとくにみられない。夜間の場合,視力低下	通常は必要ない
10,000 〜 15,000ft	代償域	頻脈,頻呼吸,倦怠感,高血圧	必要
15,000 〜 20,000ft	障害域	疲労感,眠気,めまい,視力・判断力の低下	必要
20,000 〜 23,000ft	危険域	意識障害,痙攣	必要

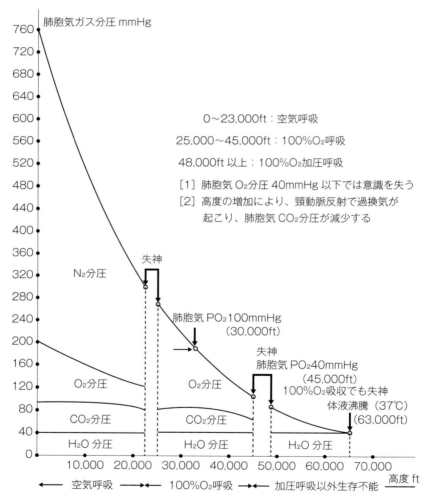

図 5-2 高度と肺胞ガス圧

ことができる。上空での低酸素状態は,自覚症状よりも意識障害が先に現れることも多いとされている。代償機構が働くことからすると,高度5,000〜6,000ft（1,500〜2,000m）くらいまでは,健常人の場合,酸素なしでも飛行できるともいえる。しかし,高度10,000ft（3,050m）以上になると種々の症状が出てくるため,酸素吸入が必要になる。当然のことながら,呼吸状態の悪い人は早期からの低酸素状態になるので,早めの酸素投与が必要になる。

第 5 章　航空医学（Aviation Medicine）

メモ 5-1　高山病（high altitude illness）

　低気圧に起因する低酸素状態により発症する，われわれに身近な疾患として，高山病がある。高山病は，1,000〜2,000m の登山では発症しないが，3,000m クラスの高山の登山では，比較的よくみられる疾患である。

症状と治療
　初期症状：頭痛，食欲減退，気分不良，胸郭の圧迫感，顔や手のむくみ
　治療：①高度を上げないで，体を休める。身体が低酸素状態に慣れるようにする。
　　　　②水分を十分にとる。
　　　　③十分な休養をとる。
　　　　④深呼吸をして酸素を体内に取り込む。
　中期症状：頭痛，嘔吐，咳，食欲減退。これらの症状は，高山病に罹患していることを示す。
　治療：①同じ高度に停滞せずに，高度を下げる。
　　　　②十分な水分をとり，安静にする。
　重症症状：安静時にも呼吸困難，激しい咳と血痰，肺水腫，脳浮腫，眼底出血
　予防：ゆっくりとしたスペースで登る。休養と水分を十分にとる。
　最終治療：①高度を下げる。
　　　　　　②十分な酸素を与える。

メモ 5-2　ガスに関係する法則

i）ダルトンの法則（Dalton's law）
　混合ガスの圧力は，各ガス分圧の総和である。だから酸素の含量が同じであれば，大気圧が下がれば酸素分圧も低下する。
　地上で 1 気圧（760mmHg）では，空気中の酸素含量は 20.95％なので，760mmHg × 20.95 = 159.22mmHg の酸素分圧があるが，10,000ft では気圧が 523mmHg になるので，酸素分圧も，523mmHg × 20.95 = 109.57mmHg に低下する。

ii）ヘンリーの法則（Henry's law）
　液体の中に溶解しているガスの量は，ガスの分圧に比例する。だから，大気圧が低下すれば，血液中の酸素ガスの分圧も低下する。

iii）ボイルの法則（Boyle's low）
　温度が一定の場合，あるガスの容量は，そのガスの占める圧力比に比例する。
　　$PaVa = PbVb$
大気圧が下がれば，ガスの容量が増加する。大気の圧力が航空機の上昇によって下がれ

ば，体内のガス分圧は低下し，ガス容量は増加する．風邪で耳道が閉塞されているときは，鼓膜内にある空気が膨大するために，鼓膜を刺激し，耳痛が起こる．腸閉塞がある場合は，腸内のガスが膨張するので腹部膨満がみられる．気胸の場合も同じことが起こるので，注意しなければならない．ただし，運航高度が1,000m以下の場合は，臨床上，あまり大きな影響はないと思われる．

iv）シャルルの法則（Charlle's law）

　ガスの圧力は，容量が一定の場合，その温度に比例する．温度が低くなると，容器の圧力も低下する．

3　減圧症

　気圧の低下によって減圧症が生じるのは，ヘンリーの法則「体液中に溶解しているガスの量は，溶解しているガスの分圧に比例する」による．
表5-4に高度による各種症状と酸素の必要性を示す．

メモ5-3　減圧症（decompresion disease）

　潜水症，潜函病，caisson病ともいわれる．深く潜水して急に浮上したとき（気圧の高い状態から，急に低い状態になったとき），血液中に溶解している窒素ガス等が過飽和となり，気泡を生じる．この気泡が，微小血管を閉塞したり，髄液中に残ったりすることによって，頭痛，めまい，耳鳴り，発疹（skin bends），呼吸困難，意識障害などを生じる．通常減圧が起きてから30分以内に約50％が発病し，1時間以内に85％が発病するとされている．また，肺の過膨張により空気塞栓も発生する．

　症状：軽症では，皮膚や皮下に虫が這うような感じがする（Creeps）．中等症では，頭痛，めまい，耳鳴り，発疹，手足の筋肉や関節の疼痛（limbs bends），特に肩関節，膝関節，重症になると呼吸困難，意識障害，四肢の知覚障害や運動麻痺，膀胱直腸障害，内耳の障害．減圧症は，大きく分けると皮膚症状（Creeps），関節，筋肉痛（Bends），中枢神経症状（Stagger），呼吸・循環器症状（Chocke）に分けて説明される．

　減圧症の増悪因子：①外傷，炎症などの関節疾患，②肥満（脂肪組織は，血液に比べて窒素が10倍溶けやすい），③発症までにスクーバーダイビングの後は，減圧症が発症しやすい，④運動，寒冷，⑤低酸素状態，⑥薬物・アルコール

　潜函病の場合の治療：①再び潜水して，ゆっくり浮上する，②高圧酸素療法

　航空機（ヘリコプター）の場合の治療：①高度を下げる，②100％酸素吸入，③保温，安静．航空機が高度を上げたとき，気圧が低下することによって，大気中のガスの分圧も低下し，液体中に溶解している窒素ガスが血液の中でガス化して血管に塞栓を生じる．ま

た，気圧の低下は，腸管内や副鼻腔内の空気を膨張させ，イレウス症状や頭痛，耳痛，耳鳴り，歯痛などの原因になる。これは，ボイルの法則「あるガスの容量は，温度が一定の場合，そのガスの占める圧の比に比例する」による。すなわち，1気圧（760mmHg）でAの容量のガスは，圧力が半分になると容量は2倍になる。

飛行による減圧症への予防は，①嚥下運動を行う，②鼻腔内の圧力を高めて，耳管開口部を開いて通気を行う，③口を開いて空気を吐き出すようにする，などを行う。

4　温度変化

表5-1に示したように，高度が高くなると気温は低下する。2,000ftで2℃，3,000ftで−4.5℃，10,000ftで−49.9℃と，高度が高くなるに従って，温度の低下が生じる。

2　ヘリコプターの飛行に伴う損傷の防止

ヘリコプターの飛行に伴う各種病態や疾患を知り，これに対応することは重要なことである。ヘリコプターの飛行による急な旋回，下降，加速，振動などによる損傷を防止するために，シートベルトの着用，使用機具，機材の固定を怠ってはならない。また，機外においても安全マニュアルに従って行動し，危険を避けなければならない。個人差はあるが，Air sickness（航空病）が搭乗スタッフ（医師，看護師），また患者付添人に発症することも忘れてはならない。

メモ5-4　Air sickness（航空病）

航空病とは，航空機に搭乗することによって，頭痛，悪心，嘔吐，冷や汗，虚脱などの症状が発症することをいう。

航空病が発症する因子として，下記のことが考えられる。
①精神身体障害（情緒不安定，飛行に対する不安，感情的ストレスなど
②疲労
③飛行前の食事やアルコール飲用，空腹や低血糖
④天候不順による乱気流
⑤不適切な換気や加温は気分を不良にする
⑥ジェットエンジンの煙や匂いも良くない
⑦高度の上昇と低酸素状態は，症状を増悪させる

航空病による頭痛，蒼白，冷や汗，悪心，嘔吐，虚脱の症状は増悪していく。このことから，このような症状が出現したら，メディカルクルーは，患者をリラックスさせ，着衣

を緩め，室温を下げ患者を寝かせて，濡れたタオルで顔を拭いたり，顔に風を当てたりして，状態の改善に努める。嘔吐が起これば，鎮嘔吐薬を与えて誤嚥しないように注意する。

3 飛行によって生じる各種症状と疾患

1 気圧の低下を原因とする疾患

a）酸素ガス分圧の低下による

症状：意識障害（精神障害，傾眠傾向，判断力の低下），頻脈，頻呼吸，めまい，視力障害，血圧上昇

上記の症状は，低酸素性低酸素症による。他に加速度による循環障害から，低酸素症になることもある（循環障害性低酸素症：stagnant hypoxia）。

疾患：**低酸素性低酸素症，航空病**

b）組織内ガスの気泡化による

血液内や脂肪組織内にある窒素ガスが，気泡化することで血管が閉塞したり，周囲の組織を圧迫することによって，発症する。

症状：ベンズ（bends）膝関節痛，肩関節痛（関節痛）
　　　チョーク（cho-ke）胸骨下の圧迫感，咳（呼吸・循環器症状）
　　　クリープ（creeps）皮膚のかゆみ，痛み（皮膚症状）
　　　スタッガー（stagger）中枢神経系の気泡発生（頭痛，運動障害，視力障害，意識障害）
　　　　　　　　　　　　　（中枢神経症状）

疾患：**減圧症**

これらの症状は，高度 18,000ft（約 6,000m）以上で気圧が地上の 1/2 以下になり，気泡化することによって発症する。a）とb）を合わせて**異常気圧症候群**（dysharism）ともいう。

c）体腔内気体の膨張による

身体には，耳管，副鼻腔，胃腸等の腔内の気体が膨張（上昇時）したり減少（降下時）することによって各種の症状が発症する。

症状：耳痛，顔面痛，頭痛，腹痛
疾患：内耳炎，中耳炎，副鼻腔炎，上気道炎，腸閉塞

耳痛，顔面痛，頭痛は内耳炎，副鼻腔炎，上気道感染等で，腹痛，腹部膨満は腸閉塞，腹部外傷，腹部手術後等でみられる。

発症した場合は，ゆっくりと上昇，降下する。耳痛，顔面痛のある人は降下時，あくび，嚥

下，咳などをさせる。また，チューインガムをかませる。上昇時にガムをかませてはいけない。耳管や胃内に空気が入り，耳痛，腹痛，悪心，嘔吐，腹部膨満の原因になる。

2 航空機によって生じる各種症状と疾患

a) 揺れ，騒音，振動，加速等による
症状：血圧上昇，めまい，頭痛，悪心，嘔吐，胸痛，腹痛，温度調節障害
疾患：**航空病（動揺病）**

b) 重力加速度による
症状：一過性の意識障害（G-LOC；G-induced loss of consciousness），視力障害（blackout），不整脈，頻脈，めまい，頭痛，嘔吐，涙，肺機能低下（換気血流比異常），知覚と空間感覚の喪失（平衡器官の障害）
疾患：動揺病，航空病（空酔い），加速度無気肺，循環障害性低酸素症

その他，高空を飛ぶことによって生体に影響するものとして，放射線，オゾン，湿度などの問題もあるが，ここではふれない。

c) 空間識失調
操縦者が，自分または操縦する航空機の姿勢，位置，方向，速度などを客観的に把握できなくなった状態である。ヘリコプターの場合も，操縦士にこのようなことが起こる可能性がある。これが発症する原因としては，①夜間や悪天候で目標のない飛行による誤った視覚情報，前庭器官からの誤った情報により飛行する場合，②疲労，アルコールなどによる感覚器官の障害，③脳での判断力の誤り，などが考えられる。

4 飛行によって生じる各臓器器官の変化

1 中枢神経系

頭部外傷で前頭部や頭蓋底に骨折がある場合には，頭蓋内で空気が膨張し，脳圧を上昇させる可能性があるので，あまり高い高度を飛行しないように注意する。また，低酸素状態は頭部外傷の予後を悪くするので，酸素の投与を忘れてはならない。飛行による加速，旋回，振動などは，脳圧を上昇させる可能性があるので，注意する。痙攣を示す傷病者は，加速，振動により，痙攣を誘発する可能性があるので，静脈路を確保し，痙攣が発生したときはフェニトイン，ジアゼパム等の抗痙攣薬を投与する。

2　感覚系（目，鼻）

　網膜は低酸素に敏感な組織で，低酸素状態になると早期に視力障害示す。このことから，視力障害を認めたら低酸素状態にあることを考え，酸素を投与する。網膜障害や網膜剥離は高度の影響を受けるので，注意が必要である。眼外傷の場合も気圧の低下，低酸素の影響を受けるので，視力障害，眼痛，眼底出血などに注意することが重要である。湿度の低下も，コンタクトレンズをはめている人や意識障害があって眼を十分に閉じられない人には悪い影響を与えるので，コンタクトレンズを外し，意識のない人には，点眼薬を滴することが必要になる。

　副鼻腔や耳管の出口が感染，アレルギーポリープなどで狭くなっている場合，副鼻腔や耳管の圧外傷（barotrauma）に注意しなければならい。塩酸フェニレフリン（ネオシネジン）のような血管収縮薬の使用が勧められる。

3　呼吸器系

　動脈血酸素分圧は，高度の上昇とともに低下する（**表5-2**）。健康人で，地上では95mmHgあったPaO_2は，8,000ft上昇すると55mmHgまで低下してしまう。

　このことから，肺炎，慢性閉塞性肺疾患（COPD）（肺気腫，慢性気管支炎），肺繊維症，気道熱傷，嚥下障害，ARDS，うっ血性心不全，喘息などで肺機能障がある患者等，地上でのPaO_2の低い患者は，高度が上がれば，さらに悪いPaO_2になってしまう。

　これらの患者を搬送する場合には，高度による影響を除外するために，酸素を投与することを忘れてはならない。重症の場合には，気管挿管と人工呼吸による間歇的陽圧呼吸も必要になる。特にCOPDの患者の場合は，地上ですでにPaO_2が50〜60mmHgくらいまで低下しているので，高度による酸素分圧低下の影響は大きいため，注意すること。COPDの場合，高濃度の酸素を投与すると無呼吸になり，CO_2ナルコーシスになるので，特に注意が必要である。

　気管挿管による気道確保と人工呼吸が必要になる。間歇的陽圧呼吸が必要である。このような場合，**経皮的に酸素飽和度を測定できるオキシメーターの使用**が有効である。

　いずれにしても，呼吸障害の患者を航空機で搬送するときは，気管挿管用器具と吸引器，マスク，酸素ボンベ，人工呼吸器の用意を忘れてはならない。患者が重症の場合は，高度を4,000ft以下にする。

4　心血管系

　心筋梗塞の患者を航空機で搬送することは，低酸素症が起こるので危険ではないかと思われる。しかし，過去のデータを検討すると，危険でも航空機で早く高度医療機関に搬送するほうが救命という点で有効なのではないかと考えられている。いま日本航空医療学会で，ドクターヘリのデータバンクを基にその効果を検討しているので，その結果が待たれる。要するに，ヘ

リコプターで患者を搬送するときは，酸素を用意して，行動することが重要になる。

5　消化器系

　消化管内に存在する空気は，高度が高くなると膨張する。高度8,000ftでは25〜30％増加する。このことから，消化管の手術から早期の患者では，縫合部分が破れて出血したり，また，これが原因で腹膜炎を発症することもある。腹部膨満は，横隔膜を上昇させて呼吸状態を悪化するので，注意する必要がある。腸閉塞や腹部外科術後の患者にとって，腸内ガスの膨張は大きな問題になる。このような場合，胃チューブを用いてガス抜きをすることは有効である。持続吸引でこれを行うことも大切である。

6　精神障害を有する患者

　精神障害を有する患者，アルコール中毒の患者，凶暴な患者は，原則としてヘリコプターによる搬送を行わない。危険である。

まとめ

　以上をまとめると，下記のことがいえる。
①航空機（ヘリコプター）での搬送で危険を伴う疾患
- 低酸素状態になる呼吸器疾患の患者，意識状態の良くない患者（頭部外傷，脳血管障害，溺水）
- スキューバダイビングをした患者
- 気胸の可能性のある患者（胸腔ドレナージされていない患者）
- 頭部，胸部，腹部の術後8時間以内の搬送
- 網膜剥離，網膜症の患者
- 凶暴な患者

②注意して搬送すべき患者
- 気道確保が十分にできていない患者
- 重症呼吸不全の患者
- ガス壊疽の患者
- 骨折でけん引中の患者
- 急性期の心筋梗塞，心不全の患者
- 低体温の患者
- 精神障害を有する患者

精神障害を有する患者，アルコール中毒の患者，凶暴な患者のヘリコプターを用いての搬送は，原則として行わない。
③その他注意すべきこと
　ヘリコプターが空を飛ぶことによって気圧の低下，振動，騒音，加速，旋回によって生体にさまざまな変化を起こす。

　ドクターヘリが4,000ft（約1,212m）以下の高度を飛ぶ場合には，航空医学的な問題は，基本的には生じないものと思われる。とはいえ，上空を飛ぶことによって，生体にはさまざまな変化が生じるので，事前に対応することが重要である。特に心臓疾患や肺臓疾患を有する患者の搬送においては，航空医学を十分に理解し，早期に酸素を投与することが重要である。
　ヘリコプターの運航に伴う各種疾病の病態を知り，これに対応することは重要なことであるが，ヘリコプターの運航による急な旋回降下，加速，振動，騒音などによる損傷を防御，防止するために，シートベルト着用，使用器具，機材の固定を怠ってはならない。また，機外においても安全ニュアルに従って行動し，危険を避けなければならない。個人差はあるが，航空病（Air Sickness）が搭乗スタッフ（医師，看護師，また患者付添人）に発症，発生することがあってはならない。

■ 参考資料

- 小濱啓次：ドクターヘリ．へるす出版，2003，pp97-106
- 日本エアレスキュー研究会航空機搬送ガイドライン検討委員会　編集：航空機による救急搬送の手引き．へるす出版，1997
- 日本航空医療学会　監修，日本航空医療学会ドクターヘリハンドブック編集委員会　編集：ドクターヘリハンドブック―ドクターヘリ安全運航のために―．へるす出版，2015，pp96-100

第6章
事故の予防
（ヒヤリ・ハット）

I. 総 論

　「人命救助を行うドクターヘリに，死亡事故があってはならない」。この言葉は，著者がドクターヘリを用いた広域救急医療体制を創設以来，常に言ってきたことである。

　このために，日本航空医療学会では，学会の創設来毎年2回，医療関係者，運航関係者をはじめとして，ドクターヘリに関係するすべての人が参加できる講習会を開催してきた。すでに40回以上行われ，5,000名以上の関係者が受講している。今後も，多くの関係者の皆様の参加を期待している。また，基礎講習を終わった関係者のためにアドバンスコースを開催し，より高い知識の交流を願っている。

　さらに学会では，**安全推進委員会を設置して**，ヒヤリ・ハットの**事例を集めて，事故の予防にも努めている**[1]。学会は，安全運航のための小冊子を上梓している[2]。

　著者が初めて救急医療用のヘリコプター（ドクターヘリ）の運航を開始するとき，臨時ヘリポートとして，学校の校庭や市町村の公園，グランドを使用するために，教育委員会や市町村の担当者と面会した際，最後に必ず言われたのが「**事故が起こったときは，一体誰が責任をとるのだ**」ということであった。主催者は日本交通科学協議会だったが，現場の委員会である「航空機による交通事故による負傷者の救護搬送委員会」の委員長を著者がしていたので，「**私が責任をとります**」と言わなければ，事は前に進まなかったのである。

　そのこともあって，著者は当初から，ドクターヘリを全国に展開するまでは大きな事故を起こしてはならない，事故は絶対にあってはならないと思っていた。**事故を防ぐためには，すべての関係者に「ドクターヘリとは何か」を知ってもらうことであり，学会として講習会を開催して，それぞれの皆様にドクターヘリの知識を共有してもらおう**と思ったのである。講習会の創設には，**盟友の弘前大学の滝口雅博先生が大変努力され**，医療関係者と運航関係者が協力して開催するという，理想的な講習会が可能になったのである。医療関係者には，ヘリコプターはなぜ飛べるのか，何に注意すべきなのか，運航関係者には，救急医療はいかにあるべきなのかを理解してもらい，**その後，懇親会を開いて相互の友好を温める。これが安全運航の基本である**，と著者は思っている。

　川崎医科大学では，2023年7月18日までにドクターヘリが8,813回出動しているが，医療

199

事故，航空機事故は1回も起こっていない。わが国で最初にドクターヘリを運航した川崎医科大学で事故が起これば，他の医療機関の関係者に，ドクターヘリは危険であるとの印象を与え，全国展開がむずかしくなる。**現在，全国でドクターヘリの運航が行われているが，これは死亡事故がないので，可能になっているのである。**

　余談になるが，厚生労働省は平成22（2010）年度からドクターヘリ従事者研修を開始しているが，最初の参加者は医師と看護師のみであった。これでは，運航関係者との接点が得られないので，**厚生労働省に運航関係者も参加できるようにして欲しいとお願いしたが**，縦割り行政で仕方のないことなのだが，最初は医師と看護師しか参加が認められなかったのである。その後，わが国最初の航空事故が，神奈川県で起こったとき（後述），厚生労働省の担当課長が著者に「**運航関係者を厳しく怒っておきました**」と言うので，著者は「あなたがどれだけ怒っても，運航関係者が怖いのは国土交通省であって，厚生労働省が怒っても運航関係者には馬耳東風ですよ。厚生労働省は，運航関係者に何の指導もしていないではないですか」と言って，運航関係者の研修会への参加を認めるように伝えたのである。よって，これ以降，**研修会への運航関係者の参加が認められているのである。**このあたりが，官と民の違いだと思っている。**本当は，救急隊員にも参加を認めないと，真の安全確保はできていない，と著者は思っている。**

メモ6-1　安全運航に関連する用語

　事故を防ぐためには，それぞれの専門分野で検討すると同時に，関係する全員が参加する講習会を開催して，それぞれが全体として理解できる規則，原則すべての事案を検討して事故を防ぐ必要がある。そのためには，事故の前触れであるヒヤリ・ハットから学ぶことが大切になる。以下に，各論で述べる事故に関連する用語について説明する。

- ヒヤリ・ハット：もしかしたら，インシデントやアクシデントになるかもしれなかったこと。
- インシデント（incident）：出来事，事故に繋がりかねない出来事が起こったこと。
- アクシデント（accident）：事故，一般的には規則に反したことによって，傷病者，事故が発生した場合をいう。

　インシデント・アクシデント分類表（平成30年7月25日付け医政局発0725第3号厚生労働省医政局地域医療計画課課長通知）を**表6-1**に示す。また，運航した関係者は，事故予防のために**表6-2**に示すような報告書に記入し，報告することになっている。このことでヒヤリ・ハットを共有し，事故の予防につなげている。

第6章 事故の予防（ヒヤリ・ハット）

表6-1 ドクターヘリのインシデント・アクシデント分類表（平成30年7月25日付医政地発0725第3号厚生労働省医政局地域医療計画課長通知より）

関連機関	A:医療機関		B:運航会社・運航クルー			C:消防機関		D:複数の機関	
損害を受けたもの	クルー	患者	乗務員・患者・患者家族・見物人・消防隊員	患者搬送	機体	運航・患者・見物人等	患者以外の人（運航クルー・医療クルー・消防職員・見物人等）	患者	規則・運用手順書等
レベル0	安全上の事象が発生する前に気が付いた。	安全上の事象が発生したが、人的・物的影響がなかった。	安全上の事象が発生する前に気が付いた。	安全上の事象について、整備を要したが患者搬送に影響はなかった。	安全上の事象が発生する前に気が付いた。	安全上の事象が発生する前に気が付いた。	安全上の事象が発生する前に気が付いた。	Aと同じ	手順書等の運守違反に気が付いた。
レベル1	事象により、一時的な観察・検査が必要となったが、治療の必要はなかった。	事象により、患者に一時的な観察、または検査が必要となったが、治療の必要はなかった。	安全上の事象が発生したが、人的・物的影響はなかった。	安全上の事象について、整備を要したが患者搬送に影響はなかった。	安全上の事象に対して、点検・整備・修理等の簡単な体制変更を行い、短時間の運航停止を要した。	安全上の事象が発生したが、運航・人的影響はなかった。	安全上の事象が発生したが、患者以外の人への影響はなかった。	Aと同じ	手順書等の運守違反があったが、安全上の事象は生じなかった。
レベル2	事象の影響により、患者の簡単な治療(創傷処置、投薬など)を要した。	事象の影響により、患者の簡単な治療(創傷処置、投薬など)を要した。	事象の影響ある事象に対して、点検・整備・修理等の簡単な体制変更を行い、事象発生から3日間を超えない期間の運航を要した。(代替ヘリ、隣県ドクターヘリなど)	運航に影響ある事象により、24時間以内に他所属または他所属以内に患者搬送を継続した。(代替ヘリ、隣県ドクターヘリ)	事象に影響のある事象等のトラブルを治療、簡単な体制修理等を行い、事象発生から3日間を超えない期間の運航停止を要した。	安全上の事象発生により、患者以外の人が一時的な観察または簡単な検査や治療の必要があった。	事象の影響により、患者以外の人が一時的な観察または簡単な検査や治療の必要があった。	Aと同じ	手順書等の運守違反により軽微な物損が生じた。
レベルa3	事象の影響により、患者が持続的な治療(創傷処置、投薬などを要した。	事象の影響により、患者に継続的な治療を要した。	運航に影響ある事象により、3日間を超える範囲内で患者搬送ができなかった。あるいは、範囲を超えない範囲内で事象継続的な患者搬送を行った。患者搬送に影響を及ぼした。(防災ヘリ、隣県ドクターヘリなど)	運航に影響ある事象により、3日間を超える範囲内で患者搬送ができなかった。あるいは、範囲を超えない範囲内で事象継続的な患者搬送を行った。患者搬送に影響を及ぼした。	安全上の事象のトラブルに該当する事象。事象発生から3日間を超えて運航停止した場合、事象の影響で患者が継続的な治療を要した。	安全上の事象が発生し、患者以外への継続的な治療、患者以外の軽微な障害が生じた。	事象の影響により患者以外の人に軽微な障害が生じ、簡単な治療を必要となった。	Aと同じ	重大な手順書等の運守違反で航空事故(死亡事故を除く)又は重大インシデントに相当。
レベル4	事象の影響により、患者の長期療養を要しまたは永続的な障害が残った。	事象の影響により、患者の長期療養を要しまたは永続的な障害が残った。	運航に影響ある事象により、1週間を超える範囲内で患者搬送ができなかった。あるいは範囲を超えない範囲内で断続的に患者搬送を行った。患者搬送に影響を及ぼした。(防災ヘリ、隣県ドクターヘリなど)	運航に影響ある事象により、1週間を超える範囲内で患者搬送ができなかった。あるいは範囲を超えない範囲内で断続的に患者搬送を行った。患者搬送に影響を及ぼした。	航空事故または重大インシデントに該当する事象(死亡事故を除く)、航空機の損害、または航空中の航空機の火災など。	事象の影響により患者以外の人に長期的な療養や永続的な障害が残った。	事象の影響により患者以外の人に長期療養または永続的な障害が残った。	Aと同じ	重大な手順書等の運守違反で死亡事故を伴う航空事故およびび重大インシデント。
レベル5	事象の影響により、患者の死亡が発生した。	事象の影響により、患者の死亡が発生した。	過労時間を超えるものは1週間を超えた患者搬送を行ったが、患者搬送に影響を及ぼした。(防災ヘリ、隣県ドクターヘリ)	過労時間を超えるものは1週間を超えた患者搬送を行ったが、患者搬送に影響を及ぼした。	航空機事故(死亡事故)。航空機による人の死亡又は事故で、航空機内にある者の死亡が不明。	事象の影響により死亡事象が発生した。	事象の影響により、患者以外の人が死亡した。	Aと同じ	重大な手順書等の運守違反で死亡を伴う航空事故。

1. インシデント/アクシデント発生時にかかわった機関が、医療機関のみはB欄、運航会社のみはA欄、複数であればこれらに加えてC欄も用いる。
2. 基本的には、発生した事象によって起こった損害の程度によってレベルを分類しているので、損害を受けた対象ごとにレベルを分類する。
3. 全データの収集分析および管理は各地域の運航調整委員会/安全管理委員会が行う。レベル3b以上に該当するものは、公的もしくは第3者機関（インシデント/アクシデント収集分析機関：詳細未定）へ報告する。
4. 運輸安全委員会、国土交通省への届け出との関係は下線部分（別紙1参照）、都道府県への届け出は二重下線部分。
5. インシデント/アクシデント情報収集機関（詳細未定）への報告は、レベル4、5は各機関での調査終了後に別途詳細な報告を行う。
6. 個人情報の漏洩に関しては、別途各地域の運航調整委員会/安全管理委員会に報告する。
7. 緊急に注意喚起を必要とするものであれば3a未満のものであっても速やかに報告する。

201

表6-2

岡山県ドクターヘリ　インシデント・アクシデント報告書

報告年月日	年　　月　　日	報告書番号（通し番号）	No.
発生日時	年　　月　　日　　時　　分		
報告機関・部署			
報告者連絡先			
報告者氏名			
報告者職種	□医師　□看護師　□操縦士　□整備士　□CS　□消防機関　□その他（　　　）		
当事者職種	□医師　□看護師　□操縦士　□整備士　□CS　□消防機関　□その他（　　　）		
発生のタイミング	□ヘリ待機中　□ヘリ離陸時　□医療クルー搭乗時　□飛行中　□ヘリ着陸時 □クルー降機時　□患者搬入時 □救急車からヘリへ患者移動時　□ヘリから救急車へ患者移動時 □現場活動時　□救急車内　□その他（　　　　　　）		
具体的内容 ：分類	□医療に関わること（医療機器、器具、薬品、治療・処置、その他） □運航に関わること（機体の整備・破損・故障、操縦、気候・天候、その他） □その他の機関に関わること等（消防、医療機関、無線、運航クルー、医療クルー、見物人、規則・運用手順書、その他）		
具体的内容			
対応内容			
背景・要因			
改善・防止策			
レベル	A：医療クルー　□0　□1　□2　□3a　□3b　□4　□5 B：運航クルー　□0　□1　□2　□3a　□3b　□4　□5 C：消防機関　　□0　□1　□2　□3a　□3b　□4　□5		

II. 各 論

1 ヒヤリ・ハット，インシデント事例について

　ヒヤリ・ハットは，事故の前触れであり，ドクターヘリの運航に関与するすべての関係者は，すべての項目の事例を熟読し，事故が起きないように，それぞれの状況においてすぐに対応できるように訓練されなければならない。

1 ヒヤリ・ハット事例（日本航空医療学会安全推進委員会による）

　以下に，日本航空医療学会安全推進委員会がとりまとめた，ドクターヘリ運航におけるヒヤリ・ハットの事例について述べる[2]。関係者の一人ひとりが，このことを理解して，起こった情報を共有し，事故の発生を未然に防がなければならないのである。

a）飛行全般について
(1) 出動中に関する事例
①119番通報による要請で出動したが，虚偽通報と判明し，離陸後キャンセルとなった。
②山間部で着陸後，病院のA社携帯電話が通話不能となり，連絡手段が困難となった。機長の私物であるB社携帯電話で連絡可能となり，最悪な事態は避けられた。
③現場着陸後，搬送先としてA，B，C病院の名前が飛び交い，類似病院名で混乱した。
④搬送先病院で患者を病院内で引き継ぎ中に，別のドクターヘリが同じ病院に向かっているとの情報を得た（病院内で看護師が病院関係者から連絡を受けた）。直ちに出発準備を行い，機体を退避したため，後から来たヘリが，着陸を待たされることはなかった。
⑤ランデブーポイントのGPS（Global Positioning System）入力を誤った。誤入力したランデブーポイントで消防無線により間違いが判明し，正しい場所に移動した。
⑥ランデブーポイントの駐車場を挟んで指揮者と救急車が待機したが，機長から指揮者を確認できず隣の駐車場に立っていた救急隊員を指導員と誤認し，救急車に向かい進入を開始した。周囲に電線があり，注意を集中していたため，場所の間違いに気づかなかった。整備士の助言で気づき，上昇しつつ移動した。
⑦救急現場から搬送先への飛行中，GPSの指示不良に気づくのが遅れ，時間を要した。
⑧管制圏内の現場を離陸後，旅客機のアプローチがあり，管制官から，直ちに圏外に出るように指示された。パイロットは，旅客機の位置を把握しており，患者搬送中のため，基地病院に向け最短距離のコースを要求して，圏外に出た。着陸後，管制官から指示と違う飛行であったと指導を受けた。トランスポンダーによって位置確認がされていると思っていたが，管制

官は確認できていなかった。双方が自分の状況が理解されていると思い込んでいた。
⑨指定の着陸場所が現場から離れていたため，上空で救急車と調整して，現場直近に着陸した。調整に時間を取られて，着陸の現場確認が十分でなかったことから，着陸場所が傾斜地であったことに気づかなかった。
⑩飛行中に前方の送電線の監視に気を取られ，他の航空機の接近（9時方向より接近）に気づいていなかった。
⑪基地病院の周囲にある送電線をパトロールしている機体に気づくのが遅れた。双方の機体とも回避操作を行った（自分より低い高度にいる機体への認識，注意不足）。
⑫着陸時に予想外の電線に気づいた。周囲に電線のあることはCS（Communication Specialist）の助言で認識していたが，新たな電線があった。
⑬共通無線により他機のいることは，認識していたが，TCAD（Traffic Collision Alert Device：空中衝突警告装置）に反応していなかった。目視により他機の接近を確認できたので回避操作をした。
⑭出動時に基地病院から，25km地点飛行中にパラグライダー1機を確認。25分後に帰投したところ，上空に3機のパラグライダーが飛翔し退避しなかった。高度差額が500ft以上あると判断し，基地病院ヘリポートに着陸。上空待機約3分。ヘリが来たことは承知していたが，現場離脱がなかなかできなかったとクラブが謝罪。

(2) バードストライク事例
①着陸のため減速中，90～100kt，高度800ftで鳥と衝突。バブルウインドウ破損。着陸点を変更し，遊園地の駐車場に着陸。患者はドクターカー方式で基地病院に搬送。
②離陸後，対地約400ftで右上昇旋回中，左より接近する鳥を発見し，回避したが，機体から衝撃音があり，着陸した。機体外部には異常はなく，トランスミッションデッキのカウリングを開けたところ，内部に鳥を発見した。
③ランデブーポイントに向けて進入降下中，高度300ft，速度120ktにてバードストライク，そのままランデブーポイントにまで飛行した。ウインドシールド破損状況より飛行不可と判断。人的被害はなし。

(3) 天候に起因する事例
①現地は晴れとの情報で，雲を避けるルートを取ってランデブーポイントに到達したが，付近は雲のために接近できず，近くの別のランデブーポイントが進入可能であったので，消防無線で調整し変更した。後で到着した救急隊によれば，当初のランデブーポイントは，みるみる天候が悪化したとのことであった。
②日没近くの転院搬送で患者収容に手間取り，フライトを躊躇したが，患者が運ばれてきたので運航を続行した。気象状況が徐々に悪くなり，基地病院帰投を断念し，搬送先病院で夜間係留した。
③転院搬送時，海霧の接近で予期せぬ天候急変となり，目的地を変更した。
④管制圏内にある基地病院に帰投中，海霧発生でビローミニマム（離着陸できる最低気象条件

以下）になり，基地病院への管制許可が下りず，管制圏外の場外申請済の公園に目的変更した。当日は天候回復せず明朝の空輸となった。

⑤出動後，天候不良のため途中でミッションをキャンセルして，現場帰投中，天候が悪化したため飛行を断念し，予防着陸した。天候は，回復傾向にあったが，レーダーエコーに映らない仮想雲が多く点在し，天候急変に遭遇したもの。

⑥現場にて患者を機内に収容した時点で，弱く降っていた雨が突然直径6mmの雹に変わった。数分で止んだが，インテークに大量の雹が入った恐れがあり，患者は救急車搬送に切り替え，雹の除去と機体点検を実施した。雹の降る地域の予想は難しい。

⑦スキー場駐車場に約30分駐機する間に天候が急変。搬送先病院に向けて一旦は離陸したが，2分後に戻って着陸。その後，翌々日夕方まで天候回復せず，飛行不可が続いた。

b）消防機関との連携

①ランデブーポイントの接地場所周辺が想像以上にぬかるんでおり，救急車が動けなくなりそうになった（ヘリの横で動けなくなるとヘリが離陸できない）。上空から見た目で判断できなかった。また，動けなくなることのリスクに思い至らなかった。

②着陸進入中に救急車のドアが開いており，閉めるように無線で依頼しても，無線の傍に人がいないために連絡できず，着陸をやり直した。

③着陸直前（距離20m，高度20m）に，地上にあったホースのようなものが舞い上がったため，着陸を中止して，安全確認の後に，着陸した。ヘリ側も消防側も安全確認があまかった。

④ランデブーポイントに進入中に，傷病者目隠し用のブルーシートを準備し始めた。消防無線とスピーカーを用いて注意を喚起したが，気づいてもらえなかった。ダウンウオッシュの状況を見ながら，着陸を継続した。

⑤消防支援隊の無線で安全確認の合図を受けて進入開始，進入最終段階で支援隊車輌の後方で患者プライバシー保護用のブルーシートを広げているのを整備士が確認したので，ゴーアラウンドした。風の具合で救急隊が障害物の陰に隠れてしまう位置からの侵入となっていたため，近くに行くまで支援隊の状況が見えなかった。

⑥ヘリの誘導者がヘリに接近した状態で誘導していた。スピーカーで呼びかけたが，気づいていなかったため，離れて着陸した。

⑦消防無線で連絡してきた風向きと実際の風向きが，正反対であった。パイロットは正しい風向きに向けて着陸させた（風向きの表現に対する認識が逆であった）。

⑧着陸進入経路の下に日傘をさした人が横切ろうとした。消防無線とスピーカーで注意喚起したが反応がなかったため，着陸をやり直した。

⑨ヘリ着陸後，救急車がドクターヘリに接近する際，車両前方をドクターヘリに向けてスピードを上げて走行してきたため，機体に接触の危険を感じた。

⑩ドクターカー方式で患者を搬送した医療スタッフをピックアップするために，ドクターヘリは近くのランデブーポイントに移動を検討。ポイントの調整の際に情報の行き違いが生じ，

指示ポイントと異なる公共ポイントに着陸した。
⑪救急車のみによる安全確保に従って，アプローチを開始後，着陸場所を横切る人がいて，ゴーアラウンドした。再アプローチ中にも車が着陸場所に向かってきて，近くに止まったため，ヘリスピーカーで移動してもらった。
⑫新雪に着陸。接地面が柔らかく（接地を確認する整備士も腰まで埋まる）エンジンカットできず消防機関による圧雪を行ったが，着陸を断念し，ドクターカー方式で医療機関に搬送した。
⑬高温高度での運航。支援隊が風向き風速を確認。支援隊の誘導で進入を開始したが，風向き風速の変動が大きくゴーアラウンドし，進入方向を変更して着陸。
⑭訓練展示で消防の誘導で場外離着陸場に着陸。観客まで20m程度と近く，観客の方向にテールを向けて着陸したので，着陸中の状況は把握できなかったため，着陸後直ちにテールローターの警戒に当たった。テレビ取材のカメラマンが撮影のためにテールローター周辺に近づきつつあり，機体の反対側に移動しようとテールローターにまっすぐ進んできたので制止した。
⑮グランドに着陸時，散水後にもかかわらずブラウンアウトするほど，土埃が舞い上がり，着陸をやり直した。過去何度も使用した着陸場であったが，グランドの土を入れ替えたばかりで，草もなくなり，目の細かい土で踏み固められていない状態であった。

c）現場着陸に関する事例
(1) ダウンウォッシュに関する事例
①場外離着陸場を離着陸する際に，騒音問題を考慮して背風で，離陸となり，通過経路上の倉庫の屋根がダウンウォッシュで損傷した。
②昼食時に基地病院に着陸。ヘリポート脇の芝生で数名の学生が弁当を広げており，救急車担当ドライバーが注意したが避難せず，弁当が飛散した。
③傷病者の状況が悪化しているとの情報から，救急車の停車位置近くに着陸した。パイロットは，駐車車両のあることを把握しており，十分な隔離距離を取ったつもりであったが，駐車中の車両の窓ガラスが破損した，との連絡が所有者からあった，と帰投後に報告を受けた。
④人出の多い公園に着陸時，着陸寸前に空のベビーカーが，ダウンウォッシュで動くのを看護師が目撃した。整備士も確認した。
⑤着陸時，ダウンウォッシュでトウモロコシ畑に被害。駐車場，家庭菜園には，注意していたが，トウモロコシ畑は，意識していなかった。
⑥着陸時のダウンウォッシュで玉ねぎが倒れたと農家からクレームがあった。
⑦ランデブーポイントに着陸時，周辺の草が飛散し，工場内に飛び込んだため，工場関係者から苦情を受けた。
⑧ランデブーポイントに着陸時，付近の農作物が風圧による被害を受けたと管轄消防よりクレームがあった。

⑨ランデブーポイントに着陸時，風圧により，グランド表面の砂が飛散し，学校よりクレームがあった。

⑩ランデブーポイントに着陸時，ベンチが風圧で倒れて一部破損した。

⑪場外離着陸の建物外壁に備え付けられた時計がダウンウォッシュで落下した。消防無線による安全確認の後に進入開始，着陸場は狭く，民家もかなり近い状況であった。ドクターから時計が飛んだとの報告，他にも飛散物も多いことから着陸を断念し，2km程離れた着陸場に変更した。

⑫公園多目的広場に消防の安全確保の無線を受けて着陸，患者収容後離陸，基地病院に帰着。運航終了後，要請元消防より，公園北側の仮設観覧席が，離陸時の風で90°起き上がったが被害や苦情はなしとの旨連絡がいった。

⑬ランデブーポイント上空にてより近い職員駐車場に着陸可能なことを連絡し，支援者到着後に着陸。当該職員より車に傷がある旨の連絡がいった。

⑭現場直近着陸を行った際，約50m離れたところにあったパラソル（直径約2m）が倒れ，損傷した。周囲の見学者は消防，および警察にて退避させていたので，けが人，他の被害はなかった。

⑮場外離着陸場に進入中にHマークが舞い上がったため，着陸を中止し，上空に離脱した。塗装の破片は，厚み3mm程度，大きいものは縦横30cm。当該離着陸場ははじめてであった。救急車両および地上支援者は離れた場所に配置されていて被害はなかった。

⑯基地病院屋上ヘリポートに着陸の際，電源コンテナに固縛した別のコンテナの蓋が飛び，地上に落下した。駐車車両に接触したと思われるが，傷はほとんどなく，修理の必要はなかった。

⑰駐車場にアプローチ中に着陸の場所が違うとの指示でゴーアラウンドした。その際，ダウンウォッシュによる小石飛散で，駐車中の車両の後方窓が破損。車輛とヘリの間は目測20m，ゴーアラウンドを試みた高度は10mであった。

⑱公共機関の緊急用ヘリポートを離陸する際に，付近に積み上げられていた選挙の掲示板がダウンウォッシュで飛散した。公共機関のヘリポートで管理がしっかりしているとの思い込みと，高さ2mの盛土で掲示板が見えづらい状況であった。

⑲離陸時に使用した携帯型APU（Auxiliary Power Unit）を燃料庫横のコンセントに繋げ充電していたが，離陸後，雨が降ってきたため警備員が気を利かしてAPUに雨傘を立て掛けていた。着陸時，燃料庫の陰でパイロットから見づらい位置にあったために気づかず通常通り着陸した。接地直前に傘に気づいたが，すでに，ダウンウォッシュで傘はめくれあがっていた。傘は柄がAPU本体に引っ掛かり，幸い飛散はしなかった。

(2) 施設管理に関する事例

①紅白塗装の設置帯標識で色の違いから，解氷時間に差があり，凍結している場所としていない場所があって，歩行中に滑って転倒しそうになった。

②屋上でエンジンスタートして医療スタッフを待機中，走ってきた看護師が転倒した。

③転院転送時，普段はヘリの運航に関連しない他科の医療関係者が，患者をヘリ内に収容する際にふらふらと稼働中のテールローターへ近づきそうになった。

(3) 地上操作・整備に関する事例
①夜間駐機中に機体にイタズラされた。ブレード・タイダウン・ロープ，機体カバー紐等が切断された。
②寒冷前線通過に伴う突風被害を予想し，ポプラ並木が隣接する場外離着陸場において，安全区域に事前移動した。強風によりポプラの木1本が柵内に倒れ込んだが，機体への被害は免れた。
③スタンバイ終了後の機体カバーかけ，作業中に機体の上部から地上に操縦士が転落した。霧雨で機体および地面が濡れていた。
④待機中に火山灰降灰があり，ヘリポートにも降り，積もっていた。インテーク，エグゾーストにカバーをしたが，待機終了後の点検で火山灰が機内にも入り込んでおり，アクセスカバーを外して点検・清掃を行う結果になった。
⑤基地病院屋上ヘリポートの風向風速計が東風に対し正しく反応しなかった。CSは測定値を目安に屋上の運用を判断しており，不正確な情報の下に強風下でヘリを着陸させていた。風上にパラボラアンテナがあり，計測が不確実であった。

d）機体医療器材や操作に関する事例
(1) 医療器材や操作に関する事例
①ストレッチャーを降ろす際に，医療スタッフが床上に手を置いているのに気が付かずストレッチャーを操用したため，ストレッチャーのタイヤで医療スタッフの手を踏みつけてしまった。
②ストレッチャーで傷病者を降ろす際に，機内の酸素ラインに点滴ラインが引っかかってしまい，点滴が抜けかけた。
③ストレッチャーを搬入する際に，サポートに入った救急隊員がストレッチャーの折りたたみ脚に指をはさまれた（サポートしてもらう際に保持個所をしっかり指示していなかった）。
④ストレッチャー搬入時に，医療スタッフ用の航空ヘルメットが患者の顔の上に転がって当たった（航空ヘルメットを降機時に固定できる位置においてなかった）。
⑤患者の機内搬入を支援していた隊員が，ストレッチャーの一部に左中指をはさまれた。
⑥救急車からヘリへの移し替えで，ヘリへの搬入中，ストレッチャーの脚に患者の右手人差指がはさまれた。
⑦患者機内収容時，機内に搭載してあるバックボード・イモビライザーがストレッチャー搬入のサポートをしている操縦士の体に触れ，脱落破損した。
⑧基地病院帰着後，患者を乗せたストレッチャーを機体後部から降ろす際に，折り畳み式脚が進展しきらないまま整備士の下半身の上に滑り出すように落着した。整備士は一人でストレッチャーを操作していた。

⑨到着した救急車の後ろにストレッチャーを配備した。救急車後方扉を内側から開いたためストレッチャーに接触した。救急車後方扉を開いたときには，外側には消防関係者も整備士も不在で見張りなし。
⑩搬送した患者を機体から降ろす際に，ストレッチャー下部にある脚のロックが不完全であったため，ストレッチャー上部（寝台）が脱落した。
⑪患者を乗せたストレッチャーを機内に収容する際，救急隊員にストレッチャー頭部側を補助で持ち上げてもらったところ，ストレッチャー頭部側下にある背もたれ用調節レバーを握って持ち上げてしまったため，足側と背もたれを持ち上げる形となり，患者の身体がくの字になった。

(2) キャビン内における機材や医療行為に関する事項
①出動途中に点滴が落下（傷病者なし）。点滴を吊り下げている金具のネジ部分から外れて落下（ネジ部の摩耗）。
②機内の酸素供給ラインが外れていて酸素供給できない状況になっていることに気づき，急遽ストレッチャーに装備されている携帯酸素ボンベに切り替え対応した。朝の点検時に触れて外れたか，医療クルー搭乗時に外れたか不明。
③患者搬送中に医療無線が使用不能の状況に陥った。患者のフットスイッチに患者の嘔吐物がかかっていた。
④出動中に看護師より点滴用輸液パックを落としたかもしれないと告げられたが，まずは，患者搬送に専念した。看護師は，目的地に近づいたので，到着後の活動の準備をした際に，輸液が邪魔になったので，荷物とスライドドアの間に置いた。その後，スライドドアの小窓が空いているのに気づき，窓を閉めて輸液パックを探したがなかった。帰着後，機内を探したが輸液はみつからなかった。
⑤帰投後の点検で，袋ナットが機体の床に落ちているのを整備士が発見。ストレッチャーの左側脚部のサポートロッドをヘッドに取り付けるボルト固定用のナットであった。使用しているうちにボルトが外れ，脚が固定できなくなる可能性があった。

e）医療スタッフの活動における事例
(1) ヘリ搭乗時
①出動時，研修生がヘリの前方を回り，自己にてドアを開けて乗り込んだ。
②出動時，病院ヘリポートにて，機体が通常の反対を向いていた。普段通りの経路で乗り込もうとしたところ，テールローター側に近づいていた。

(2) ヘリ搭乗中
①家族がヘリに同乗した際，扉のフックに手がいってしまう場面があった。毎朝のブリーフィングで「なぜ危険なのか？」「どう対処すれば，よいのか」「事前にどのようなことを同乗者に説明しているのか」などを理解していたため，突然の場面にも対応できた。
②大量出血でヘリ内を汚染し，次事案への対応ができなくなった。また，医療者が患者と共に

院内へ移動し，申し送り等の患者対応を継続している間に，ヘリ内掃除を機長と整備士で行ってもらう形になり，二次感染のリスクがあった。
③搬送先から基地病院への帰投時に看護師がドクターシートに座ることになり，足が無線のスイッチペダルを気づかずにふんでいた。そのため，無線の交信ができず離陸時の妨げになった。
④ヘリ飛行中，目的地と反対方向にヘリが飛んでいたため，看護師が機長に確認したところGPSの異常が明らかになり，方向を変換した。
⑤下肢に開放創があり，ガーゼやおむつ等で，創の保護は行っていたが，ヘリ内で患者が嘔吐する際に横に向けた時，創部からの出血が看護師の足に付着した。
⑥ヘリのストレッチャーに患者の指がはさまってしまった。

(3) ヘリ降機時，着陸時
①現場到着後，ヘリから降りた際，帽子が髪に付着していて，ヘリ外に舞い，飛散物になってしまった。テールローター側に転がりそうになったが，その前に拾うことができた。
②雨の後で地面が濡れていた。ランデブーポイントに走って滑って転んだ。
③現場直近の田園のぬかるみに着陸し，ヘリから降りた際に医師がぬかる間に足をとられて，転倒した。
④ランデブーポイント着陸時，5時方向に救急車が止まっていたため，扉より直線で救急車に向かおうとしたら，テールローター線上にあり，止められた。
⑤現場直近の休耕田に着陸した際，田の周囲に張り巡らされていた害獣よけの電線に気づかず，引っかかりかけた。
⑥現場直近の休耕田に着陸し，直線で現場に向かおうとしたところ，ぬかるみにはまったため迂回した。
⑦現場直近の休耕田に着陸し，現場周辺に堀があることに気づかず，遠回りした。

(4) 現場活動時
①現場で点滴バック内の留置針がないことに気づいたが，見当たらず，後で救急車内に落ちていたことが，救急隊員からの連絡でわかった（落とし物）。
②現場着陸後の移動時にロープが見えずに引っかかって転倒した。
③救急隊と警察が到着前の患者接触時，交通規制がなされていないため，事故現場近くを車がすりぬけていった。
④臨時ヘリポート内（校庭）で活動後，使用済み注射針をヘリポートに落としてきた。翌日，教員からの苦情により発覚した。
⑤農薬中毒患者の吐物が付いた衣服を除去せずにヘリで搬送してしまった。
⑥ヘリのストレッチャーへ移動時，毛布に点滴ルートが引っかかり，抜けてしまった。

(5) 救急車内（移動中）
①ドクターカー搬送中，胸骨圧迫実施中に車が急ブレーキをかけたため，バランスを崩し倒れかけた。

②ドクターカー搬送中，患者の頭下で連絡先を確認していたところ，救急車が急ブレーキをかけたため，バランスを崩し倒れかけた。

(6) 救急車からヘリへの移動時
①ヘリへの移動中，患者の胸元にあった点滴が落下した。ループが作ってあったので，抜去することはなかった。
②ヘリのストレッチャーに点滴のルートが引っかかり，抜けてしまった。
③患者を観察しながら，ヘリに搬入した。その際，テールブームに頭をぶつけた。

(7) ヘリ搬入時
①ヘリ内へ患者を搬入時，後方のドアを開けた瞬間にヘリ内の処置後のバケツに被せてあったビニール袋が飛散してしまった。ローターは回っていなかったため即座に回収できた。

(8) 屋上ヘリポート
①屋上ヘリポートで記録物を落として，飛散させてしまい，隣接した工事現場に飛んでしまった。患者搬入後，病院関係者が取りに行った。

以上，学会の安全推進委員会（委員長：古澤正人）が作成したヒヤリ・ハットの事例を掲載したが，医療関係者にも運航関係者にも初めての事例が多いと思われるので，多くのヒヤリ・ハットを知ってもらい，これから述べるインシデント，アクシデントにならないように紹介したことをご理解願いたいと思う。

事故については人為事故が多いと著者は思っている。それを防ぐためには，消防関係者も含めて医療関係者と運航関係者が，お互いの立場，仕事を理解することが，最も重要だと思っている。

2　インシデント事例

インシデント，アクシデントになると航空法第76条の2により，国土交通大臣に報告しなければならない。以下に，その主な事例を示す。インシデントはアクシデントになる可能性があり，それは人身事故にも繋がるからである。

a）ドクターヘリ不時着事例
● インシデント種類：発動機の破損（重大インシデント）
● 日時：平成24年7月8日16時56分頃
● 機種：MD900型
● 発生場所：北海道旭川市旭川の赤十字病院場外離着陸場
● 飛行経過：当日機長他3名が搭乗し，上富良野町にある場外離着陸場から16時56分に離陸を開始した。同機は浮揚後，離陸方向に向きを変えながら垂直に約15ft上昇した。ホバリングから前進を始めたとき，左後方から「ボン」という鈍い音がした後，「ENG OUT」の

警報音が鳴った。このとき，後ろ向きの座席に着座していた同乗者は，機体左後方に一瞬，火花と黒い煙が出たのを見た。第1エンジンの回転計（Np）およびトルク計は0を示していた。第2エンジンの回転計（Np）はグリーンゾーン（常用範囲）であったが，トルク計はレッドゾーン（超過禁止範囲）に入っていた。ここでの機体沈下を防ぐため，機長はコレクティブレバーを下げることなく，前進速度を増して障害物を避け，ゆっくり上昇を行った。障害物を越えた後，機長は第2エンジンの負担を減少させてから，「ENG OUT」警報アナンシェーター点滅時の非常操作手順を行った。機長は，第1エンジンの再始動は不可能であるものの，第2エンジンのみの飛行が可能であり，同場外に戻るより最寄りの旭川空港に着陸するほうが安全であると判断して，同機は旭川空港に向け飛行し，17時09分に旭川空港に着陸した。

●著者のコメント：

　　当事例のトラブルは，ヘリコプターのエンジン損傷によるものであり，運航操作によるものではなく，また，損傷した部位は，航空法上チェックしなければならない部位ではなかったので，メーカーの責任のように思われるのだが，これだけエンジンが損傷していたら，運航前のエンジンは，相当異常音を出していたのではないかと推定されるのである。いずれにしても，現在使用されているドクターヘリは，すべてツインエンジンなので片肺運航が可能であり，それだけ安全なヘリコプターであるともいえる。

　　この事例は患者を搭乗させる前の事例であり，その意味では幸運であったといえるが，整備士が異常の確認を内規に従って行っていれば，エンジンの異常音に気付いていたのではないかとも思われる事例であった。

b）飛行中の附属品の落下

●機種：BK117c-1
●飛行中の小窓の落下（アクリル製，重量約400g）
●日時：平成27年8月7日13時45分
●発生場所：福岡市早良区上空を飛行中，室内の温度上昇を抑えるため，操縦席横のスライド窓を開けた状態で飛行，開閉操作をしていないのに，突然落下
●飛行速度：約240km/hr，飛行高度：約500m
●原因：スライド窓は，スクリューねじおよび接着剤で固定された窓枠で保持されており，窓枠下部の接着剤剥離が判明。
●対応：一日運航を中止し，スライド窓を一時取り外し，窓枠および窓枠の接着部周囲に接着剤離れがないかを目視点検，また，窓枠端部を引っ張って接着剤離れがないかを確認。
●今後の対策：①すべての機種において日常点検，特に目視，触手による窓枠の接着状況の確認を行う。②BK117C1型，B2型においては，飛行中，窓を開けない。
●著者のコメント：

　　運航中の落下物には各種の物があるが，その物質，重さ，大きさによって，落ちたときの

人に対する損傷は異なる。ヘリコプターの天井にあるカウリングの閉め忘れによるインシデントもあったが，もしこれが剥がれて落下していたら人身事故になり，アクシデントになってしまう。落下物に関しては，日ごろから大きな注意がなされなければならない。

c）飛行中の附属品の落下と機内における危険な CPR

● 発生日時：平成 27 年 7 月 22 日 12 時 40 分頃
● 機種：ベル 429 型
● 場所：佐賀県多久市から佐賀大学医学部附属病院に到着するまでの間
● 発生状況：佐賀大学医学部附属病院で収容予定の重症傷病者が出動中に心肺停止になり，ランデブーポイントでは，救急隊員が CPR を行っていたので，そのまま引き継ぎ，機内でも CPR を続行したが，その途中でヘリの側方スライディングドアが開放された。直ぐにドアを閉め大学病院に帰着した。着陸後の点検では，ドアロック部に特別な異常を認めなかったが，日よけが 1 枚紛失しているのが，認められた。
● 原因の推定：
① 人的要因
　機内で医師 2 名が交代で CPR を行い，1 名が傷病者の頭測から行った結果，スライディングドア近くで CPR を行うこととなった。このため，体の一部（おそらく腰の無線機アンテナ）がスライディングドアのノブに引っかかり，ドアが開いたものと思われた。
② 物的要因
　キャビンのドアは 2 つに分かれており，前部がヒンジ式ドアで，後部はスライディングドアである。後者は座席よりもストレッチャーに近い位置にあり，また，ドアノブは構造上，露出している。
③ 日よけの落下
　吸盤タイプの日よけ（サイズ 38 × 5cm，重量 55g）を窓に張り付けていたため，スライディングドアの開放で落下したものと思われる。また，点検でドアロック部に異常を認めなかったが，日除けが 1 枚紛失しているのが，判明した。
● 対策の概要：
人的要因に対する対策
　① CPR は，ストレッチャー横の看護師座席から行う。
　② 飛行中は，シートベルトの着用を徹底する（**メモ 6-2** 参照）。
物的要因に対する対策
　① 風圧により外れてしまう日除けの除去。
● 筆者のコメント：
　重症疾患への緊急の処置・治療は，原則としてドクターヘリに搭乗させるまでに対応するのが原則である。CPR を行って，今後の社会復帰があるならば，今回のようなケースもあるが，予後の改善がないと思われる症例は，医師が救急車に搭乗して近くの医療機関に搬送

するのが，原則であろう．

　今回の事例は，流れからいってドクターヘリで搬送せざるを得ない状況にあったと思われる．最初から，このような状態ならば，出動時に自動胸骨圧迫装置を搭載して出動するのも一つの方法であろう．ECMOを搭載することもあるかもしれない．

メモ6-2　シートベルトを着用しない場合の危険性
　　　　　　　　（佐賀大学医学部附属病院報告書より）

　ヘリコプター，小型飛行機に限らず航空機は，離着陸，上昇，下降時や乱気流の中を飛ぶ時には，機体が大きく傾いたり，上下，左右に揺れることが常にあります．例え巡行中，気流が安定していても，いつ突発的な乱気流に見舞われるかわかりません．機体不具合や悪天候で不時着することも想定しておくべきです．

　ドクターヘリは，双発エンジンで1基のエンジンが停止しても飛行を続行できますが，速やかに適切な場所に着陸しなければなりません．また，エンジンが2基とも不調になり，緊急着陸することもないとはいえません．

　ヘリコプターは，エンジンが全て停止してもローターの自転（オートローテーション）で降下できます．但し，飛行機に比べ，その降下率は大きく，シートベルトをつけ直す時間的余裕はありません．

　これらから，シートベルトは，ヘリコプターだけでなく，航空機に共通して不可欠なものであり，乗客，搭乗員を保護する最も重要な装備です．

　シートベルトを着用しなかった時，機体の傾き，揺れ，衝撃で，以下の危険性が生じます．

①搭乗者が機内天井や壁面，搭載機器に衝突し，負傷する．
②搭乗者が搭乗者に衝突し，負傷させる．
③搭乗者がバランスを失って，とっさにドアや窓に強く当たり，不用意にドアが開いたり，窓が破損する．結果的に，機内の荷物や搭乗者が落下するおそれがある．
④機内のスイッチやレバー類に不用意に触れ，操縦機器や医療機器類の誤操作に繋がる．
⑤ヘリコプターが緊急に不時着するなどの際，ハードランディングの程度によっては，大きくバウンドしたり，横転などした場合，搭乗者は上記の危険性だけでなく，最悪の場合，機外に投げ出される危険性がある．

---

d）搭載物の落下
●日時：平成29年7月11日15時42分頃
●機種：EC135P-2
●場所：岩手県奥州市

第6章 事故の予防（ヒヤリ・ハット）

- ●事態の概要：出動依頼を受け，ランデブーヘリポートである奥州市にある奥州市立木細工小学校に進入中，小学校の南南東約250mの地点で操縦席右側のドアが開き，ドアポケットに入れてあった区分航空図（大きさ約28cm×20cm，重さ90g）1枚が山中に落下した。
- ●地上物件等の危被害および機体の損傷：なし（落下した区分航空図はみつかっていない）
- ●推定原因：ドアおよびロック機構に問題はなく，操縦士が離陸前にドアを閉めた際，閉め方が弱く，ロックの一部が掛かっていなかったと推定される。
- ●再発防止策：
  ① 同型機種運航機のドアおよびロック機構の一斉点検（翌12日午前9時，対象全機の点検終了）
  ② 操縦士および整備士による着座後のドアロック確認の徹底
  ③ 整備士による離陸前のドアロックの確認の徹底
- ●著者のコメント：
  落下したのが，地図で良かった。操縦士が落ちていたら，どうなったか？ 考えるだけでも恐ろしい。

e）テールローターに吹き流しが絡みつく

- ●日時：平成30年2月26日14時43分
- ●機種：BK117C-2
- ●場所：広島県神石高原町小畑370 三和場外離着陸場
- ●事案の内容：上記場所で，地元消防（神石高原町消防）が設置したドクターヘリ用の吹き流しが，ダウンウォッシュで固定場所から外れ，ドクターヘリのテールローターに絡みついた。消防に聞くと接地してから，絡みついたようである。
- ●事案の詳細と対応：テールローターに絡みついたので，ドクターヘリは運航不能となり，傷病者は地元の救急車に医師が搭乗して福山市民病院に搬送された。
- ●対応：地元消防には吹き流しの固定を確実に行うように指導するとともに，国土交通省にインシデントとして報告した。
- ●著者のコメント：
  この事案が運航時に発生していたならば，アクシデントになっていた可能性もあった事例と思われる。

2　アクシデント事例：ハードランディングによる機体損傷

　起こってはならない事故が，ついに発生してしまった。しかし，不幸の中の幸いで，死亡者は発生しなかった。

●日時：平成28年8月8日13時56分頃
●場所：神奈川県秦野市内場外離着陸場
●機種：BK117C-2型
●発生の状況：機長，整備士，運航管理者および目撃者の口述ならびに搭載されていたGPS受信機（以下GPSという）および操縦室用音声記録装置（CVR）の記録によれば，飛行の経過は，概略次の通りであった。

　平成28年8月8日13時56分頃，救急医療用ヘリコプターとして機長，整備士および医療スタッフ3名の計5名が搭乗し，神奈川県伊勢原市内の東海大学医学部付属病院高度救命救急センターの場外離着陸場を離陸した。飛行中，同機に異常はなかった。同機は，目的地である神奈川県秦野市内の場外離着陸場（以下「同場外」という）への着陸に際し，南側から進入する予定であったが，同場外で待機中の消防署員から，着陸のための安全が確保できた旨の通報を受けたときには，すでに南側からの侵入ポイントを通過していたため，右旋回を継続して西側から高さ約27mの鉄塔の上空を通過し進入を開始した。機長は同場外から

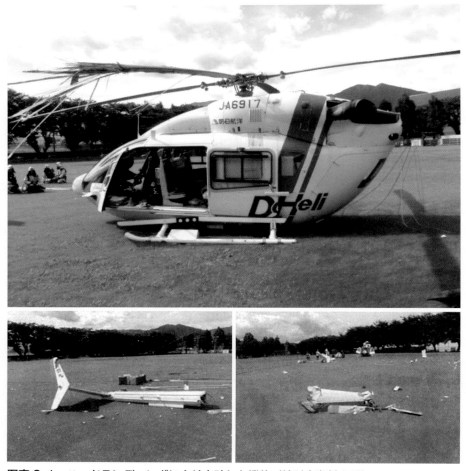

写真6-1　ハードランディングにより大破した機体（検討会資料より）

それほど離れていない離陸時が東風であったことから，同場外も東風であると予想して侵入したが，風の影響は感じなかった。
- 航空機の破損の程度：大破（**写真 6-1**）
  - テール・ブーム：付け根部分から破断
  - テールフィン折損
  - メイン・ローター損傷
  - テール・ローター折損
  - スキッド座屈
- 事故の原因：

　本事故は，同機が着陸した際に，ハードランニングとなったため，機体を損傷したものと推定される。ハードランニングになったことについては，基準に適合していることを確認した進入表面に沿った進入経路を使用せず，着陸予定地である同場外近傍の高い鉄塔の上空を通過して，大きめの進入角および降下率で進入を開始し，ホバリングに移行するために前進対気速度を減少させたため，メインローターがVRS（Vortex Ring State：ボルテックス・リング・ステート）に陥り，機長がCPを引き上げる操作をしても，それに応じた揚力が得られなかったことによると思われる。

- 再発防止策：
1. 操縦関係
   (1) 運航中のVRS回避策として降下率の制限を設定し，運航業務実施規則および作業別実施要領・救急医療搬送に規定した。
   (2) 事故を起こした会社の操縦士全員に対し，VRSに関する教育を実施した。また，平成29年度のヘリコプター操縦士定期訓練に組み入れた。
2. 環境関係
   (1) ドクターヘリ運航に際し，臨時離着陸場の風の状況を消防機関から着陸前に入手することとし，救急医療輸送作業別実施要領に規定した。また，本事故を契機に神奈川県に対し同県の消防機関による風の情報提供および吹き流しの設置を依頼して，平成28年8月25日，「ドクターヘリ運航ハンドブック」にその旨を記載した。他県においても同様に協力を依頼する。
   (2) 一般社団法人日本航空事業連合会のドクターヘリ分科会に本事象および対策を報告し，同業者に対して情報の共有を行った。
- 著者のコメント：

　本事故は，パイロットが降下時に決められた速度を守らなかったために発生した事故であり，人為事故であるといえる。だから関係する一人ひとりが，自分の役割を認識して，行動すれば，事故は起こらないのである。

　この事故で死傷者が出なかったのを，著者は天の助けと思って感謝している。このとき，メイン・ローターで叩かれたのであろう鋼鉄のビスが200m先の建物，また救急車の扉を突き

破っている。もしも救急隊員が外に出ていたら，傷病者が出ていたのは必至，と著者は思っている。

　著者はこのとき，同じ事故が起こる可能性があるので，消防庁にドクターヘリが着陸するまで，消防職員が救急車から外に出ないように伝えるべきだ，と会社の担当者にいったが，担当者は，国交省の事故調の報告が出るまではできない，と言った。もし，今回の救急車の患者が重症でなかったならば，救急隊員が救急車の外に出て，負傷していた可能性のある事故でもあったとも思うのである。

　著者は，事故は人為事故がほとんどだと言っているが，本件も操縦士が決められた降下速度を守っていれば，事故は起こっていないとも思う。むろん，操縦士の早く医師を傷病者の下に届けたいと言う気持ちには，十分感謝するが，事故を起こしたら，ドクターヘリの運航がなくなるのである。機長の責任は，大きくて重い。気持ちの緩みがあってはならないのである。

■ 参考資料

1) 　安全推進委員会：ドクターヘリ運航におけるヒヤリハット等の事例報告．日本航空医療学会雑誌，15（3）；45-54，2014
2) 　日本航空医療学会安全推進委員会：ドクターヘリ安全の手引き．へるす出版，2007年

第7章 諸外国におけるドクターヘリの現状

　ヘリコプターが救急医療用に積極的に使用されるようになったのは，アメリカが朝鮮戦争およびベトナム戦争において，負傷者を戦場から早く後方にヘリコプターで搬送することによって，多くの戦傷者の予後が良くなるということが実証されてからである。その後に，救急医療の現場でも運航形態はさまざまであるが，積極的にヘリコプターが活用されるようになったのは，事実であろう。

　欧米諸国で，戦争ではなく救急・救助のために，医師が搭乗したヘリコプターを運用し始めたのは，**表1-1（2ページ参照）**に示したように1970年代当初からであるが，山国であるスイス，オーストリア等では，1952年頃より，救急医療，救助，救出のために，ヘリコプターが導入されている。しかし，国として，救急医療のために，準公的にヘリコプターが救急医療用ヘリコプターとして導入されたのは，ドイツのADAC（全ドイツ自動車連盟）である。公金による国レベルとしての救急医療用ヘリコプターの導入を行っていた。

　そこでわが国も，このドイツのシステムで国としての救急医療用ヘリコプター（ドクターヘリ）を導入しようとしたのであるが，民間のヘリコプターを利用していたので，航空法施行規則第176条（捜索又は救助のための特例）の中にドクターヘリをなかなか加えてもらえなかった。それゆえ，欧米では当たり前に行われている事故現場，災害現場に救急医療用ヘリコプター（ドクターヘリ）を離着陸させることができなかったのである。このためには，すでに述べたように，**ドクターヘリのための国の法律をつくり**，やっと航空法施行規則第176条の中にドクターヘリを加えることができたのである。すなわち，ドクターヘリが事故現場，災害現場に離着陸できるようになったのである。これでやっと**救急医療用ヘリコプターとしての運航が，できるようになったのである**。

　その後，欧米諸国の医療機関が，準公的機関として救急医療用ヘリコプターを，医師と救急隊員を搭乗させてRescue Ambulanceとして運航を開始している。オーストラリア，ニュージーランドでも，ヨーロッパに準じた救急医療用ヘリコプターの運航を行っている。アメリカでも医療用としてヘリコプターがAir Ambulanceとして導入され，24時間体制で運航されているが，多くの民間の運航会社により運航，運用されており，料金が高いのと死亡事故が多いことが問題になっている。以前は，医師がヘリコプターに搭乗していたが，今は，救急医療機関で運航される場合には，ICUやCCUを経験した看護師が，航空医学を学んで，フライトナースとして搭乗している。交通事故等の警察や公的救急車が関与する場合は，上級救急隊員である

paramedic が搭乗し，いずれも収容する病院の医師が指示（MC）を出している．

日本は欧米に30年遅れて，阪神・淡路大震災を契機として，平成13（2001）年4月1日に，川崎医科大学附属病院高度救命救急センターにドクターヘリの第1号が導入されたが，医師と看護師が搭乗し，費用は救急車と同様に，公的に国と都道府県が負担しているので無料であり，死亡事故は1件もなく，世界一安全な広域救急医療体制として，今では全国の都道府県で救急医療用ヘリコプター（ドクターヘリ）が，運航されている．

1　ドイツ

　ドイツの救急医療用ヘリコプターは，高速道路における交通事故による負傷者救命のために導入され，このことが**多くの重症負傷者の救命に繋がったのである**．これを知った（社）日本交通科学協議会の副会長をされていた冨永誠美氏（元警察庁初代交通局長）は，このシステムを日本にも導入したいとして，昭和55（1980）年に川崎医科大学附属病院救命救急センターで，その実用化研究を行い，交通事故による死亡者減少に有効であることを認めた話は，すでに述べた．このことによって，現在のドクターヘリの活躍があることも，すでに述べた．

　ドイツの救急医療用ヘリコプターは，ADAC（ドイツ自動車連盟）の medical director をされていた Gerhard Kugler 氏が中心になり，救急医療用ヘリコプターの全国展開に活躍された．ドイツの州法で，傷病者は15分以内に医師による救命治療を受ける権利がある，とされているので，救急自動車で15分以上の時間を要する場所は，すべてヘリコプターのステーションで全国がカバーされている．ドイツ ADAC の救急医療ヘリコプターの第1号機は，ミュンヘンにあるハーラッヒン病院に配備された．著者が訪問したときは，高速道路における救命治療を目的にしていたので，医師，救急隊員，交通制御を行う警察官が搭乗していた．

　図 7-1 に示すように，**ドイツは15分以内に現場に到着するために98か所にドクターヘリ基地病院を配備している**．このことを考えると，**わが国は，もっとドクターヘリの基地病院を配備しなければならないともいえる**．これを ADAC だけの費用で管理することはできないので，赤十字や国境警備隊もこのヘリコプター配備の構成員になっている．このあたりの配備は，ADAC の medical director をされていた G. Kugler 氏の人徳によると思われるのである．

　ドイツの救急医療用ヘリコプターの現状を視察された伊藤氏の論文[1]によると，ドイツには民間の非営利団体である DRF（ドイツ航空救助協会）があり，以前から ADAC とともに活躍しているようで，夜間運航も ADAC とともに行っているようである．著者は，ADAC は定点夜間運航でも事故が起こったので，夜間運航は中止していると聞いていたのであるが，夜間運航の飛行訓練が，フライトシミュレーターを用いて，安全確実に行われていると報告書[1]にある．

　日本航空医療学会が調査したときは，日本には55機の救急医療用ヘリコプターが必要としたが（現在は57機が導入されている），15分で事故，災害現場に到着するためには，83機のヘリコプターが必要といわれている．これを考えると，わが国ももっと基地病院を増加させな

第7章　諸外国におけるドクターヘリの現状

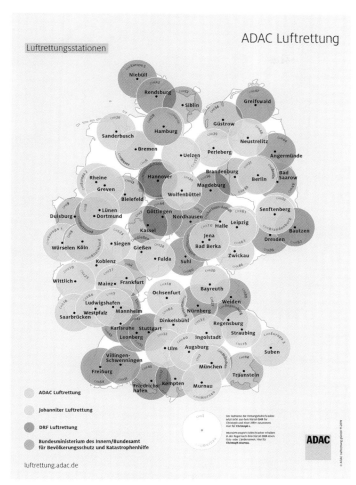

図7-1　ドイツにおける基地病院の配置

ければならないのかもしれない。しかし，費用が大変なので，消防防災ヘリとの共同活動が今後の対応であろう。特に夜間飛行のことを考えると，消防機関との協力が必要であろう。

2　スイス

　スイスは山国のために，救急車よりも救急ヘリの要望のほうが多く，REGA（スイス航空救助隊）という半官半民の救急ヘリの組織がある。スイス救助隊の内部部門として組織され，赤十字とも協力している[2]。スイスでは，1952年からヘリコプターを用いた救急救助活動，山岳救助が行われており，50年以上の歴史がある。1960年3月にREGAは，エアレスキュー部門が自らの基金で独立し，エアレスキューを国の組織として発展させ，1973年から全国をカバーするシステムを運航している。

221

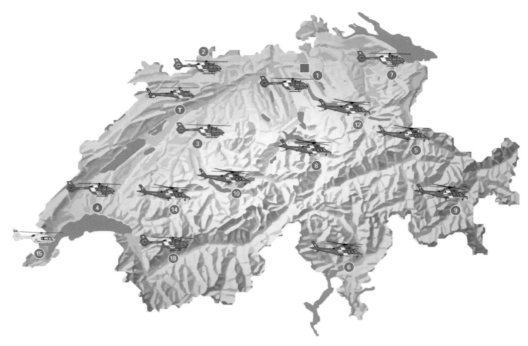

図 7-2　スイスにおける基地病院の配置

　HEM-Net は，講演にその責任者である Stefan Becker 氏を日本に呼んで，その内容を報告書[2]として出している．また，夜間には，GPS や IFR を活用して，24 時間体制で運航を行っている[1]．日本航空医療学会で調査したときは，スイスと同様の活動を日本でするためには，55 機のドクターヘリが必要との結果を出したが，山間へき地を考えるとさらなるドクターヘリの基地病院の設置が必要になる．

　REGA の組織の源は，スイス救助協会（SLRG）の関連団体として始まった組織である．会員制の民間組織として，一人年間 30 スイス・フランの会費で，会員が 337 万 6000 人いる（2016 年）とされ，財政的にも豊かであり，国内に 18 か所の基地（図 7-2）を有しており，国内のみではなく，固定翼機を用いて，国外も含めて広範囲に活動を行っている．会員が外国で負傷したり病気になったときは，重症の場合，医師と看護師を乗せて迎えに行き，帰国させている．また，傷病者発生時のみではなく，病院間搬送，また臓器や血液，医薬品の緊急空輸にも活躍しており，牛や羊の空輸も行っている．出動件数も年々増加している．

　運航は 24 時間体制である．山岳救助も行っているので，パイロットの訓練は厳しく，技術は一流であり，医師や救急隊員，パイロットのチームワークも非常に良く訓練されている．著者は，スイスの REGA が世界で最も完成されたヘリコプターによる救急医療システムであるように思う．

3　フランス

　フランスには，SAMU という医師を中心とした病院前救急診療体制がある。パリ大学麻酔学の Cara 教授（Cara の死亡率曲線で有名）が創設した医師が中心の組織で，その救命率は高い。ドクターカーを中心とした組織であるが，最近は航空機の運航も行っている。

　フランスの病院前救急システムは，公的機関である SAMU（緊急医療救助サービス）と SMUR（救急機動隊）の 2 つの組織によって成り立っている。SAMU は 1986 年から開始されており，医師中心の組織で現在，各県に 1 か所の割合で全国に 105 か所あり，市民からの救急電話を受けて，必要に応じて医師が現場に出動するし，SMUR に出動指令を出し，必要に応じて医療機関の選定も行う[3]。SMUR は，医師，看護師，救急隊員で構成されており，SAMU からの出動要請に応じて，現場に出動する。全国に 360 か所あるとされているが，すべて SAMU の傘下にある。

　著者はパリ大学病院で，1980 年に責任者である Cara 教授にお会いして，パリの本部を案内してもらったが，そのときは SMUR はまだできていなかったと思う。本部で医師が走りまわっており，活動的な組織だと思った。そのとき死亡率曲線の図をもらったが，その後，Cara 曲線の発表出所が不明だったので，論文の出所の問い合わせの手紙を出したが，本人不在で手紙が返送されてきた。

4　イギリス

　イギリスでは，1988 年にロンドンのロイヤル・ロンドン・ホスピタルをベースとし，ロンドン市内の交通事故の傷病者の治療を目的にした，ヘリコプターを用いた 24 時間体制の救護搬送システム（Helicopter Emergency Medical Services：HEMS）が有名[4]である。この病院の屋上には，運航会社 Vergin から貸与されたヘリコプターが置いてあり，医師（外傷外科医，一般外科医，麻酔科医）と救急隊員（paramedic）が搭乗して，病院を中心にロンドン市の半径 30〜40km を 24 時間体制で，交通事故による外傷患者を対象に運航している。出動は 3 分以内で，7〜15 分以内に現場に到着している。操縦士は 2 名搭乗しているが，これは市内の密集地帯を飛行しており，夜間も含めて安全運航のためである。

　著者が訪問したときは，全員がやる気満々で強い義務感があった。年間平均 600 件程度の出動があり，2020 年までに 2 万件出動したとのことである。夜間飛行ができるのは，市内に電線がないからである。運航機も騒音の少ない MD902 を，今は使用しているようである。イギリスには，全国に 33 か所以上の基地があるが，その運営母体はまちまちであり，公金による運用はなく，住民の寄付によって運用している基地が多いようである。必ず医師が搭乗しているわけでもないようである。

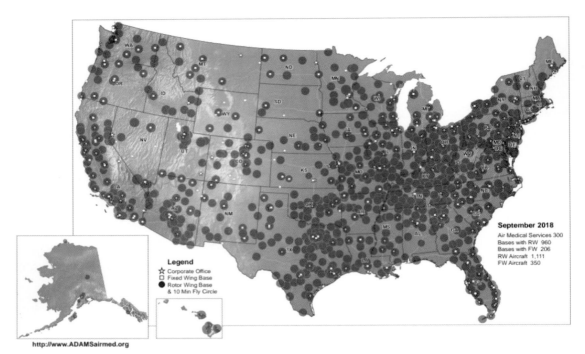

図 7-3　アメリカの航空医療拠点

表 7-1　米ヘリコプター救急の拠点数・機体数・事故件数

年　度	2014	2013	2012	2011	2010	2009	2008	2007	2006	2005
拠点数	846	812	776	764	731	714	689	664	647	614
機体数	1,020	970	942	929	900	867	840	810	792	753
HEMS 事故	6	8	7	613	14	12	13	11	13	17
死亡事故	2	4	1	1	6	2	8	2	3	6

〔資料〕米航空医療学会・米国運輸安全委員会

5　アメリカ

　アメリカにおける傷病者の航空機による搬送は，1900年当初より固定翼機によって行われていた。ヘリコプターによる傷病者の搬送は，1950年の朝鮮戦争で，前線の負傷兵をヘリコプターで後方に搬送することによって多くの負傷者が救命され，またベトナム戦争によっても同様の効果が得られたため，ヘリコプターを用いた傷病者の搬送が積極的に行われている。

　アメリカは，図7-3と表7-1に示したように，2014年で全国に846か所の救急医療用ヘリコプターの拠点がある。アメリカの救急医療用ヘリコプターは，当初は担当医療機関の医師が搭乗して現場に行っていたが，今は民間の救急医療用ヘリコプター運航会社が，ICUやCCUを経験している看護師に航空医学を教育して，フライトナースとして搭乗させ，患者，病院の要望に応じて運営している。事故等による場合は上級隊員であるparamedicが搭乗し

てAir Ambulanceとして医療機関に搬送されており，受け入れ医療機関の医師がMC（Medical Control）を行っている．

大きな運航会社は，固定翼機も持っており，海外で医療用航空機の要請があれば，必要に応じて医師を搭乗させて海外にも出動している．その費用は高額で，保険を利用して支払わなければ搭乗できないようである．だから，会社としては儲かるのであろう．このことから，多くの運航会社が乱立しているのであろう．このことが，アメリカで死亡事故が多い原因ではないかともいわれている（表7-1）．特に夜間における事故が多いのである．業界でも大きな問題になっているが，今もって，この問題は解決していないようである．

6　オーストラリア

オーストラリアにおけるドクターヘリの運用には，いろいろな組織があるが，Royal Flying Doctor Serviceが歴史的に最も古い組織である．令和元（2019）年に行われた第25回日本航空医療学会総会・学術総会のランチョンセミナーで公演された，Royal Flying Doctor serviceの医師であるHanman氏の話によると，2019年で95周年を迎え，著者もその本部に行ったことがあるが，広域のオーストラリアをカバーするために二葉の固定翼機を用いて，農道を滑走路がわりに使用して在宅医療を行ってきた組織で，ヘリコプターが導入されてからは，ヘリコプターと固定翼機を用いて，広域へき地医療と現場の救急医療を行っているようである．

来日した医師の話によると，この組織で，12の基地でヘリコプター13機，固定翼機3機を保有して24時間体制の運用が行われており，2017年には固定翼で414件，ヘリコプターで1,819件の出動があったようである．運営費の6割は国の補助で，残りの4割は寄付金，募金，スポンサー料，学校経営の企業収入等により補っているようである．隣のニュージーランドも，救急医療用ヘリコプターの運用を行っている．

7　国際航空医療学会（International Society of Aeromedical Services；AIRMED）

昭和55（1980）年9月に，冨永，山野，小濱の3人がミュンヘンにあるADACを訪れたとき，G. Kugler氏が会長で，第1回国際航空医療協議会（学会）（AIRMED80）が開催された．著者らもその会に参加し，世界の航空医療の現状を学んだが，この会の中心はEHAC（European HEMS and Airambulance Committee）である（HEMS：Helicopter Emergency Medical Services，ヘリコプターを用いた救急医療）．

この会は，航空機を活用して傷病者の治療と搬送を行っている国際学会であるが，第1回の会長をされたG. Kugler氏が亡くなったことにより，現在は開催が中断されている．第2回は

225

1985年にスイスのREGAによりインターラーケンで行われ（AIRMED85），第3回は1988年にアメリカのボストンで行われた。その後，会の名前がInternational Society of Aeromedical Servicesに変わったが，第4回が1993年にオーストラリアのシドニーで行われた。その後，第5回が1996年に再びG. Kugler氏によりドイツのミュンヘンでAIRMED1996として行われ，第6回が2000年にノルウェーのスタヴァンガーで，AIRMED2000として開催されている。2002年には，第7回が再びREGAのお世話でAIRMED2002としてスイスのインターラーケンで開催された。その後，第8回がフィンランドのオスローで，第9回がイギリスのブライトンで開催され，第10回が2014年にイタリアのローマで開催されたが，G. Kugler氏が亡くなったこともあって，その後は開催されていない。

　著者は，第2回以外すべての会に出席してきたが，いつも残念に思うのは，外国の参加者の中には必ず航空機に関係する国の役人がいつも参加していたが，日本人のお役人の姿をいまだかって見たことがないことである。このことは，救急医療を航空機で行うときに国としてできるだけのサポートをするために参加しているのであり，日本の国の法律を重視する役人との違いをいつも感じるのである。欧米では，医師が現場で治療をしやすいように役人が法律を変更するが，日本では，法律を盾にして，民間の航空機はダメだといわれるのである。

　著者は，Kugler氏に日本でこの会を開催しないかと言われたことがあったが，2000万円のお金が必用で，資金不足のために実現できなかった。Kugler氏には申し訳なく思っている。

■参考資料

1) 伊藤集也：ヨーロッパにおける救急医療用ヘリの搭乗員訓練及び機内装備の状況視察．HEM-Netプラザ，vol.18，2023年11月
2) Stehan Becker：スイスエアレスキュー（REGA）の夜間運航について．HEM-Net勉強会報告書，認定NPO法人救急ヘリ病院ネットワーク（HEM-Net），2020年2月
3) Martinez Almoyna：フランスにおけるSAMU．麻酔，37（2）138-146，1988
4) 欧州ヘリコプター救急の現状と飛行安全策．HEM-Net国際講演会，認定NPO法人救急ヘリ病院ネットワーク（HEM-Net），2018年7月

- 全国航空消防防災協議会：海外における救急ヘリコプターの調査研究専門委員会調査研究報告書，全国航空消防防災協議会：海外における救急ヘリコプターの調査研究専門委員会，平成2年3月
- 岡村正明編：西ドイツにおける救急helicopterシステム．日本交通政策研究会，1976年5月
- 西川渉：欧米にみるヘリコプター救急の飛行安全策とドクターヘリ．厚生労働省・日本航空医療学会ドクターヘリ従事者研修会，2019年2月23日
- 認定NPO法人欧米ヘリコプター救急の先進事例．HEM-Net調査報告書，2008年12月

第8章 ドクターヘリと救急医療体制

1 救急医療（診療）体制の始まり

1 救急告示医療機関と救命救急センター

わが国の救急医療体制（救急診療体制）の始まりは，昭和30年代にさかのぼる。昭和30（1955）年頃から始まった経済の発展と東京オリンピックへの準備，高速道路の増加と自動車の増加（モータリゼーション）により，交通事故による死亡者が毎年増加したが，その負傷者を医療機関に搬送するシステムがなかったために，病院の救急車であったり，警察の車であったり，消防署の救急車であったりと，事故現場が混乱した。そのため国（自治省消防庁）は，昭和38（1963）年度から，激論の末に，火事のために市町村の消防車が24時間体制で待機していることから，消防法と消防組織法の一部を改正して，市町村が救急車を24時間体制で消防署に配備して，搬送業務（救急業務）として，救急車により負傷者を医療機関に搬送するようにしたのである。ところが，負傷者を24時間体制で受け入れてくれる医療機関がなかったので，搬送体制が有効に活動できなかったのである。このことから，厚生省（現厚生労働省）は，救急病院等を定める省令（昭和39年3月1日付け厚生省発医第51-2号厚生省医務局長通知）を発し，24時間体制で交通事故による負傷者を受け入れてくれる医療機関を**救急告示医療機関**として，手上げ方式で公募したのである（いわゆる**救急病院，救急診療所**）（メモ8-1）。

> **メモ8-1 救急告示医療機関の資格**
>
> 救急病院等を定める省令で，厚生省は救急医療機関の備えるべき資格を決めた。その内容を，以下に記す。
> 一．救急医療について相当の知識及び経験を有する医師が常時診療に従事していること。
> 二．エックス線装置，心電計，輸血及び輸液のための設備その他救急医療を行うために必要な施設及び設備を有すること。
> 三．救急隊による傷病者の搬送に容易な場所に所在し，且つ，傷病者の搬入に適した構造設備を有すること。

四．救急医療を要する傷病者のための専用病床又は，当該傷病者のための専用病床又は当該傷病者のために優先的に使用される病床を有すること。

　ところが，これらの救急告示医療機関の多くが，**表1-7（9ページ参照）**に示したように，外科系の私的個人医療機関であったので，重症の負傷者に対応できなかったのと，交通事故による負傷者を対象とした救急診療体制であったために，小児や内科系の救急疾患に対応できなかったのである。

　このことから厚生省は，大阪大学医学部麻酔学講座教授で，第1回日本救急医学会総会・学術集会の会長をされ，日本救急医学会の代表幹事であり，大阪大学医学部附属病院特殊救急部の部長も兼務されていた，著者の恩師でもある恩地裕教授の学会としての意見も取り入れて，昭和52（1977）年に**救急医療体制の整備**として，救急診療体制を重症度に応じて，初期，二次，三次とし，**重症救急疾患を診療する**三次救急医療機関として，**大阪大学医学部附属病院特殊救急部をモデルにして，救命救急センターを全国の総合医療機関に配備した**のである。このことによって，今まで，救急患者の通過場所であった大学病院の救急部が，集中治療室ICU（Intensive Care Units）と同様の重装備の救命救急センターになったのである。

2　救急告示制度の問題点

　厚生省は，救急告示医療機関を手上げ方式で公募したので，日本医師会との絡みもあったと思われるが，この公募に応じた医療機関は，結果として中小の外科系の私的個人医療機関が中心となり，本来，多くの医師や医療機器を有し，24時間体制の救急診療に対応できる国公立の大学病院等の総合医療機関が，救急告示制度の主役の医療機関にはならなかったのである。

　高度医療機関を公的な救急告示制度に参加させなかったことは，厚生省の大きな失策であったといえる（日本医師会，日本医学会の反対も多かったとも思われるのである）。日本医師会は，大学病院に患者を取られると思い，また大学病院の教授は，大学病院が24時間体制の救急診療を行うと24時間多忙になるので，専門教育と研究ができなくなる，という理屈である。しかし厚生省は，重症の専門疾患を収容する施設として，救命救急センターを三次医療機関として導入したので，専門医制度を主張する大学病院は，これを受けざるを得なかったのも事実であろう。結果として，多くの国立大学附属病院は24時間体制の救急診療をせざるを得なかったので，厚生省の思うつぼとなり，厚生省の失策にはならなかったのである。しかし，著者がたびたび主張している，北米型の救急診療（Emergency Medicine）は，総合診療医学が行うべきとして，初期診療を行う救急部の診療を多くの大学の救急医学講座（Acute Medicine）は拒否しているのが現状である。

　著者は，この領域を救急医学の一部門として管理運営することが，専門各科との関係がよくなるので，救急医学講座が行うべきと考え，川崎医科大学救急医学講座は，北米型の救急診療

も救急医学の一部として行ってきた。本来，大学病院は 24 時間体制の救急診療を行い，救急疾患の診療を医学教育の中に加えるべきなのである。重症救急疾患のみを診療する救命救急センターの多くの疾患の診療は，開業する医師にとって絶対必要な疾患ではないのである。このことは，別の医学書でまた，議論したいと思うのである。

3　大学病院はいかにあるべきか

　著者が医学教育を受けたときは，日本の医学教育は，明治維新以来，医学の専門性と研究を重要とするドイツ医学がその主流であり[1]，ドイツ語の習得が医学教教育上必須であり，医学用語はすべてドイツ語で行われてきたのである。東洋医学（漢学）にするか，西洋医学（蘭学）にするかを検討したときに，将来的には外科を有する西洋医学（蘭学）が必要であろうということから，蘭学を日本の医学教育の基本として取り入れようとしたのである。ところが蘭学は，ドイツ医学がその原点にあったのである。オランダに調査員を出したところ，オランダ医学がドイツ医学を原点しているのを知り，急遽，専門性と研究を重んじるドイツ医学をわが国の医学教育の基本として取り入れたのである[1]。このことから，わが国最初の医学部は，東京大学医学部と思われるが，最初にドイツから日本にきて，東大の教授になったのは，細菌学の医師だったようである[1]。

　このことは，医学の発展には良かったのであるが，現在の多くの傷病者を診て，多くの検査をして，診断を総合的に行うという，アメリカの臨床医学の立場からすると，研究と専門性を重んじるドイツ医学は，総合診療と救急診療を必要とするアメリカの医学教育にはなじまないのである。それゆえ，第二次世界大戦後，わが国の医学教育はドイツ医学から，患者中心の総合救急診療を行うアメリカ医学に変わったのである。ドイツ語の教科書が英語の教科書に代わり，講義もドイツ語が英語に代わったが，臨床の現場は，いまもって専門医学と研究（論文の執筆）にこだわっているのである。

　著者が最初に医学を学んだとき（昭和 35 年）の基礎医学（解剖学，細菌学，生理学，病理学等）は，すべてドイツ語での医学教育であったが，患者中心の臨床医学（内科学，外科学，脳神経外科学等）を学んだとき（昭和 36 年以後）には，英語による臨床医学教育が行われたのである。いまでも患者に病状を説明することを，若い医師たちは「ムンテラ」と言っているが，これは Mund（口）Therapie（治療）というドイツ語の略語である。また，診療録のことをカルテ（karte）と言っているが，これもドイツ医学の名を重んじているのである。

　戦後日本の医学教育は，ドイツ語から英語に変わったのに，診療の現場は，いまもって専門性と研究のドイツ医学にこだわっているのである。それが証拠に臨床教授の選考は，研究論文の内容によって決まり，臨床能力の評価は，あまり重要視されていないのである。しかし最近は，診療能力（専門医制）が評価される大学病院が増加しているように思う。

　医学教育は，アメリカの臨床医学を重んじる医学になっているのに，診療現場の医療では，依然としてドイツ医学の専門性が重んじられている。診断がなされていない傷病者を診るのは，

専門性に乏しい街の開業医が診療すべきで，専門性や診断名のつかない疾患は，専門医の集団である大学病院や総合病院に依頼，紹介すべきであるという，明治維新以来のドイツ医学の診療の流れが，今の医療にもあると著者は思うのである。このような古い診療の考えが，いまもって大学病院の診療の原点になっており，だから大学病院は，今もって総合救急診療を行っていないと，著者は思うのである。

　長々と書いたが，著者が言いたいのは，**医師は大学で6年間医学，医療を学ぶのであるから，医師の資格をもっているならば，どのような疾患であっても，専門医であっても，とりあえず患者の診療と治療ができる，総合救急診療ができる医師であるべき**，と著者は言いたいのである。そして大学病院は，医学教育を行う病院なので，**医学教育のために24時間体制の総合救急診療を行うべきである**，と言いたいのである[2,3]。

　アメリカでは，すべての大学病院で24時間体制の総合診療と救急診療が行われ，そのなかで医学生教育と卒後研修を行っているので，どの科の専門医であっても，全科の診療ができる医師が育つのである。**アメリカの臨床医学は，患者中心の医学である。その中心をなすのは，24時間体制の総合救急診療であり，アメリカの医科大学，医学部は，すべて24時間体制の総合救急診療を行っており，そのなかで医学生の教育，卒後臨床研修が行われているのである。**

　著者もアメリカで救急診療を経験したが，土曜日の朝7時から，月曜日の朝7時までの48時間，当直室はあったが寝ている医師を見たことがなかった（今は寝る時間があるとのことであった）。この経験により，川崎医科大学で，救急部の医師は著者一人しかいないのに，川崎理事長に昭和51（1976）年の4月1日から救急部の診療を開始するようにと言われたとき，「何とかなるだろう」と了解したのである。また，著者がアメリカで臨床研修中，昼食のときに，目の前に心臓外科の教授がいたので，日本の心臓外科医で当時，心臓の年間手術件数が多くて有名であった大学教授の名前を出して，知っているかと尋ねたところ，即座に，"I know him, but he is just only a technician, not a doctor, because he can't use stetoscope and read ECG."と，すぐに返事があったのには驚いた。

　日本の今の医学教育では，各科の専門医ばかり増えて，総合診療医や救急診療医が育たないのである。**すべての医師は，総合救急診療医になってから，専門医をめざすべきなのである。**アメリカの医師は，総合救急診療ができ，その上に専門医をもっている。わが国もそうあるべきだ，と著者は思っている。

　東京都では，**傷病者のたらい回し現象**が当たり前のこととして，マスコミに出ているが，このことが起こらない救急診療体制を，東京都は早急につくらなければならないのである。消防部門と救急医療対応の責任者である東京都の医療福祉部の大きな責任と思われるのである。著者には，東京都ではたらい回し現象が当たり前のこととして新聞に出ていることが，理解できないのである。地方では，たらい回し現象は3回までで，最後は公的病院か，大学病院が重症傷病者を収容しているのである。東京都は，東京の医療機関が，なぜ傷病者を収容できないのかを調査し，最後に絶対収容できる医療機関を常に用意しなければならないのである。このように考えていくと，東京都では，新しい救急診療専門の医療機関を創設しなければ，救急医療

体制は改善しないとも思われるのである。

著者は、**これを解決するのが、多くの医療器材と医師と看護師、医学生がいる大学病院である**と思っているのである。アメリカの医学部、医科大学は、すべて24時間体制の総合救急診療を行って、医学教育を行っているのである。救急医療機関を決めておかなければ、大きな事故・事件や災害が発生すると傷病者が救命されないことになるのである。この役割を、医師が多数おり、医療器材も多々持っている大学病院が、24時間対応できるようにするべき、と著者は思うのである。

2　救急医療体制にドクターヘリを導入する目的と始まり

ドクターヘリをわが国の救急医療体制の中に導入するきっかけになったのは、第1章の歴史にも書いたが、"いまに交通事故による死亡者が、年間2万人を超えるのではないか"とも言われて、社会問題にもなっていた当時、(社)日本交通科学協議会(現日本交通科学学会)の副会長をされていた冨永誠美氏(元警察庁初代交通局長)が、昭和55(1980)年の6月頃、「ドイツのADACが、交通事故による死亡者を医師が搭乗したヘリコプターを交通事故現場に着陸させ、事故現場で直ちに医師が救命治療を行うことによって、交通事故による死亡者を減少させている。日本でも同じことをして、交通事故による死亡者を減少させたい」として、**その実用化研究を、川崎医科大学附属救命救急センターにおいて実施したい**として、川崎医科大学に来られたのである。著者は、高度救急医療機関がないために、傷病者がへき地・離島から、遠距離を救急車で川崎医科大学に搬送されてくるので、**搬送途上で傷病者が、心肺停止になる例を数多く経験しており**、「これらの重症傷病者を救命するためには、欧米諸国で日常的に導入されている救急医療専用のヘリコプターを導入したい」と思っていたが、冨永氏が来られたのが同じ時期であったことから、著者は川崎祐宣川崎学園初代理事長に、「ぜひ一緒に救急医療用ヘリコプターの研究をしましょう」とお願いしたのである。

そうして川崎理事長は、冨永氏に「**協力するので、一緒に救急医療用ヘリコプターの実用化研究をやりましょう。そのためには、ドイツに行って、救急医療用ヘリコプターが、どのように運営されているのかを見学に行ってください**」と英断されたのである。このとき、伊藤忠アビエーションの営業部長をされていた山野豊氏が、ADACのmedical directorをされていたG. Kugler氏と仲が良いとのことだったので、同行することになったのである。このように、**冨永、小濱、山野の3人が西ドイツのADACに行って、救急医療用ヘリコプターの運営のノウハウを学んだのである。**

これが、日本におけるドクターヘリの始まりになったのである。**川崎理事長のこの英断がなければ、ドクターヘリのわが国における運航は、今もってなかったであろう**と、著者には思われるのである。

3 新しい救急医療体制の構築

　ここでは参考として，今後の救急医療体制のあり方として厚生労働省医政局地域医療計画課が，令和5（2023）年11月29日に行われた第51回日本救急医学会総会・学術集会での全国救命救急センター長会議で公表した文章を，以下に示す。また，**図8-1** として令和6（2024）年の救急医療体制を示す。

　上記文章の内容としては，今後，高齢者が増加するので，救急医は，本人の living will（遺言状，尊厳死）について，救急隊員（救急救命士），街の開業医と MC 協議会を市町村で開催して，本人の意思を尊重して医療機関への搬送を検討するように指示しているのである。要は，今までのように，重症疾患だからといって，すべての傷病者を高度医療機関に搬送しないように，と述べているのである。

1 病院前救護の現状

令和4年版救急・救助の現況（総務省消防庁）より一部改変

ⅰ）救急出動件数及び搬送人員の推移
　○救急出動件数及び搬送人員数は，令和2年は，新型コロナの影響等により若干減少しているものの年々増加傾向である。
　（注）1．平成10年以降の救急出動件数，搬送人員については，ヘリコプターの出動分を含む。
　　　　2．各年とも1月から12月までの数値である。

ⅱ）救急出動件数及び搬送人員の年次推移と年齢区分比率
　○新型コロナウイルス感染症蔓延に伴い，令和2，3年は，救急搬送件数，搬送人員数ともに減少していたが，令和4年ではいずれも過去最高値となった。
　○年齢区分別の搬送人員において，高齢者の割合が増加している。

ⅲ）年齢区分別搬送人員構成比率の推移
　○高齢者の搬送割合の中でも，特に75歳から84歳，85歳以上の割合が増加傾向にある。

ⅳ）10年前と現在の救急搬送人員の比較（年齢・重症度別）
　○高齢者の人口増加に伴い，高齢者の救急搬送人員が増加し，中でも軽傷・中等症が増加している。

ⅴ）事故種別の救急出動件数と構成比の推移
　○「交通事故」は減少し，「急病」と「一般負傷」の搬送割合が徐々に増加している。

ⅵ）高齢者の増加
　○我が国の人口動態をみると現役世代（生産年齢代）が2022年から75歳（後期高齢者）となっていく。

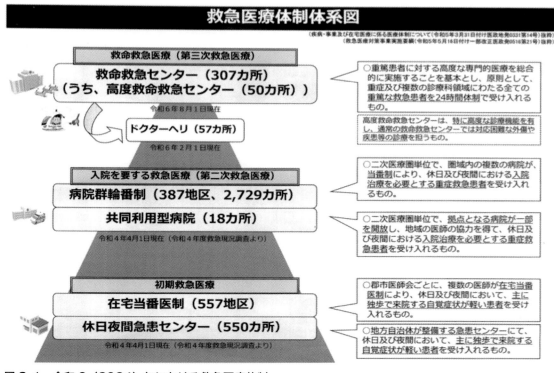

図8-1　令和6（2024）年における救急医療体制

○2042年に高齢者がピークを迎える。高齢者，特に75歳以上・85歳以上の高齢者数の増加により救急患者・救急搬送の増加が見込まれる。

vii）高齢者数の増加の地域差
○高齢者数の増加には，地域差があり，都道府県単位でみると，首都圏をはじめとする都市部を中心に増加する。
○他方，2025年から2040年にかけて，高齢者が減少する都道府県が発生する。

2　搬送・受け入れルール

①搬送・受け入れルール
○消防法に基づき，都道府県に医療機関，消防機関等が参画する協議会（メディカルコントロール協議会等）を設置し，"消防機関による傷病者の搬送"及び"医療機関による当該傷病者の受け入れ"の迅速かつ適切な実施を図るため，傷病者の搬送及び受け入れの実施に関する基準（実施基準）の策定が義務づけられている。
○救急搬送・受け入れに関する協議会（メディカルコントロール協議会等）にて，地域の搬送・受け入れルールを策定，搬送・受け入れの調査・分析
②傷病者の発生，③搬送先医療機関の選定，④救急搬送，⑤受け入れ，⑥救急医療搬送・受け

入れルール
○傷病者の状況に応じた搬送に応じた搬送先となる医療機関
○消防機関が傷病者の状況を確認し，リストの中から搬送先医療機関を選定するためのルール
○搬送先医療機関が速やかに決定しない場合において，傷病者を受け入れる医療機関を確保するためのルール

3 メディカルコントロール体制の確保

○メディカルコントロール：傷病者の救命率や予後の改善のため，①業務のプロトコールの作成，②医師の指示，指導，助言，③救急活動の事後検証，④救急救命士等の教育等により，医学的観点から，救急救命士の救急救命処置等の質を保証
○地域メディカルコントロール協議会（医療機関（救急医など），郡市医師会，消防機関，県（衛生部局，消防部局）等）
- 業務プロトコールの作成
- 医師の指示，指導，助言，体制の整備
- 救急活動の事後検証体制の確保
- 救急救命士等の教育機会の確保
- 地域の医療機関と消防機関の連絡調整等

4 メディカルコントロール協議会の役割

○救急業務の高度化の推進について（平成13年7月4日消防救第204号消防庁救急救助課長通知）
○病院前救護体制の確立について（平成13年7月4日医政指発第30号厚生労働省医政局指導課長）
○メディカルコントロール協議会
ア　構成
　メディカルコントロール協議会の構成については，次の者が構成員として必ず含まれるようにするとともに，イに示す役割を果たし，ウに示す協議事項に関し実質的な調整が可能となるような構成とすること。都道府県消防主管部局，都道府県衛生主管部局，担当範囲内の消防機関。担当範囲内の郡市区医師会。担当範囲内の救急医療機関，及担当範囲内の救命救急センター等に所属する救急医療に精通した医師
イ　役割
　メディカルコントロール協議会の担当範囲内の救急業務の高度化が図られるよう，救急救命士に対する指示体制，救急隊員に対する指導・助言体制の調整，救急活動の事後検証に必

要な措置に関する調整等いわゆるメディカルコントロール体制の構築に係る実質的な調整を行うこと。
ウ　協議事項
　ア）救急救命士に対する指示体制及び救急隊員に対する指導・助言体制の調整に関すること
　イ）救急隊員の病院実習等の調整に関すること
　ウ）地域における救命効果など地域の救急搬送体制及び救急医療体制に係る検証に関すること
　エ）救急活動の事後検証に用いる救急活動記録様式の項目又は検証票様式の項目の策定に関すること
　オ）救急業務の実施に必要な各種プロトコールの策定に関すること
　カ）傷病者の受け入れに係る連絡体制の調整等救急搬送体制及び救急医療体制に係る調整に関すること
　キ）その他地域のプレホスピタル・ケアの向上に関すること

5　救急医療機関の役割①

救急医療の体制構築に係る指針（疾病・事業及び在宅医療に係る医療体制について）（令和5年3月31日付医政指発0331第14号）抜粋）
○救急救命士等の行う処置や，疾患に応じた活動プロトコールを策定し，事後検証等によって随時改定すること
○実施基準を踏まえ，搬送手段を選定し，適切な医療機関に搬送するためのプロトコールを策定し，事後検証等によって随時改定すること
○医師から救急救命士に対する直接指示・助言体制が確立されていること
○救急救命士等への再教育を実施
○ドクターカーやドクターヘリ等の活用の適否について，地域において定期的に検討すること
○ドクターヘリや消防防災ヘリコプター等の活用に際しては，関係者の連携について協議する場を設け，ドクターヘリが同時に要請された際や，都道府県境付近の患者からの要請時における都道府県境を超えた隣接都道府県との広域連携を含め，効率的な運用を図ること
○ドクターカーについて，厚生労働省が実施する調査や調査に基づき作成されたマニュアルを参考にしながら，救急医療提供体制の一部として，より効率的な運用を図ること
○地域包括ケアシステムの構築に向け，第2次救急医療機関等の救急医療機関，かかりつけ医や介護施設等の関係機関が連携・協議する体制を，メディカルコントロール協議会等を活用して構築し，より地域で連携したきめ細やかな取り組みを進めること
○必要に応じて年間複数回以上協議会を開催すること

6　救急医療機関の役割②

（高次の医療機関からの転院搬送の促進）
- 高次の医療機関からの必要な転院搬送を促進する。具体的には，受け入れ先となる医療機関と患者を受け入れる際に必要な情報や受け入れ可能な時間帯，搬送方法等についてあらかじめ共有しておく。
- 高次の医療機関からの転院搬送を行う場合には，医療機関が所有する搬送用車両等の活用を進める。

（相談体制等の整備）
（1）居宅・介護施設の高齢者の救急医療
【見直しの方向性】
- 居宅・介護施設の高齢者が，自らの意思に沿った救急医療を受けられるような環境整備を進める。

【具体的な内容】
- 医療関係者，介護関係者は，地域包括ケアシステムやACPに関する議論の場において，患者の希望する医療について必要な時に確認できる方法について検討する。
- 自治体や医療従事者等は，患者や家族が，人生の最終段階においてどのような医療を望むかについて日ごろから話し合うことを促す。
- ACPに関する議論や救急現場における心肺蘇生を望まない心肺停止患者への対応方針等は，例えば救急医療の関係者や地域包括ケアの医療・介護関係者，消防関係者等地域の実情に応じ地域の多様な関係者が協力して検討する。

（2）ドクターヘリ・ドクターカー
【見直しの方向性】
- ドクターカー・ドクターヘリについて，地域においてより効果的な活用ができるような体制を構築する。

【具体的な内容】
【ドクターヘリ】
- 都道府県は隣接都道府県と協議し，ドクターヘリが同時に要請された際や都道府県境付近の患者からの要請時に，より効率的な対応ができるような広域連携体制を構築する。

【ドクターカー】
- ドクターカーについては，地域にとって効果的な活用方法を検討するため，まずは，全国の様々な運行形態を調査し，救急医療提供体制の一部としてより効果的に活用する。

（3）新興感染症の発生・蔓延時において，感染症対応と通常の救急医療を両立できるような体制を構築する。

　上記の資料は，まとめると今後，高齢者が増加するので，救急医療関係者は，その地域の救

急隊員（救急救命士）や地域医療を行っている医師とMC協議会において傷病者のliving-will（遺言状）を尊重して，対応するように，と述べているのである。要は，すべてを救命救急センターに搬送するのではなく，傷病者の意向に沿った対応をするように，と述べている，と思われるのである。

4　わが国の救急医療体制の流れ

まとめとして，わが国の救急医療体制の流れを示す。厚生労働省の資料に，著者が加筆したものである。

昭和23（1948）年　　消防組織法：消防組織は独立（市町村）
昭和38（1963）年　　消防法の一部改正（昭和38年法律第88号）：救急搬送業務の法制化
昭和39（1964）年　　救急病院等を定める省令（昭和39年厚生省令第8号）：救急告示医療機関制度
昭和52（1977）年　　救急医療対策の整備事業について（昭和52年7月6日医発第692号厚生省医務局長通知）：初期，二次，三次救急医療体制の発足，救命救急センターの創設
平成元年（1989）年　　救急医療体制検討会
平成3（1992）年　　救急救命士法の創設
平成11（1999）年　　ドクターヘリ調査検討委員会
平成13（2001）年4月1日
　　　　　　　　　　救急医療用ヘリコプター（ドクターヘリ）の第1号機が川崎医科大学附属高度救命救急センターに配備
平成19（2007）年　　「救急医療用ヘリコプターを用いた救急医療の確保に関する特別措置法」施行
平成25（2013）年11月29日
　　　　　　　　　　航空施行規則第176条（捜索又は救助のための特例）に3号として救急医療用ヘリコプターが加えられた。

5　今後の救急医療体制のあり方

1　ドクターヘリの導入と広域救急医療体制の構築

高度救命救急センターは，切断指肢の再接着，広範囲熱傷，薬物中毒等高度の技術や治療を

必要とする傷病者を収容するために，新たに新設された．場合によっては，隣接する都道府県を超えて傷病者を移動させなければならない．これを救急車で移動させていたならば，それこそ搬送途上で傷病者を心肺停止で失うことになる．これを防ぐためには，欧米で行われている救急医療用ヘリコプター（ドクターヘリ）の導入が必要になるのである．ドクターヘリの導入で，上記に述べた疾患のみならず，災害医療，へき地・離島医療，小児・周産期医療にも大いに役立っているのである．

2 救急医療体制の一本化

　わが国の救急医療体制は，昭和39（1964）年に制度化された消防庁による救急告示医療機関としての救急医療体制と，昭和52（1977）年の厚生労働省による初期，二次，三次医療機関としての救急医療体制の分類の2本立てになっている．そのため，救急医療体制基本的問題検討会を開催し，一本化を図ろうとしたが，消防庁は今もって，救急車が傷病者を運ぶ医療機関として救急告示医療機関を「救急・救助の現況」に毎年掲載している．また厚生労働省は，初期，二次，三次の分類による救急診療体制を全国救命救急センター長会議で示して，厚生労働省による救急診療体制としている．このことから，わが国には2つの救急診療体制が存在することになる．

　現場では，公的医療機関も私的医療機関も総合医療機関は，いずれの制度にも参加しているが，旧帝国大学医学部附属病院の一部には，救急告示医療機関でありながら，救急診療を行っていない大学病院もある．

■ 参考資料

1) 仲曽根玄吉：明治政府によるドイツ法学及び医学の採用．有斐閣学術センター，東京，2011
2) 小濱啓次：総合診療医・救急医とは何者か―医学と医療の狭間で―．日本医事新報，No4752，2015年5月1日号
3) 小濱啓次：新専門医制度に思う．日本医事新報，No4887，2017年12月23日号：18-19

第9章 ドクターヘリと災害医療

　わが国は火山列島の上にあり，地震による災害から逃れることはできない。また，最近は異常気象による風，大雨が災害を大きくしている。災害が発生すると道路が通れなくなるので，ドクターヘリの運用が，傷病者の救命に重要になる。ドクターヘリを有効に活用するために，消防，警察，防衛省を含めた災害対応のための合同訓練が必要である。災害におけるドクターヘリの出動は，今では，当たり前のこととして，マスコミに出ている。

　平成7（1995）年1月17日に発生した，戦後最大の都市直下型大地震であった阪神・淡路大震災では，死者6,425名，負傷者43,772名であったが，地震発生当日，被災地の医療機関は電気，ガス，水道等のライフラインが破壊され，また，医療機関の医療機器も損傷されたために，総合医療機関では，総合医療機関としての診療ができなくなったのである。

　このような場合，欧米諸国では救急医療専用のヘリコプターが飛来し，重症傷病者を被災地外の高度医療機関へ直ちに救命搬送するが，阪神・淡路大震災においては，震災当日，ヘリコプターで，被災地外の医療機関に転搬送され，救命された重症の負傷者は，挫滅症候群の負傷者わずか1名のみであった[1]。それも最初からヘリコプターで搬送しようとして搬送されたのではなく，たまたま，資材を西宮市に搬送した大阪市の消防ヘリコプターが，空で大阪に帰ると聞いた県立西宮病院救急医療センターの医師が，血漿のカリウム濃度が8mEq/Lになり，正に心肺停止直前の傷病者を，大阪大学医学部附属病院特殊救急部（現高度救命救急センター）に搬送し，透析により救命された1名のみであったのである。**図9-1**に，阪神・淡路大震災での負傷者のヘリコプターによる搬送件数の推移を示す。

　この結果は，わが国の平時の救急医療体制において，救急医療専用のヘリコプター（ドクターヘリ）の運航がなされていなかったからである。このときまで日本には，重症傷病者はヘリコプターを用いて，被災地外の医療機関に早急に搬送しなければならないという発想が，消防機関にまったくなかったのである。重症疾患は，早急に高度医療機関に搬送するとの発想にならなければ，重症疾患は救命されないのである。いかに早く，高度医療機関に搬送するかが，傷病者の予後に大きく関与している。要するに，救急業務（搬送業務）を救急医療として考え，医師が対応しなければ，重症傷病者は救命されないのである。このことは，医師と看護師が搭乗した**救急医療用ヘリコプターによる救命率の向上と予後の改善**によって，実証されている。

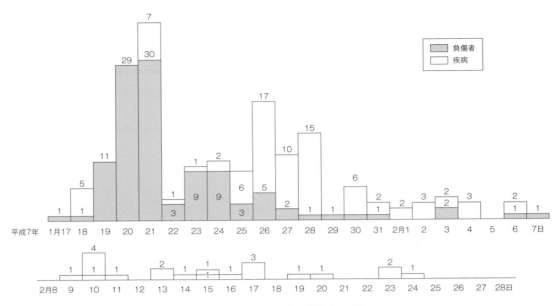

図9-1　ヘリコプターによる外傷疾病別搬送件数（阪神・淡路大震災）

1 災害におけるドクターヘリの必要性

　都市直下型の大地震が発生すると，その地区の総合医療機関は，電気，ガス，水道というライフラインが途絶し，また設備や医療機器が損害を受け，さらには職員も被災者になるために，その機能を喪失する。救急自動車も，道路の破壊，建物の倒壊により走行ができなくなる。すなわち，都市部で大震災が発生すると，大都市が総合医療機関のない**陸の孤島**と同様の街になるのである。このような場合，欧米諸国では，医療用機器を装備した救急医療専門の医師が搭乗したヘリコプターが飛来し，重症傷病者に対応できる被災地外の医療機関に救命搬送してくれるのである。

　平時に活躍している総合医療機関が，災害により医療機関としての機能を喪失するので，重症傷病者は，被災地外の総合医療機関に搬送しなければ救命されないのである。救急医療用のヘリコプター（ドクターヘリ）が当時はなかったので，阪神・淡路大震災当日に，ヘリコプターで被災地外の総合医療機関に搬送され救命された負傷者は，先に述べた挫滅症候群の負傷者一人だけであったのである。

　震災後に厚生労働省は，震災による傷病者の実態調査[2]を行ったが，この調査により，防ぎ得た災害死（Preventable Disaster Death：PDD）が200名以上存在したこと，また，その後行われた国土庁の「南関東大震災を想定した医療と搬送に関する検討会」[3]において，ヘリコプターを所有している省庁，政令指定都市は，災害発生24時間以内はヘリコプターを自分たちの業務（視察）のために厚生省（現厚生労働省）に貸すことはできないとの話になったので，

240

厚生省は独自のヘリコプターを持たなければ，災害時における重症傷病者の救命はできないと考え，ドクターヘリの予算を厚生省として初めて計上したのである。このことが，今日のドクターヘリの全国展開につながったのは事実である。

わが国は，阪神・淡路大震災により多くの死亡者が出て，現在ドクターヘリが運航されている。このようにわが国は，何か事件が起こらないと新しい制度はできないのである。災害対策基本法は伊勢湾台風（昭和34〔1959〕年9月26～27日，死亡者4,697名）後にできたし，災害救助法は南海大震災（昭和21〔1946〕年12月21日，死亡者1,432名）が発生した後にできている。

全国知事会は，東日本大震災に関連し，ドクターヘリの運航に対して**メモ9-1**のような提言をしている。もっともの話であり，委員長をされた泉田元新潟県知事には厚く御礼申し上げたい。この提言が，後述する厚生労働省の「大規模災害におけるドクターヘリの運用体制構築に係る指針について（通知）」（平成28年12月5日，厚生労働省医政局地域医療計画課）に繋がったのは事実であろう。

メモ9-1　全国知事会危機管理・防災特別委員会提言

全国知事会危機管理・防災特別委員会は，東日本大震災に関連して，以下の提言をしている。

大規模災害時におけるドクターヘリの運航について（提言）

東日本大震災においては，当時全国に26機配備されていた「救急医療用ヘリコプター（以下，ドクターヘリ）」のうち，18機が被災地出動し，消防防災ヘリコプターと共に救急・救助活動を実施した。その一方で，全国から参集した多数のドクターヘリに対する指揮命令系統や運航調整等の確立については，被災地における災害対応の課題として残された。

災害時におけるドクターヘリの活動については，「日本DMAT活動要領」に規定されており，その運用は各都道府県の判断に委ねられている。しかし，大規模災害が発生した際，全国から被災地に参集するドクターヘリに関しては，支援側と受援側の全国的な調整スキームが不明確であり，また，被災都道府県の災害対策本部における指揮命令系統や消防防災ヘリコプター等との運航調整について，一連の災害対応の中で十分な統一性が確保されていないのが実情である。

こうした中，発生が懸念される首都直下地震や南海トラフ巨大地震等の大規模災害において，広域にわたるオペレーションに実効性を持たせるためには，「日本DMAT活動要領」のみによるだけではなく，防災に関する総合的な計画である「防災基本計画」において，"受援"の観点からドクターヘリの位置づけを明確にすることにより，全国的な統一性を確保する必要がある。

大規模災害に対しては，オールジャパン体制による広域応援・受援が不可欠である。つ

いては，ドクターヘリの運航等（全国的な調整機能，災害対策本部における指揮命令系統の統一，運航調整方法等）に関し，「防災基本計画」において，国として明確に規定するとともに，ドクターヘリの災害時における役割に鑑み，安定的な運航に向けて，確実な財源を確保するよう提言する。

平成27年5月

全国知事会危機管理・防災特別委員会
委員長　　泉田裕彦
全国知事会社会保障常任委員会
委員長　　福田富一

2　災害時におけるドクターヘリの運航について

　ドクターヘリが災害時に有効に活用されるためには，平時の救急医療体制においてドクターヘリが有効に活用されていなければならない。災害が発生したとき，どこに，どのようにして離着陸ができ，どのような対応ができるのかの訓練を，平時に経験していなければならないのである。厚生労働省は，平時におけるドクターヘリの運航を基本に，大災害時のドクターヘリの運航についても，混乱が起こらないように対応を考えている。

　この件に関しては，東日本大震災において多くのドクターヘリが全国から参集し，その管理，運航が無秩序に行われたので，全体の方針がまとまらず，また遠方からも飛来したために，多くの問題が生じた。このことから，日本航空医療学会としては，**表9-1**に示すように全国を10地区に分け，できるだけ近隣の都道府県が協力して対応できるようドクターヘリ基地病院を中心にドクターヘリ連絡調整協議会を組織し，その中で災害対応が行われるようにした。

　熊本県で地震が発生した際，熊本県のドクターヘリ基地病院の責任者は，ドクターヘリ連絡調整協議会の九州地区の責任者である坂本教授に電話をして，九州地区のドクターヘリの協力を依頼した。これを受けて坂本教授は，九州地区だけで対応できると判断し，沖縄県を除く九州地区のドクターヘリ基地医療機関に電話をして，熊本県に行き傷病者の救命搬送に協力するように依頼した。その後，地震が大分県にも広がったことから，九州地区だけでは，対応困難と判断して，地区の責任者である坂本教授は，中国・四国地区の責任者である荻野教授に電話をして，熊本県を援助してほしいと依頼したので，中国・四国地区から2機のドクターヘリが熊本県に飛んだのである。このとき，2機のドクターヘリが関西地区から熊本県に飛行したが，このような運航は，災害地のヘリポートや給油等に迷惑をかけることになるのであってはならない出動だと思うのである。

　熊本県における対応には，公的ヘリ14機と民間機も2機が参加したが，特に大きな問題はなかったように思うのである。結果としては，12機の公的ヘリによって対応できたように聞

第9章 ドクターヘリと災害医療

表9-1 全国ドクターヘリ基地病院ブロック分類（◎はそのブロックの連絡担当責任医療機関）

地域ブロック	所属都道府県	ドクターヘリ基地病院
北海道①	北海道	◎手稲渓仁会病院
	北海道	旭川赤十字病院
	北海道	市立釧路総合病院
	北海道	市立函館病院
北東北②	青森県	◎八戸市立市民病院
	青森県	青森県立中央病院
	秋田県	秋田赤十字病院
	岩手県	岩手医科大学附属病院
南東北③	山形県	山形県立中央病院
	福島県	◎福島県立医科大学附属病院
	新潟県	新潟大学医歯学総合病院
	新潟県	長岡赤十字病院
	宮城県	仙台医療センター／東北大学病院
北関東④	群馬県	◎前橋赤十字病院
	栃木県	獨協医科大学病院
	茨城県	水戸済生会総合病院
	茨城県	国立病院機構水戸医療センター
南関東⑤	埼玉県	埼玉医科大学総合医療センター
	千葉県	日本医科大学千葉北総病院
	千葉県	◎君津中央病院
関東中央⑥	神奈川県	◎東海大学医学部付属病院
	東京都	杏林大学医学部付属病院
	山梨県	山梨県立中央病院
	静岡県	順天堂大学医学部附属静岡病院
中部⑦	静岡県	◎聖隷三方原病院
	長野県	JA長野厚生連佐久総合病院
	長野県	信州大学医学部附属病院
	岐阜県	岐阜大学医学部附属病院
	愛知県	愛知医科大学病院
	三重県	三重大学医学部附属病院
	三重県	伊勢赤十字病院
関西広域⑧	石川県	石川県立中央病院
	福井県	福井県立病院
	富山県	富山県立中央病院
	滋賀県	済生会滋賀県病院
	大阪府	◎大阪大学医学部附属病院
	奈良県	奈良県立医科大学南奈良総合医療センター
	兵庫県	公立豊岡病院但馬救命救急センター
	兵庫県	兵庫県立加古川医療センター
	兵庫県	兵庫県立はりま姫路総合医療センター
	和歌山県	和歌山県立医科大学附属病院
	徳島県	徳島県立中央病院
中国・四国⑨	高知県	高知医療センター
	香川県	香川大学医学部附属病院／香川県立中央病院
	愛媛県	愛媛県立中央病院
	岡山県	◎川崎医科大学附属病院
	島根県	島根県立中央病院
	鳥取県	鳥取大学医学部附属病院
	広島県	広島大学病院
	山口県	山口大学医学部附属病院
九州・沖縄⑩	福岡県	◎久留米大学病院
	長崎県	国立病院機構長崎医療センター
	佐賀県	佐賀大学医学部附属病院
	佐賀県	佐賀県医療センター好生館
	熊本県	熊本赤十字病院
	大分県	大分大学医学部附属病院
	宮崎県	宮崎大学医学部附属病院
	鹿児島県	鹿児島市立病院
	鹿児島県	鹿児島県立大島病院
	沖縄県	浦添総合病院

いている。今後も，この熊本地震における対応を基本にして訓練をすべきと思うのである。日本航空医療学会は，ドクターヘリ連絡調整協議会を開催して，各基地病院に都道府県の被災害対策本部に参加する基地医療機関の責任者（救命救急センター長）とドクターヘリ活動本部に参加する責任者を決めて，基地医療機関として活動できるよう地区別に日時を決めて，訓練を平時に行うことが求められるのである。できたら災害時の臨時ヘリポートも決めて，訓練を行うことが求められるのである。

著者としては，厚生労働省，総務省消防庁も参加した「災害を想定した合同訓練を年に1回

は日本航空医療学会の主催でできたら」と思っている。内閣府の危機管理室には，2回にわたって消防との合同訓練を依頼したが，「検討させてください」で終わっている。厚生労働省は，災害時の対応として「大規模災害時のドクターヘリ運用体制機構に係わる指針」を出している。いずれにしても災害時は，学会，厚生労働省の方針に従って行動すべきと思うのである。

メモ 9-2 防災基本計画（平成 27 年 7 月 7 日修正）抜粋

第 2 編　各災害に共通する対策編
第 1 章　災害予防
第 6 節　迅速かつ円滑な災害応急対策，災害復旧・復興への備え
5　救助・救急，医療及び消火活動関係
(1) 救助・救急活動関係
- 地方公共団体，空港管理者及び民間救助・防災組織等（海上災害の場合に限る。）は，救助工作車，救急車，照明車等の車両，船舶，ヘリコプター及び応急措置の実施に必要な救急救助用資機材の整備に努めるものとする。その際，国は，整備すべき資機材に関する情報提供等を行うものとする。

(2) 医療活動関係
- 国（厚生労働省，文部科学省），日本赤十字社，独立行政法人国立病院機構，独立行政法人地域医療機能推進機構，地方公共団体及び空港管理者は，負傷者が多人数にのぼる場合や輸送が途絶し，又は困難な場合を想定し，応急救護用医薬品，医療資機材等の備蓄に努めるものとする。また，地域の実情に応じて，災害時における拠点医療施設となる災害拠点病院等を選定するなど，災害発生時における救急医療体制の整備に努めるものとする。災害拠点病院等においては，ヘリポートの整備や食料，飲料水，医薬品，非常電源用燃料の備蓄等の充実に努めるものとする。

6　緊急輸送活動関係
- 地方公共団体は，施設の管理者と連携をとりつつ，あらかじめ，臨時ヘリポートの候補地を関係機関と協議の上，緊急輸送ネットワークにおける輸送施設として指定するとともに，これらの場所を災害時において有効に利用し得るよう，関係機関及び住民等に対する周知徹底を図るなどの所要の措置を講じるものとする。また，災害時の利用についてあらかじめ協議しておくほか，通信機器等の必要な機材について，必要に応じ当該地に備蓄するよう努めるものとする。
- 地方公共団体は，地域の実情を踏まえ，消防防災ヘリ，警察ヘリ，ドクターヘリなど災害時のヘリコプターの利用についてあらかじめ協議しておくものとする。

第 2 章　災害応急対策
第 4 節　救助・救急，医療及び消火活動
4　航空機の運用調整等

- 国（国土交通省）は，情報収集，救助・救急，医療，消火，緊急輸送等の災害応急対策に従事する航空機を優先させるものとする。また，災害応急活動に従事する航空機以外の航空機に対して，必要な情報を提供し，航空機の安全運航の確保を図るなど，災害時に即応した航空管制及び情報報提供を行うものとする。
- 都道府県は，航空機を最も有効適切に活用するため，情報収集，救助・救急，消火，医療等の各種活動のための航空機及び無人航空機の運用に関し，災害対策本部内に航空機の運用を調整する部署（航空運用調整班）を設置し，現地対策本部と連携して必要な調整を行うものとする。

第5節　緊急輸送のための交通の確保・緊急輸送活動
- 第4節に述べた救助・救急・医療・消火活動を迅速に行うためにも，また，被害の拡大防止（二次災害の発生防止を含む。以下同じ。），さらには避難者に緊急物資を供給するためにも，交通を確保し，緊急輸送を行う必要がある。

3　緊急輸送
- 緊急輸送関係省庁及び地方公共団体は，陸・海・空のあらゆる必要な手段を利用し，総合的・積極的に緊急輸送を実施するものとする。特に，機動力のあるヘリコプター，大量輸送が可能な船舶の活用を推進する。

メモ9-3　ドクターヘリ推進議員連盟決議文（令和元年5月29日）

ドクターヘリの全国的配備の推進に関する決議

　救急医療用ヘリコプター（以下「ドクターヘリ」という。）を用いた救急医療は，傷病者の救命，後遺症の軽減等の見地から大変有効であり，その全国的な配備の促進が求められている。

　これまで我々の取組により，ドクターヘリの配備促進のための予算処置が拡充され，ドクターヘリの導入に関する特別交付税措置がなされ，その結果としてドクターヘリは本日現在43道府県に53機の導入が進み，順調に増加している。

　また，特定非営利活動法人「救急ヘリ病院ネットワーク」（HEM-Net）が継続して実施している，ドクターヘリ特別措置法に基づく助成金交付事業による搭乗医師・看護師等に対する研修は順調に推移しており，既に198名に上る修了者を出し各基地病院で活躍するなど大きな成果を挙げているところである。

　更に，平成28年4月発生の熊本地震に当たっては，14機に上るドクターヘリが九州ブロックを中心に隣接ブロックからも被災地に集結し，東日本大震災の教訓を踏まえ，多くの患者の治療，広域医療搬送等に従事した。

　ドクターヘリはこのように大きな成果を挙げているところではあるが，近い将来発生が懸念される首都直下地震や南海トラフ地震等に備え，ドクターヘリの更なる配備と充実を

図るため，以下の課題について，最大限の努力を行う決意であることを，ここに決議する．

記

一　地域の救急医療体制を総合的に確保するために，国はドクターヘリの全国的配備について必要な予算を確実に確保すること．

二　ドクターヘリの導入に関する地方交付税措置をより一層充実すること．

三　大規模災害時において，ドクターヘリが被災地において機動的，かつ，迅速に救助活動ができるよう防災基本計画に位置づけるとともに航空管制制度の充実を図ること．

四　ドクターヘリを用いた救急医療の提供に要する費用のうち診療に要するものについては，国は診療報酬の対象化も含めた検討を進めること．

五　ドクターヘリの安全な運用の確保のために，ドクターヘリ従事者の育成・確保に対して，国は必要な支援を行うこと．

六　救急自動通報システム（D-Call Net）を全国的に整備し，迅速なドクターヘリの起動につなげ，交通事故死亡者の減少を目指すこと．

七　ドローンとドクターヘリのコラボレーションによる医療を推進すること．

　　令和元年5月29日

　　　　　　　　　　　　　　　　　　　　　　　ドクターヘリ推進議員連盟　会長　尾辻秀久

1　救急医療用ヘリコプターを用いた救急医療の確保に関する特別措置法（平成19年6月27日法律103号）

　救急医療用ヘリコプターの存在とその必要性の法的根拠を示した法律であり，すべての関係者が一読して，理解すべき法律である（**161ページ参照**）．

2　航空法施行規則第176条改正に伴うドクターヘリの運航について（通知）

平成25年11月29日厚生労働省医政局指導課（現：地域医療計画課）医政指導発1129第1号，各都道府県衛生主管部（局）長宛

　航空法施行規則第176条（捜索又は救助のための特例）の改正に伴う厚生労働省からの全国の関係部署への通知である．このなかの別添2：災害時のドクターヘリ運航に係る要領案について（**150ページ参照**）を理解するとともに，**メモ9-4**に示す別添3の複数都道府県にわたる広域災害医療体制における対応についても知っておく必要がる．

第9章　ドクターヘリと災害医療

3　大規模災害時のドクターヘリ運用体制構築に係る指針
（厚生労働省医政局地域医療計画課平成28年12月5日）

メモ9-4　大規模災害時のドクターヘリの運用体制構築に係る指針について

別添3）厚生労働省医政局地域医療計画課（通知）

医政地発1205第1号
平成28年12月5日

各都道府県衛生主管部（局）長宛

厚生労働省医政局地域医療計画課長

　ドクターヘリ（救急医療用ヘリコプターを用いた救急医療の確保に関する特別措置法（平成19年法律103号）第5条第1項に規定する病院の使用する救急医療用ヘリコプター（同法2条に規定する病院の使用する救急医療用ヘリコプターを言う。）であって救助を業務とするものをいう。以下同じ。）の運航については，これまで「航空法施行規則第176条の改正に伴うドクターヘリの運航について（通知）」（平成25年11月29日付け医政指発1129第1号厚生労働省医政局指導課長通知）により，適切なお願いをしており，各都道府県単位でのドクターヘリの運用体制の整備を進めていただいているところである。
　一方，東日本大震災において課題とされた大規模災害時におけるドクターヘリ運用体制については，いまだ各都道府県においてその体制整備が進んでいない状況に鑑み，今般，別添「大規模災害時のドクターヘリ運用体制構築に係る指針」を策定した。貴職に置かれては，本指針の内容について御了知いただくとともに，ドクターヘリを活用する医療機関に対する必要な指導並びに消防機関及び関係団体等に対する周知をお願いする。
　なお，平成28年熊本地震におけるドクターヘリの運用状況等については，現在関係者等において検証が行われているところであり，この検証等を踏まえて，改めて本指針を改定しうることを申し添える。

　災害時における出動については，厚生労働省は学会が定めた10地区に分けた原案（**表9-1**）を認めており，原則学会が定めた方針により行動するのが安全であり，円滑な運航ができると考えている。関係諸氏においては，厚生労働省の指針，通知を十分にご理解のうえ，現場に応じた行動をとるのが重要であり，被災害都道府県基地病院の責任者がその地区の担当責任者，現地対策本部の状況を判断し，応援都道府県のドクターヘリをどこまで依頼するかを決め，行動するのが効果的であり，安全で円滑なドクターヘリの活動が期待できる，と著者は思っている。従来のように，DMAT事務局の指示によって，出動，行動することは，現場の状況を混乱させるので，現場優先のドクターヘリの運航が，安全運航の原点と著者は思っている。厚生労働省のDMAT事務局も，このあたりの状況はご理解いただけていると思っている。

一方，厚生労働省は，東日本大震災において課題とされた大規模災害時におけるドクターヘリの運用体制については，いまだ各都道府県において，その体制整備が進んでいない状況に鑑み，今般，別添3)「**大規模災害時のドクターヘリ運用体制構築に係る指針**」が策定された。しかし，この指針においても不透明なところがあり，著者は，上記厚生労働省の通知を十分に理解のうえ，現場で対応するのが原則と考えている。

大規模災害時のドクターヘリ運用体制構築に係る指針

はじめに

　災害時におけるドクターヘリの運用については，東日本大震災におけるドクターヘリによる被災地活動を受けて，「災害医療等のあり方に関する検討会」等において検討され，①消防機関等からの要請がなければ緊急出動ができないこと，②災害時におけるドクターヘリの運航要領が各都道府県で策定されていないこと，③大規模災害時における全国規模でのドクターヘリの運用体制が確立されていないこと，が課題とされた。

　このうち，①については，「航空法施行規則の一部を改正する省令」（平成25年国土交通省令第90号）により，ドクターヘリが航空法（昭和27年法律第231号）における捜索又は救助のための特例の対象とされ，消防機関等の依頼又は通報を待たずに出動ができることとなり，円滑な運航が可能となったところである。また，②については，「航空法施行規則第176条の改正に伴うドクターヘリの運航について（通知）」（平成25年11月29日付け医政指発1129第1号厚生労働省医政局指導課長通知。以下「平成25年通知」という。）において，各道府県においてドクターヘリの運航要領を策定することとしており，各都道府県単位での運用体制の整備が進んでいるところである。

　一方で，大規模災害時には，被災地域の医療提供体制の確保とともに，複数のドクターヘリのみならず警察や消防，自衛隊等の多数のヘリコプターが協調して安全かつ効果的に活動する必要があることから，大規模災害時のドクターヘリの運用体制の整備には，未だ課題が残る。

　このため，**大規模災害時にドクターヘリが効果的かつ効率的に活動ができるよう，全国からの参集方法や参集後の活動方法等を含むドクターヘリ運用体制の構築に係る指針**を提示する。

第1　総則

1　適用範囲

　本指針は，全国規模でドクターヘリの運用が必要となる，南海トラフ地震，首都直下地震又はこれらと同程度の大規模災害が発生した際に適用されることを想定している。また，発生時に被害状況が確認できない状況で，当該災害が上記と同程度の大規模災害に当たる可能性がある場合においても，本指針に沿って活動することが望ましい。

2　指針の取り扱い

　本指針は，ドクターヘリの配備状況，災害医療体制の整備状況，図上訓練を含めた累次の訓練での検証結果等を踏まえ，より適切な指針へと改訂していくものとする。

　なお，本指針は，大規模災害時のドクターヘリ運用体制構築に係る基本的な事項について定

めるものであり，都道府県等による自発的な取組を制限するものではない。
3　用語
- ドクターヘリ基地病院（以下「基地病院」という。）

　救命救急センターであって，ドクターヘリを配備している病院。
- ドクターヘリ基地病院地域ブロック

　大規模災害時における被災地へのドクターヘリの派遣を効率よく行うため，全国を地域ブロックに分けたもの。平成 28 年 12 月 1 日現在の，地域ブロック及び地域ブロックごとの基地病院を別表＜省略＞に示す。別表は，必要に応じ厚生労働省において更新するものとする。
- ドクターヘリ連絡担当基地病院（以下「連絡担当基地病院」という。）

　大規模災害時における被災地へのドクターヘリ派遣を効率よく行うため，ドクターヘリ基地病院地域ブロック内で，ドクターヘリの派遣，待機等のドクターヘリによる被災地活動の調整を行う病院。
- 航空運用調整班

　被災都道府県災害対策本部内に設置される航空機の運用を調整する内部組織。警察，消防，国土交通省，海上保安庁，自衛隊，DMAT 都道府県調整本部の航空機運用関係者などの参画を得て，各機関の航空機の安全・円滑な運用を図るため，活動エリアや任務の調整などを行う。また，必要に応じ自衛隊等が入手した被災地の情報を被災都道府県災害対策本部等に提供する。
- ドクターヘリ調整部

　被災都道府県災害対策本部内に設置された DMAT 都道府県調整本部の内部組織として設置される。また，航空運用調整班にも所属し，警察，消防，自衛隊等と航空機運用に関して情報共有，連携を行う。
- ドクターヘリ本部

　被災地の基地病院等に設置，又は被災地に基地病院が無い若しくは基地病院が被災し機能していない場合は，DMAT 都道府県調整本部の下に，DMAT・SCU（注 1）本部，DMAT 活動拠点本部（注 2）とともに設置され，ドクターヘリ調整部の指揮下でドクターヘリに関する運用調整を行う。

（注 1）航空搬送拠点臨時医療施設（ステージングケアユニット：SCU）

　　航空機での搬送に際して，患者の症状の安定化を図り搬送を実施するための救護所として，被災地及び被災地外の航空搬送拠点に，広域医療搬送や地域医療搬送に際して都道府県により設置される。

（注 2）DMAT 活動拠点本部

　　参集した DMAT の指揮及び調整，管内における DMAT 活動方針の策定，管内の病院の被災情報の収集等を行う目的で，DMAT 都道府県調整本部の指揮下で，必要に応じて，災害拠点病院等から適当な場所を選定し，必要に応じて複数箇所設置される。

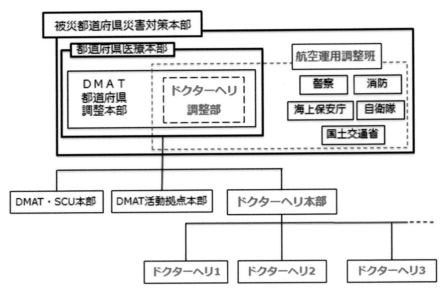

図1　被災都道府県災害対策本部におけるドクターヘリ関連部門の体制

第2　平時からの体制整備について

　都道府県は，災害時のドクターヘリの運用について，平成25年通知を参照し，運航要綱を定めることとする。また，災害時に速やかなドクターヘリの運用が可能となるように，平時から所属する地域ブロック内の関係機関や近接する他道府県との相互応援，共同運用等の協定締結に努める。

　さらに，都道府県は，大規模災害の発生に伴う他地域からのヘリコプター等の参集に備え，複数機のヘリコプター等が安全に離着陸可能な参集拠点や給油場所の指定，無線を始めとする連絡手段や燃料の確保などについて，あらかじめ関係機関と調整し，地域防災計画等に反映しておくことが望ましい。

第3　大規模災害時の参集方法について

1　原則

　被災都道府県は，必要と判断された場合，災害対策基本法（昭和36年法律第223号）第74条に基づき，ドクターヘリの派遣について，他の都道府県に応援を求めることができる。

2　単一都道府県の発災時

　単一都道府県での発災時には，被災都道府県災害対策本部，連絡担当基地病院及び基地病院は次のような体制をとる。

第9章　ドクターヘリと災害医療

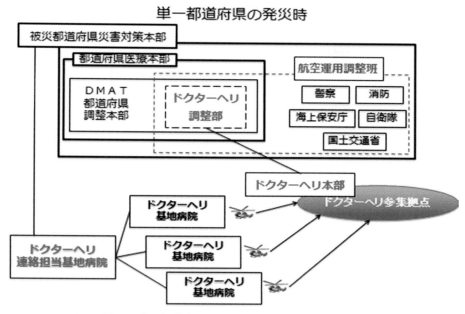

図2　単一都道府県発災時のドクターヘリ運用体制

①発災後，被災都道府県災害対策本部はドクターヘリのニーズの把握に努め，航空運用調整班で，安全を確保するための調整等を行った上で，当該被災都道府県災害対策本部が所属する地域ブロックの連絡担当基地病院にドクターヘリの派遣を要請する。また，派遣されるドクターヘリの参集拠点を指定する。
②ドクターヘリ調整部は，航空運用調整班においてドクターヘリの活動エリア，活動内容等に関して警察，消防，自衛隊等の関係機関と調整を行い，また，都道府県医療本部，航空運用調整班等を通じて得た被災都道府県内のドクターヘリのニーズを集約し，ドクターヘリ本部への活動指示等を行う。
③被災都道府県災害対策本部から要請を受けた連絡担当基地病院は，地域ブロック内の基地病院と，ドクターヘリの参集拠点への派遣又は待機の調整を行う。
④連絡担当基地病院から連絡を受けた基地病院は，当該基地病院の所属する道府県に連絡をし，運航会社と調整した上で，派遣の可否を決定する。
　なお，連絡を受けた基地病院の所属する道府県が，派遣先の被災都道府県とドクターヘリ運航に関する協定を結んでいない場合は，当該基地病院の長から基地病院の所属する道府県知事に当該派遣に関する了承を得る。
⑤ドクターヘリ参集拠点に参集したドクターヘリは，ドクターヘリ本部の指揮下で，被災地での活動を行う。
⑥被災都道府県災害対策本部は，被災都道府県が所属するブロック内のドクターヘリ派遣数よりも多数のドクターヘリが必要であると判断する場合には，被災都道府県が所属する地域ブロックの連絡担当基地病院へ，他地域ブロックからのドクターヘリ派遣に関しての調整を要

請する．要請を受けた連絡担当基地病院は近接する他地域ブロックの連絡担当基地病院に，当該ブロックへのドクターヘリ派遣調整の連絡を行う．

また，被災都道府県災害対策本部は，他地域ブロックからのドクターヘリ派遣を要請していることを，厚生労働省へ連絡する．

3　複数都道府県の発災時

複数都道府県の発災時には，厚生労働省，被災都道府県災害対策本部，連絡担当基地病院及び基地病院は次のような体制をとる．

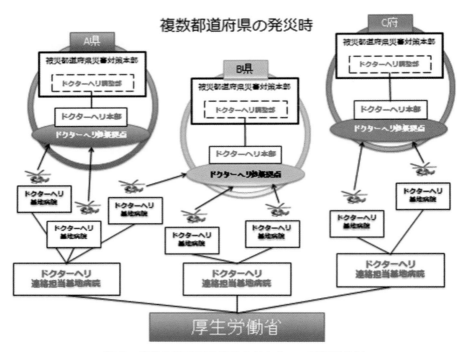

図3　複数都道府県発災時のドクターヘリ運用体制

①複数の都道府県での発災の場合には，厚生労働省から，各被災都道府県災害対策本部に対し，複数の都道府県での発災である旨の連絡を行う．また，厚生労働省は被災都道府県から概ね300キロメートル圏内にある地域ブロックの連絡担当基地病院に連絡し，派遣可能なドクターヘリの機数等の情報を集約する．

②連絡を受けた被災都道府県災害対策本部は，当該都道府県におけるドクターヘリのニーズを確認し，厚生労働省へ報告及び派遣要請を行う．また，派遣されるドクターヘリの参集拠点を指定する．

③各被災都道府県のドクターヘリ調整部は，航空運用調整班においてドクターヘリの活動エリア，活動内容に関して警察，消防，自衛隊等の関係機関と調整を行い，また，都道府県医療本部，航空運用調整班等を通じて得た被災都道府県内のドクターヘリのニーズを集約し，ド

クターヘリ本部への活動指示等を行う。
④厚生労働省は，被災都道府県災害対策本部からドクターヘリのニーズに関する報告及び派遣要請を受けた後，連絡担当基地病院にドクターヘリの派遣調整を依頼する。
⑤連絡担当基地病院は，厚生労働省の依頼に従い，地域ブロック内の基地病院と，ドクターヘリの参集拠点への派遣又は待機の調整を行う。
⑥連絡担当基地病院から連絡を受けた基地病院は，当該基地病院の所属する道府県に連絡をし，運航会社と調整した上で，派遣の可否を決定する。
　なお，連絡を受けた基地病院の所属する道府県が，派遣先の被災都道府県とドクターヘリ運航に関する協定を結んでいない場合には，基地病院の長から当該基地病院の所属する道府県知事に当該派遣に関する了承を得る。
⑦ドクターヘリ参集拠点に参集したドクターヘリは，各被災都道府県のドクターヘリ本部の指揮下で被災地での活動を行う。
⑧各都道府県災害対策本部は，厚生労働省に対し，ドクターヘリのニーズを随時報告する。
⑨厚生労働省は，第2陣，第3陣のドクターヘリ派遣を速やかに行うことができるよう，被災都道府県から概ね300メートル圏外にある地域ブロックの連絡担当基地病院と，対応可能なドクターヘリについて，情報共有を行う。

第4　被災地内でのドクターヘリの活動について

1　連絡体制

　参集拠点へ参集したドクターヘリは，ドクターヘリ本部の指揮下で活動する。
　被災地に参集した後のドクターヘリが警察，消防，自衛隊等の関係機関と協力しつつ，被災地のニーズに沿った活動を行う事ができるよう，航空運用調整班の一員であるドクターヘリ調整部が，当該関係機関との調整を行う。ドクターヘリ調整部は，被災都道府県災害対策本部での決定事項をドクターヘリ本部へ連絡し，具体的な活動について指示する。
　ドクターヘリのみでは患者搬送等に対応できない場合には，ドクターヘリ本部からドクターヘリ調整部に連絡し，連絡を受けたドクターヘリ調整部は航空運用調整班へ協力依頼を行う。

2　ドクターヘリスタッフ

　ドクターヘリは，派遣元のドクターヘリスタッフ（操縦士，整備士，医師，看護師）による活動を原則とし，搭乗する医師又は看護師はDMAT隊員であることが望ましい。また，操縦士，整備士，本部活動を行うCS（コミュニケーションスペシャリスト）はDMAT補助要員として活動する。
　派遣元ドクターヘリスタッフ以外の医療従事者であってドクターヘリ内で活動する者は，原則として，平時からドクターヘリスタッフとして活動実績のあるDMAT隊員とする。

3　活動終了

　ドクターヘリは，各々が所属するドクターヘリ本部の指示に従い，活動を終了する。
　派遣されたドクターヘリ全体の活動終了については，被災都道府県災害対策本部がドクターヘリ調整部の助言を踏まえて決定する。

4　その他の留意点

　ドクターヘリは，派遣元の道府県の運航要領を順守して運航する。また，派遣元の知事等による指示があった場会には，被災都道府県災害対策本部との調整を図った上で，当該指示に従う。
　ドクターヘリの運用については，運航上の安全確保に係る運航会社の判断が最優先されなければならない。

メモ 9-5　災害発生時の被災都道府県基地病院責任者（救命救急センター長）がとるべき行動（著者の追加試案）

1．発災時にドクターヘリ調整部は，都道府県の災害対策本部に置かれ，ここには救命救急センター長が参加することになると思われるので，被災都道府県の基地病院は，現場で救助に来たドクターヘリを管理するドクターヘリ本部のための実務者を配備して対応しなければならないのである。（このために学会は，正副2名の医師の登録を要請している。救命救急センター長は，災害対策本部での状況判断から，他の地区からの応援の可否を判断して，その地区のドクターヘリの長と相談しなければならないのである。そして結果を，ドクターヘリ本部の担当者に報告しなければならないのである。）

2．被災都道府県に都道府県としての災害対策本部が開設され，その中にドクターヘリ調整部ができているかを確認する。なければ直ちに配備するように求める。

3．ドクターヘリ調整部には，ドクターヘリ基地病院の責任者（救命救急センター長）が参加する。そのとき No.2 の医師をドクターヘリ本部医師に任命しておく。センター長は被災都道府県の傷病者の数を早急に推定し，所属するブロックの責任担当者とブロック内で対応するのか，それとも隣接ブロックの救援を得るのかを相談して決める。

4．ドクターヘリ本部は，被災都道府県のドクターヘリ基地病院に置かれる。ドクターヘリの運航管理は，ドクターヘリ本部でなされる。

5．DMAT 責任者は，ドクターヘリの運航が必要な場合は，安全運航のために，ドクターヘリ調整部に依頼する。独自の判断でドクターヘリ本部に依頼しない。また，他のブロックに単独で依頼してはならない。必ずドクターヘリ調整部を通すこと。

6．被災都道府県のドクターヘリ本部の責任者は，他ブロックからの応援が必要と判断した時は，ドクターヘリ調整部の責任者に応援を依頼する。

7．ドクターヘリの管理，運営は，安全運航のため，被災都道府県の基地病院の責任者によってなされる。ブロックの連絡担当責任者は，早急にドクターヘリ本部に参加し，隣接ブロックからの応援が必要か否かの判断をドクターヘリ基地病院責任者と協議する。

8．これらの準備ができたら，地元医療機関からの要請に応じて運航を行う。そのとき，ドクターヘリの臨時駐機場を病院の近くに決めておく。

4 防災基本計画の改定（平成30年6月29日）

ドクターヘリが災害対策基本法の中に導入された。その部分の最新の項目を以下に示す。

第2編　各災害に共通する対策編
第1章　災害予防
第6節　迅速かつ円滑な災害応急対策，災害復旧・復興への備え
2　情報の取集・連絡及び応急体制の整備関係
(5) 防災関係機関相互の連携体制
○国（厚生労働省）及び都道府県は，医療の応援について近隣都道府県間における協定の締結を促進するなど医療活動相互応援体制の整備に努めるとともに，災害医療コーディネーター，災害時小児周産期リエゾン，災害医療支援チーム（DMAT）の充実強化や実践的な訓練，ドクターヘリの災害時の運用要領の策定や複数機のドクターヘリ等が離着陸可能な参集拠点等の確保の運用体制の構築等を通じて，救急医療活動等の支援体制の整備に努めるものとする。

5 災害時における自衛隊の活動と「情報提供ノータム」の発出

〈目的〉
　被災地への救援物資等の空輸のため，自衛隊が臨時に開設・運用するヘリポートの周辺空域において，防衛省として，航空交通の輻輳等により救援活動に支障があると判断する場合に，国土交通省と調整し，国土交通省による「情報提供ノータム」の発出を要請。発出された「情報提供ノータム」に基づき，臨時ヘリポート周辺空域を飛行VFR機（有視界飛行法式）のパイロットは，ノータムで公示した周波数により，臨時ヘリポートを運用する自衛隊部隊にコンタクトし，当該空域の航空交通状況を聴取することが推奨され，安全を確保。

〈これまでの防衛省の主な取り組み〉
●阪神・淡路大震災（平成7年1月17日）
　神戸市内の王子グランドに，1月18日，陸上自衛隊が臨時ヘリポートを開設し運用。当初は車掲載無線機により臨時ヘリポートの周辺空域（半径2NM以内，高度2000 f地下）における自衛隊機に対する飛行統制，1月19日から当該空域に進入する取材機VFR機に空域混雑状況等を情報提供開始．1月26日以降は移動式航空管制装置（監視レーダー装置，管制装置及び通信装置）を設置し情報提供（3月1日まで）

●東日本大震災（平成21年3月11日）
　石巻市内の石巻総合グランドに，3月13日，陸上自衛隊が臨時ヘリポートを開設し，移動式航空管制装置（監視レーダー装置，管制装置，及び通信装置）を設置して運用。臨時ヘリポー

トの周辺空域（半径 NM，高度 200ft 以下）に進入 VFR 機に対し 3 月 13 日から情報提供開始．
●**熊本地震（平成 28 年 4 月 14 日・16 日）**

　阿蘇市内の農村公園あぴか及び阿蘇郡南阿蘇町内の白水運動公園に，4 月 20 日，陸上自衛隊が臨時ヘリポートを開設し運用．航法援助装置及び車搭載無線機を用いて，臨時ヘリポートの周辺空域（半径 2NM 以内，高度 3500ft 以下）に進入する取材機 VFR 機に，4 月 20 日から空域混雑状況等を情報提供開始．（資料「情報提供ノータム」の発出から情報提供までの流れ）

6　HEM-Net の提言

　今後の展望として，認定 NPO 法人 HEM-Net は東日本大震災の後（2012 年 5 月）にシンポジウムを行い，以下の提言をしている[4]．

1．ドクターヘリを防災基本計画に位置付けること

　医師・看護師搭乗の救急ヘリコプターとして活動しているドクターヘリの導入道府県が 47 都道府県の半数を超えるに至った今，ドクターヘリは，大災害時の救助・救急活動，医療活動等のための重要な戦力として活用すべきである．このことから，上記のテーマが必要になる．
　ドクターヘリは，すでに防災基本計画の中に取り入れられているが，その後の災害において消防防災ヘリとの共同訓練がなされていない．著者は内閣府の担当課長に消防防災ヘリとドクターヘリの合同訓練をお願いに行き，「検討します」との返事を得たが，今もって返事がない．著者個人の意見として，防災関係の方々は，医師との合同訓練をしたくないのではないかと思っている．それが証拠に，今もって，防災基本計画の中にある中央防災会議の中に日本医師会の名前がないのである．著者はこのことから，日本の防災には医療がないと講演会でたびたび述べている．現に著者が阪神・淡路大震災の医療責任者として参加したときも，兵庫県の防災計画の会議に著者を入れてくれなかった．当時の保健福祉部長が，6 千人以上の県民が亡くなっているのに，なぜ医師を入れないのだと怒って，やっと参加させてくれた．中央防災会議に医師がいないので，地域防災会議に医師を入れなくても良いのである．
　余談が長くなったが，要するに消防防災ヘリとドクターヘリの合同訓練は，非常に難しいのである．著者は，国レベルでは難しいので，それぞれの地域で行うほうが，ことは早いのではないかと思っている．先に述べた都道府県単位の指令センターができれば，この問題は解決すると思っているが，これがまた難しいのである．

2．大災害時におけるドクターヘリの全国的運用システムを制度化すること

　このことは，災害時の対応を地区単位で行うように学会で決め，それを厚生労働省が認めているので，一応できているといって良いと思う．

HEM-Net はその後，2015 年 5 月に新たな提言として，東日本大震災における反省点の一つに被災地に多数の関係機関のヘリコプターが参集したが，各機関・機体の通信システムが異なっていたために相互の通信連絡が不十分になり，任務の遂行ばかりでなく，飛行の安全にも支障をきたしたという問題を取り上げ，調査研究を重ねてきたが，このたび，関係機関相互の通信システムのあり方を問うに当たっては，各機関相互の調整と連携ならびに災害現場における全期間を通じた指揮命令系統が必要であり，その観点に立ったとき，米国で実行されている「インシデント・コマンド・システム（ICS）」が大いに参考になることがわかったとして以下の提言を行うとしている[5]。

提言 1．防災基本計画をインシデント・コマンド・システムに沿って早急に改正し，「航空部門」を独立した部門として設けると共に，地域防災計画の重要事項位置付けるべきである。

さらに HEM-Net は，阪神・淡路大震災や東日本大震災でもそうであったように，被災地には救援機だけでなく報道機等数多くのヘリコプターが飛び交い，航空機同士の衝突等二次災害の発生が懸念されてきたが，幸い，これまでは，自衛隊による情報提供と国土交通省による迅速なノータムが功を奏し，そのような二次災害は発生していないが，たまたまそうであったに過ぎないとして，下記の提言もしている。

提言 2．被災地において低高度で飛び交うヘリコプターによる二次災害を防止するため，災害時の特別措置として，ヘリコプターに対しても航空管制権限が及ぶよう航空法を改正すべきである。

メモ 9-6　インシデント・コマンド・システム（ICS）とは

　ICS は，Incident Command System（災害指揮システム）の略語である。米国カリフォルニアの山火事で，多くの犠牲者が発生した際，反省会で，指揮系統がバラバラで災害時に必要なことは前もって決めておき，日ごろから訓練をしておかなければならないということで，災害対応の標準組織を提案している。5 つの機能として，指揮本部（Command & Control）と，その下に置かれる 4 つの機能部門「災害対応（Operation）」「計画情報（Planning）」「後方支援（Logistics）」および「財務管理（Finance and Administration）」が必要としている。

3 災害医療に関連する法律

災害時にドクターヘリ運用するためには，平時と異なった状況下で傷病者を救命搬送することになるので，航空法を含めて，関連する法律，通達，指針を，運航関係者のみならず，医療関係者も十分に理解しておく必要がある。以下にその主な法律，通達，指針を示す。

1 災害対策基本法（昭和 36 年 11 月 15 日法律第 223 号）

第 1 章　総則

第 1 条（目的）

　この法律は，国土並びに国民の生命，身体及び財産を災害から保護するため，防災に関し，基本理念を定め，国，地方公共団体及びその他の公共機関を通じて必要な体制を擁立し，責任の所在を明確にするとともに，防災計画の作成，災害予防，災害応急対策，災害復旧及び防災に関する財政金融措置その他必要な災害対策の基本を定めることにより，総合的かつ計画的な防災行政の整備及び推進を図り，もって社会秩序の維持と公共の福祉の確保に資することを目的とする。

第 2 条（定義）

　この法律において，次の各号に掲げる用語の意義は，それぞれ当該各号に定めるところによる。

　一　災害　暴風，竜巻，豪雨，豪雪，洪水，崖崩れ，土石流，高潮，地震，津波，噴火，地滑りその他の異常な自然現象又は大規模な火事若しくは爆発その他その及ぼす被害の程度においてこれらに類する政令で定める原因により生ずる被害をいう。

　二　防災　災害を未然に防止し，災害が発生した場合における被害の拡大を防ぎ，及び災害の復旧を図ることをいう。

　三　指定行政機関　次に掲げる機関で内閣総理大臣が指定するものをいう。

　　イ　内閣府，宮内庁並びに内閣府設置法（平成 11 年法律第 89 号）第 49 条第 1 項及び第 2 項に規定する機関，デジタル庁並びに国家行政組織法（昭路 23 年法律第 120 号）第 3 条第 2 項に規定する機関

　　ロ　内閣府設置法第 37 条及び第 54 条並びに宮内庁法（昭和 22 年法律第 70 号）第 16 条第 1 項並びに国家行政組織法第 8 条に規定する機関

　　ハ　内閣府設置法第 39 条及び第 55 条並びに宮内庁法第 16 条第 2 項並びに国家行政組織法第 8 条の 2 に規定する機関

　　ニ　内閣府設置法第 40 条及び第 56 条並びに国家行政組織法第 8 条の 3 に規定する機関

　四　指定地方行政機関　指定行政機関の地方支分部局（内閣府設置法第 43 条及び第 57 条

（宮内庁法第18条第1項において準用する場合を含む。）並びに宮内庁法第17条第1項並びに国家行政組織法第9条の地方支分部局をいう。）その他の国の地方行政機関で，内閣総理大臣が指定するものをいう。

五 指定公共機関 独立行政法人（独立行政法人通則法（平成11年法律第103号）第2条第1項に規定する独立行政法人をいう。），日本銀行，日本赤十字社，日本放送協会その他の公共的機関及び電気，ガス，輸送，通信その他の公益的事業を営む法人で，内閣総理大臣が指定するものをいう。

六 指定地方公共機関 地方独立行政法人（地方独立行政法人法（平成15年法律第118号）第2条第1項に規定する地方独立行政法人をいう。）及び港湾法（昭和25年法律第218号）第4条第1項の港務局（第82条第1項において「港務局」という。），土地改良法（昭和24年法律第195号）第5条第1項の土地改良区その他の公共的施設の管理者並びに都道府県の地域において電気，ガス，輸送，通信その他の公益的事業を営む法人で，当該都道府県の知事が指定するものをいう。

七 防災計画 防災基本計画及び防災業務計画並びに地域防災計画をいう。

八 防災基本計画 中央防災会議が作成する防災に関する基本的な計画をいう。

九 防災業務計画 指定行政機関の長（当該指定行政機関が内閣府設置法第49条第1項若しくは第2項若しくは国家行政組織法第3条第2項の委員会若しくは第三号ロに掲げる機関又は同号ニに掲げる機関のうち合議制のものである場合にあっては，当該指定行政機関。第12条第8項，第25条第6項第2号，第28条第2項，第28条の3第6項第3号及び第28条の6第2項を除き，以下同じ。）又は指定公共機関（指定地方行政機関の長又は指定公共機関から委任された事務又は業務については，当該委任を受けた指定地方行政機関の長又は指定地方公共機関）が防災基本計画に基づきその所掌事務又は業務について作成する防災に関する計画をいう。

十 地域防災計画 一定地域に係る防災に関する計画で，次に掲げるものをいう。

　イ 都道府県地域防災計画 都道府県の地域につき，当該都道府県の都道府県防災会議が作成するもの

　ロ 市町村地域防災計画 市町村の地域につき，当該市町村の市町村防災会議又は市町村長が作成するもの

　ハ 都道府県相互間地域防災計画 二以上の都道府県の区域の全部または一部にわたる地域につき，都道府県防災会議の協議会が作成するもの

　ニ 市町村相互間地域防災計画 二以上の市町村野区域の全部又は一部にわたる地域につき，市町村防災会議の協議会が作成するもの

第3条（国の責務）

国は，前条の基本理念（以下「基本理念」という。）にのっとり，国土並びに国民の生命，身体及び財産を災害から保護する使命を有することに鑑み，組織及び機能の全てを挙げて防災に関し万全の措置を講ずる責務を有する。

2　国は，前項の責務を遂行するため，災害予防，災害応急対策及び災害復旧の基本となるべき計画を作成し，及び法令に基づきこれを実施するとともに，地方公共団体，指定公共機関，指定地方公共機関等が処理する防災に関する事務又は業務の実施の推進とその総合調整を行ない，及び災害に係る経費負担の適正化を図らなければならない。

3　指定行政機関及び指定地方行政機関は，その所掌事務を遂行するにあたっては，第1項に規定する国の責務が十分に果たされることとなるように，相互に協力しなければならない。

4　指定行政機関の長及び指定地方行政機関の長は，この法律の規定による都道府県及び市町村の地域防災計画の作成及び実施が円滑に行なわれるように，その所掌事務について，当該都道府県又は市町村に対し，勧告し，指導し，助言し，その他適切な処置をとらなければならない。

＜間条略＞

第2章　防災に関する組織
第1節　中央防災会議
第11条（中央防災会議の設置及び所掌事務）

　内閣府に，中央防災会議を置く。

2　中央防災会議は，次に掲げる事務をつかさどる。
　一　防災基本計画を作成し，及びその実施を推進すること。
　二　内閣総理大臣又は内閣府設置法第9条の2に規定する特命担当大臣（以下「防災担当大臣」という。）の諮問に応じて防災に関する重要事項を審議すること。
　三　前号に規定する重要事項に関し，内閣総理大臣又は防災担当大臣に意見を述べること。
　四　前三号に掲げるもののほか，法令の規定によりその権限に属する事務

＜以下略＞

第12条（中央防災会議の組織）

　中央防災会議は，会長及び委員をもって組織する。

2　会長は，内閣総理大臣をもって充てる。
3　会長は，会務を総理する。
4　会長に事故があるときは，あらかじめその指名する委員がその職務を代理する。
5　委員は，次に掲げる者をもって充てる。
　一　防災担当大臣
　二　防災担当大臣以外の国務大臣，内閣危機管理監，指定公共機関の代表及び学識経験のある者のうちから，内閣総理大臣が任命する者
6　中央防災会議に，専門の事項を調査させるため，専門委員を置くことができる。
7　専門委員は，関係行政機関及び指定公共機関の職員並びに学識経験のある者のうちから，内閣総理大臣が任命する。
8　中央防災会議に，幹事を置き，内閣官房の職員又は指定行政機関の長（国務大臣を除く。）若しくはその職員のうちから，内閣総理大臣が任命する。

9　幹事は，中央防災会議の所掌事務について，会長及び委員を助ける。
10　前各項に定めるもののほか，中央防災会議の組織及び運営に関し必要な事項は，政令で定める。

第5章　災害応急対策
第4節　応急措置等
第74条（都道府県知事等に対する応援の要求）
　都道府県知事等は，当該都道府県の地域に係る災害が発生し，又は発生するおそれがある場合において，災害応急措置を実施する必要があると認めるときは，他の都道府県の都道府県知事等に対し，応援を求めることができる。この場合において，応急措置を実施するための応援を求められた都道府県知事等は，正当な理由がない限り，応援を拒んではならない。
2　前項の応援に従事する者は，災害応急対策の実施については，当該応援を求めた都道府県知事等の指揮の下に行動するものとする。この場合において，警察官にあっては，当該応援を求めた都道府県の公安委員会の管理の下にその職権を行うものとする。
＜以下省略＞

2　災害救助法（昭和22年10月8日法律第118号）

第1章　総則
第1条（目的）
　この法律は，災害が発生し，又は発生するおそれがある場合において，国が地方公共団体，日本赤十字社その他の団体及び国民の協力の下に，応急的に，必要な救助を行い，災害により被害を受け又は被害を受けるおそれのある者の保護と社会の秩序の保全を図ることを目的とする。

第2条（救助）
　この法律による救助（以下「救助」という。）は，この法律に別段の定めがある場合を除き，都道府県知事が，政令で定める程度の災害が発生した市（特別区を含む。以下同じ。）町村（第3項及び第11条において「災害発生市町村」という。）の区域（地方自治法（昭和22年法律第67号）第252条の19第1項の指定都市（次条第2項において「指定都市」という。）にあっては，当該市の区域又は当該市の区若しくは総合区の区域とする。以下この条並びに次条第1項及び第2項において同じ。）内において当該災害により被害を受け，現に救助を必要とする者に対して，これを行う。
＜第2項と第3項は省略＞

第2章　救助
第3条（救助）
　都道府県知事又は救助実施市の長（以下「都道府県知事等」という。）は，救助の万全を期

するため，常に，必要な計画の樹立，強力な救助組織の確立並びに労務，施設，設備，物質及び資金の整備に努めなければならない。

第4条（救助の種類等）
　第2条第1項の規定による救助の種類は，次のとおりとする。
　一　避難所及び応急仮設住宅の供与
　二　炊き出しその他による食品の給与及び飲料水の供給
　三　被服，寝具その他生活必需品の給与又は貸与
　四　医療及び助産
　五　被災者の救出
　六　被災した住宅の応急修理
　七　生業に必要な資金，器具又は資料の給与又は貸与
　八　学用品の給与
　九　埋葬
　十　前各号に規定するもののほか，政令で定めるもの
2　第2条第2項の規定による救助の種類は，避難所の供与とする。
3　救助は，都道府県知事等が必要であると認めた場合においては，前2項の規定にかかわらず，救助を要する者（埋葬については埋葬を行う者）に対し，金銭を支給してこれを行うことができる。
4　救助の程度，方法及び期間に関し必要な事項は，政令で定める。
＜以下省略＞

3　大規模地震対策特別措置法（昭和53年6月15日法律第73号）

第1条（目的）
　この法率は，大規模な地震による災害から国民の生命，身体及び財産を保護するため，地震防災対策強化地域の指定，地震観測体制の整備その他地震防災体制の整備に関する事項及び地震防災応急対策その他地震防災に関する事項について特別の措置を定めることにより，地震防災対策の強化を図り，もって社会の秩序の維持と公共の福祉の確保に資することを目的とする。

第2条（定義）
　この法律において，次の各号に掲げる用語の意義は，それぞれ当該各号に定めるところによる。
　一　地震災害　地震動により直接に生ずる被害及びこれに伴い発生する津波，火事，爆発その他の異常な現象により生ずる被害をいう。
　二　地震防災　地震災害の発生の防止又は地震災害が発生した場合における被害の軽減をあらかじめ図ることをいう。

第9章　ドクターヘリと災害医療

三　地震予知情報　気象業務法（昭和27年法律第165号）第11条の2第1項に規定する地震に関する情報及び同条第2項に規定する新たな事情に関する情報をいう。

四　地震防災対策強化地域　次条第1項の規定により指定された地域をいう。

五　指定行政機関　災害対策基本法（昭和36年法律第223号）第2条第3号に規定する指定行政機関をいう。

六　指定地方行政機関　災害対策基本法第2条第4号に規定する指定地方行政機関をいう。

七　指定公共機関　災害対策基本法第2条第5号に規定する指定公共機関をいう。

八　指定地方公共機関　災害対策基本法第2条第6号に規定する指定地方公共機関をいう。

九　地震防災計画　地震防災基本計画，地震防災強化計画及び地震防災応急計画をいう。

十　地震防災基本計画　中央防災会議が地震防災対策強化地域について地震防災に関し作成する基本的な計画をいう。

十一　地震防災強化計画　災害対策基本法第2条第9号に規定する防災業務計画，同条第10号に規定する地域防災計画又は石油コンビナート等災害防止法（昭和50年法律第84号）第31条第1項に規定する石油コンビナート等防災計画のうち，第6条第1項各号に掲げる事項について定めた部分をいう。

十二　地震防災応急計画　第7条第1項又は第2項に規定する者が地震防災応急対策に関し作成する計画をいう。

十三　警戒宣言　第9条第1項の規定により内閣総理大臣が発する地震災害に関する警戒宣言をいう。

十四　地震防災応急対策　警戒宣言が発せられた時から当該警戒宣言に係る大規模な地震が発生するまで又は発生するおそれがなくなるまでの間において当該大規模な地震に関し地震防災上実施すべき応急の対策をいう。

＜以下省略＞

4　過去の災害におけるヘリコプターの医療としての運用

1　雲仙普賢岳火砕流（長崎県）

● 発生日時：平成3（1991）年6月30日16時08分頃
● 発生場所：長崎県島原市
● 発生状況：雲仙普賢岳が198年ぶりに噴火を再開し，大火災流が発生した。
● 被害者：死者・行方不明31名，負傷者21名を出した。

負傷者のほとんどは熱傷であった。負傷者21名のうち17名は，地元の県立島原温泉病院に収容されたが，そのうちの14名が重症なので，熱傷治療のできる他の医療機関に搬送しなけ

ればならなかったが，専門病院が近くになかったので，多くの重症の負傷者は 60 〜 70 分を要して，長崎市内の医療機関に救急車で搬送された。その後，この災害にヘリコプター運航がなかったことから，長崎県に防災ヘリが導入され，温泉病院の近くにヘリポート予定地ができたが，著者が現地を訪れ，医療関係者に傷病者救助の訓練は行われたのかときいたところ，1 回も行われていないとのことであった。

2　北海道中央高速自動車道多重衝突事故

- 発生日時：平成 4（1992）年 3 月 17 日午前 8 時 50 分頃
- 発生場所：北海道縦貫自動車道（北海道中央自動車道）
- 道路状況：圧雪状態の路面に地吹雪（ブリザード）が発生していた。

　ライトバンと高速バスの接触事故を契機に，29.4 〜 30.6 km の間で車両 186 台が連鎖的に衝突し，112 名が負傷，2 名が死亡した。負傷者 110 名中 74 名が医療機関に搬送された。このとき高速道路での事故に救急車が出動したが，北海道では平時から交通事故には，道警のヘリが重症負傷者を搬送していたので，要請がなかったのに，ヘリコプターの機長判断で，札幌医科大学の金子教授を乗せて，重症傷病者救命のために高速道路上に着陸した。この患者は，結果として死亡したが，着陸した機長は（どこまで本当の話か知らないが）道警の本部長から「なぜ勝手に高速道路に降りたのか」と言って怒られた，という話を聞いていたので，著者が北海道の高速道路公団を訪問したときに，「このような交通事故がまた発生したならば，次回はドクターヘリを呼んでくれますか」と尋ねたところ，「このような事故がもしまた起これば，次回は必ずヘリコプターを呼びます」と言われたことが，印象深く残っている。

　北海道の調査では，札幌医科大学の浅井康文教授に大変お世話になった。

3　北海道奥尻島地震（北海道南西沖地震）

- 発生日時：平成 5（1993）年 7 月 12 日 22 時 17 分頃
- マグニチュード 7.8，震度 6，津波の高さ 11 m，火災も発生した。
- 死亡者 201 名，行方不明 28 名，負傷者 276 名（重症 75 名，軽症 201 名）であった。

　傷病者 33 名が，ヘリコプターで島外の医療機関に搬送されている。奥尻町では，毎年多くの重症傷病者がヘリコプターで島外の医療機関に搬送されている。日ごろからヘリコプターが，活用されていたのである。このことが，災害時のヘリコプターの活躍に繋がったといえる。このときは，多くの消防・防災ヘリが活躍した。

　奥尻島では，日頃から**重症傷病者の総合医療機関への搬送は，医療機関への道がないために，すべてヘリコプターによって行われていたのである**。道路のない離島は，救急車の代わりにヘリコプターが傷病者搬送に活用されていたのである。このことから，奥尻島では地震発生と同時に，重症の負傷者をヘリコプターが離発着陸できる奥尻空港，自衛隊のヘリポート，学校の

グランド等に運び，翌日の午前10時までに，すべての重症傷病者を道内の総合医療機関に搬送したのである。

もし，この奥尻島におけるヘリコプターの活躍について，消防機関が災害時におけるヘリコプターの効果を検討していたならば，その後に発生した阪神・淡路大震災において，もっと多くのヘリコプターによる傷病者の搬送が行われていたであろうと推測される。過疎地である離島において発生した震災であるがゆえに，あまり全国的に報道されなかった地震であった。しかし，地震と同時に津波も火災も発生しているので，その意味では，東日本大震災の参考にもなった災害でもあったと著者は思っている。

著者が奥尻島を訪れたときには，島の海岸は津波の高さの防波堤で覆われており，まるで軍艦のような島になっており，以前の自然の海岸線はまったくみられなかった。

4　阪神・淡路大震災

- 発生日時：平成7（1995）年1月17日午前5時46分
- マグニチュード7.2，震度6
- 死者：6,425名，負傷者43,772名

著者は，この地震における兵庫県の医療関係の責任者として参加し，兵庫県下の医療機関の被害とこの震災によって発生した医療被害の状況を調査検討したが，以下のことが判明した[1]。

a）ライフライン（電気，ガス，水道）の途絶と医療機器の損傷と破壊により，また職員が被災者になったために，**多くの総合医療機関がその医療機関としての機能を失った。すなわち街が，総合医療機関のない陸の孤島と同じに状況になった**のである。

b）このことから考えると，都市部の災害対策は，へき地・離島医療対策と同じであるともいえる。すなわち，ドクターヘリの導入が強く求められるのである。

c）道路の破壊と建物の倒壊により，救急車はまったく動くことができなかった。動けても走れる道路に車が殺到するために，渋滞して動けなくなる。

d）**災害時における医療対応には，重症傷病者救命のためにドクターヘリの運航が離島と同様に必要であることが判明したのである**。今後における災害対策として，災害医療センターの創設とその屋上にヘリポートを設置することを提言した。そして，現在の兵庫県立災害医療センターと神戸日赤病院の屋上にヘリポートがある。このとき，明石日赤と神戸日赤が合併したために，日赤病院の建設が遅れ，結果として災害医療センターの建設も遅れたので，先に周辺に住宅街ができてしまい，ヘリコプターの騒音問題が起こり，ドクターヘリの運航を困難にしている。

e）神戸市は消防ヘリを持っているが，ドクターヘリとしての運用が少ないように思われる。消防防災ヘリは出動要請から出動するまでの時間に全国平均で20分を要し，また医師を搭乗させるのに25分を要している。これでは傷病者の救命はできない。ドクターヘリは，要請して4分以内に基地病院を離陸している。救急ヘリコプターは，医療専用のヘリコプ

ターでなくてはならないのである。

f）災害により重症負傷者が発生した場合，欧米諸国においては，救急医療専用のヘリコプターが積極的に活用さている。しかし，阪神・淡路大震災において，ヘリコプターにより被災地外の医療機関に搬送され救命された重症負傷者は，わずかに 1 名のみであった。**このことが，現在のドクターヘリの実現につながったことは事実である。**

g）よく阪神・淡路大震災を契機として，ドクターヘリの運用が厚生省によって始まったようにいわれるが，それは，阪神・淡路大震災までに（社）日本交通科学協議会による「救急医療用ヘリコプターの実用化研究」により，災害時も交通事故と同様に，傷病者の救命に有効であることが判明していたので，（社）日本交通科学協議会が厚生省にたびたびドクターヘリの導入を要請していたのと，震災後の厚生省の事後調査において，多くの preventable disaster death が判明したので，厚生省がやっと重い腰を上げて予算編成をしてくれたのである。ところがこの予算は，当時の大蔵省によって「搬送は消防庁の業務」として全額査定されたことは，すでに述べた。

h）その他医薬品，医療器材，食料の不足も大きな問題であった。

ドクターヘリの運航は，救急医療のみでなく災害医療にも必要な医療システムなのであることも判明した。阪神・淡路大地震は，第二次世界大戦後の最も大きな都市直下型の地震であり，阪神・淡路大震災の後に，災害医療が救急医療体制の中で大きく取り上げられるようになった。ドクターヘリや災害拠点病院が配備され，DMAT が組織化されたのもこの震災の後である。災害訓練が日常的に行われるようになり，災害医学が医学教育の中に取り入れられた。

5　東日本大震災

● 発生日時：平成 23（2011）年 3 月 11 日午後 2 時 46 分
● 地震の大きさ：マグニチュード 9.0，震度 7
● 死者 19,630 名，行方不明者 2,569 名，避難民 71,365 名（最大 47 万名）を出す結果となった（平成 30 年 3 月末日現在）。

東日本大震災は，震源が三陸海岸沖の海底であったために，リアス式海岸である東北地方の多くの街に大津波が同時に起こり，多くの死者と行方不明者を出す結果になった。また，福島原子力発電所の電源が破壊され原子炉の冷却ができなくなり，原子炉の溶解が起こり，水素爆発を起こし，放射性物質が周辺にばらまかれた。地震津波災害に原子力による被害を合併し，複雑な被害状況にした。

東日本大震災において死亡者は，津波による溺死 14,308 名（90.64％），地震による圧死，損傷，その他 667 名（4.23％），火災による焼死 145 名（0.92％），災害関連死 3,647 名，行方不明 15,786 名（男性 7,360 名，女性 363 名，性別不詳者 6,157 名）（令和元〔2019〕年 6 月 10 日現在）となった。その後，9 年目になる令和 2（2020）年 3 月 11 日に発表された数字は，死亡者 15,899 名，行方不明者 2,529 名（警察庁 3 月 10 日公表），災害関連死 3,739 名（令和元〔2019〕

年9月30日復興庁まとめ），そのうち242名孤独死（共同通信調査調査），避難者47,737名（令和2〔2020〕年2月10日復興庁まとめ）である。

　阪神・淡路大震災と東日本大震災との大きな違いは，東日本大震災では多くの負傷者が津波に流され，溺死，行方不明になったために，阪神・淡路大震災を教訓に外傷に対応できる外科系の医師を中心に結成されたDMATの活躍の場所が，阪神・淡路大震災のときと大きく異なったことである。DMATの仕事は，急性期の48時間から72時間といわれているが，東日本大震災では医療被害が広域に長期にわたって及んだので，各地に被害が分散したのと，亜急性期にその活躍が要求されたので，今後は日本医師会が行っているJMAT（Japanese Association Medical Team）との協力体制の構築が必要と思われる。

　東日本大震災で被災した福島県，岩手県，千葉県，茨城県の4機のドクターヘリに加え（宮城県はまだ導入されていなかった），14機のドクターヘリが全国から参集し，18機のドクターヘリで168名の患者を救命搬送[6]し活躍したが，SCU（Surgical Care Unit）に参加した4機を加えると，当時あった26か所ある基地病院の22か所が参加した活動になった。

　複雑な被害状況から，以下に示す多くの反省材料を経験した。
①被災地都道府県からのドクターヘリの出動が，不規則に行われた。

　東日本大震災の発生においては，立川にある災害医療センターからの電話による出動要請により，全国から18機のドクターヘリが東日本大震災に参集したが，厚生労働省は航空法施行規則第176条の1号には含まれていないので，航空法違反であった。また事後の調査で，出動したドクターヘリ基地病院には，被災市町村からの出動要請は1件もなかったのにドクターヘリが出動したのも，航空法施行規則第176条違反である。このことは，著者の運輸省（現国土交通省），厚生省（現厚生労働省）との航空法施行規則第176条の改正の交渉において，**著者が「災害が発生した場合，被災災害市町村からドクターヘリ基地病院に出動の要請なんかあるものか」と言ったことが現実に起こったので，航空法施行規則第176条の中に救急医療用ヘリコプター（ドクターヘリ）を入れるように迫ったことが，現実に起ったのであり，このことが，第176条の改正に繋がったのは，事実であろう。**
②多くの県が広域に被災地になったために，ドクターヘリ全体の管理が不十分であった。

　災害が複数県に及んでいたので，全体としての指揮系統のまとめが不十分であった。
③消防機関，警察，医療機関との交信の電波が異なるために十分に対応できなかった。

　要望に応じて，久留米（福岡県）から東北地方まで飛行することは，燃料や医師の疲労の問題もあり，災害地に近い隣接都道府県が対応するのが原則であろうとの意見が出された。これを受けて，日本航空医療学会では全国のドクターヘリ基地病院を10地区に分け，対応するように組織を作り，それぞれの地区に責任者を置き，災害発生時は，災害発生都道府県の責任者がその地区の責任者と相談して，隣接地区（ブロック）からの応援を得るかどうかを決めるようにするために，ドクターヘリ連絡調整協議会を組織し，全基地病院がこの組織に加入することが，今後のドクターヘリの安全運航と災害対応に繋がると思われた。厚生労働省もこの案を国の組織として認め，今後はこのシステムに沿って国として対応するようになった。被災都道

府県の担当責任者は，このシステムを適切に対応できるように規則や通知を十分に理解し，それぞれの都道府県における連絡調整会議において検討し，災害時に適切に対応できるよう訓練されていなければならない．多数のドクターヘリが被災地に集まることは，被災地の基地病院に迷惑をかけることになることを，関係者は十分に理解すべきである．

6 熊本地震

- 発生日時：平成28（2016）年4月14日21時26分
- 地震の大きさ：マグニチュード6.5，震度7
- 死者：267名（直接死50名，関連死212名），負傷者：2,804名（2018年4月13日現在）

　この地震では，最初の地震が発生してから2日後にふたたび震度7の地震が起こり，被害を大きくした．さらに2日後には，大分県にも地震が広がり，広域の対応が必要になった[7]．

　ドクターヘリの出動に関しては，沖縄県を除く九州の7か所のドクターヘリ基地病院と和白病院，米盛病院の民間ヘリコプターが出動したが，2度目の地震が発生したために，中国・四国のドクターヘリ出動の要請が九州地区の担当責任者であった久留米大学の坂本照夫教授から，川崎医科大学の荻野隆光教授に対してあったので，岡山，山口，広島，徳島県のドクターヘリが熊本県に出動した．これとは別に，DMAT事務局からの要請が関西地区にあったので，兵庫県の豊岡，加古川の基地病院からドクターヘリが熊本に出動したが，これは学会としては予定外の出動であった．ドクターヘリにより，4月16日から20日までに総数87件の救命搬送が行われたが，そのうちの35件は九州のドクターヘリで救命搬送され，その他は中国地方と兵庫県からのドクターヘリおよび民間のドクターヘリによって救命搬送された[7]．

■ 参考資料

1) 小濱啓次，他：阪神・淡路大震災におけるヘリコプター運用の実態調査．阪神・淡路大震災におけるヘリコプター運用の実態調査委員会，兵庫県健康福祉衛生部，1996
2) 山本保博，他：阪神・淡路大震災を契機とした災害医療体制のあり方に関する研究会報告書．厚生省医政局指導課，1996年4月
3) 南関東大震災における医療と搬送に関する調査検討委員会．国土庁防災局震災対策課，1998年3月
4) HEM-Net 提言─大災害時におけるドクターヘリの活用について．認定NPO法人救急ヘリ病院ネットワーク（HEM-Net），2012年5月
5) 認定NPO法人救急ヘリ病院ネットワーク（HEM-Net）：ドクターヘリと防災活動．HEM-Net 報告書，2015年5月
6) 小濱啓次，他：東日本大震災におけるドクターヘリとDMATに関する調査報告書（第3報）．日本航空医療学会雑誌，2012, 13（1）：35-40
7) 日本航空医療学会災害時のあり方検討委員会：熊本地震におけるドクターヘリの活動報告書．日本航空医療学会雑誌，2016, 17（3）67-74

第10章
ドクターヘリと
へき地・離島医療

　著者が，救急医療用ヘリコプター（ドクターヘリ）の導入において，その必要性を最も感じたのは，へき地・離島医療対策のためであった。著者は，兵庫県西宮市から岡山県倉敷市の川崎医科大学に転勤し，救急部の開設に努力し，わが国最初の救急医学講座を開講し，同時に救急部を高度救命救急センターへと成長させ，これを広域に活用するために救急医療用ヘリコプター（ドクターヘリ）を導入し，高度医療をへき地・離島の人たちにも享受してもらうために，国の法律として「救急医療用ヘリコプターを用いた救急医療の確保に関する特別措置法」の制定，施行に努力した。このことは，第1章でも述べたように，県北の市町村から川崎医科大学救命救急センターに来院するのに，救急車で長距離を長時間要して来院する（3時間を要する傷病者もいる）ために，搬送途上で心肺停止になる傷病者が多数存在した（図1-2，3ページ参照）ので，これを改善するには，医師と看護師が搭乗した救急医療専用のヘリコプターを導入しなければならないということから，その導入に努力したのである。

　へき地・離島の過疎化が進んでいるが，これを防ぐための原点は，**医療と福祉を充実することにある**，と著者は思っている。

　ドクターヘリの法律をつくろうとしたとき，厚生省の担当課長から「すでにドクターヘリが飛んでいるのに，いまさら法律なんかいらないから，法律の提出をやめるよう」に何回も言われたが，著者は**「法律ができなければ，本当に必要な道県にドクターヘリが導入されない」**と言って，法律の提出を中止しなかった。今，財政状態が良くない道県に特別交付税措置，地方交付税措置がなされているが，これも国の法律があるから可能なのである。「ドクターヘリ特別措置法」の成立，施行により，離島のみならず，すべての山間へき地・離島にも当面は，昼間のみであるが，ヘリポートになる場所さえあれば，都会と同じ高度医療を少なくとも1時間以内に享受できるようになったのである。

　救急医療は医療の原点と言われているが，著者は，へき地・離島医療こそが真の医療の原点であると思うのである[1,2]。

　著者と教室の助教授をしていた福田充宏君とはともに，現場のへき地・離島を視察しなければ，本当の現状を知ることができないということから，厚生省の健康政策調査研究事業で，平成6年から平成13年度までの8年間に，17道県の43か所のへき地・離島を訪問し，現地の道県，市町村，病院，診療所を訪ね，へき地・離島の現状を調査した。参考資料1）の「へき地・離島における現地調査—救急医療の確保を目指して—」は，福田君がこれらの結果をまとめて

くれたものである。この場を借りて福田君に感謝したいと思う。

現在では，ドクターヘリが全国の都道府県に導入され，へき地・離島の救急医療に役立っているのである。

1 へき地・離島になぜドクターヘリが必要なのか

このあたりのことは，第2章「ドクターヘリの基本とその運営」にまとめて書いたが，要するに，重症になればなるほど，いかに早く適切な救命治療をして，現場および搬送途上の心肺停止を防ぐかが，傷病者の予後に影響するので，へき地・離島の医療には，医師が搭乗したドクターヘリを運用するのが，なくてはならないシステムなのである。

山間や広域のへき地の住民は，重症で高度医療機関に搬送しなければならないとき，それまでは，救急車で長距離を長時間かけて走らなければ，救命救急センターに収容されなかったのであるが，ドクターヘリが導入されたことによって，離島と同様に短時間（20～30分以内）に救命救急センターに収容されるようになったのである。このことによって，多くの重症傷病者が救命されているのである。医師と看護師が同乗していることで，ヘリコプターの中でも救命治療が行えるので，搬送途上での心肺停止はなくなり，助かるべき傷病者が救命されているのである。

2 へき地・離島医療の現状

厚生行政科学研究[3,4]で行ったアンケートの結果を，**表 10-1** に示す。当時の救命救急センターにアンケート調査を行い，救急車で30分以内に医療機関に到着すると思われる半径20km以内から来院する傷病者の数字を出してもらった表である。都市部の救命救急センターは，90％以上が20km圏内の患者であるが，北海道，岩手，山梨，長崎県等の広域へき地，山間へき地，離島の多い道県においては，20km以上の地域から入院しているので，相当数の傷病者が時間を要して来院しているのである。このような道府県には，ドクターヘリが必要なのである（この資料は少し古いが，その内容は今でも同じだと思われる）。

図 10-1 は，岡山県の場合を示しているが，多くの症例が20km以上の遠方から傷病者が来院している（データは古いが，このデータがあったからドクターヘリの導入が進んだのである）。今，ドクターヘリでカバーされてない地域をカバーするためには，さらなるドクターヘリ基地病院の増加が必要になる。

著者は，へき地・離島救急医療のために，厚生行政科学研究[5]でへき地・離島救急医療研究会を昭和63（1988）年6月25日に創設し，また，厚生労働科学研究医療安全・医療技術評価総合研究事業で行った「へき地・離島救急医療体制における救急医療機関の連携と患者と医療

第10章 ドクターヘリとへき地・離島医療

表 10-1 救命救急センター等の医療施設において 20km 以内の地域から搬送された重症救急患者の比率（昭和 62 年度）

施設名	比率	施設名	比率
国立東京第2病院	100%	県立奈良病院	90.2%
都立墨東病院	99.4%	都立広尾病院	89.9%
駿河台日本大学病院	99.4%	富山県立中央病院	88.8%
関西医科大学	99.0%	済生会福岡総合病院	85.2%
関西労災病院	99.0%	愛媛県立中央病院	85.2%
県立西宮病院	98.9%	国立高崎病院	83.5%
聖マリアンナ医科大学	98.9%	千葉県救急医療センター	81.3%
三島救命救急センター	98.5%	近畿大学	79.2%
千里救命救急センター	98.3%	大津赤十字病院	76.5%
兵庫医科大学	97.9%	国立水戸病院	73.0%
国立名古屋大学	97.9%		
鳥取大学 ※	97.6%	山梨県立病院 ※	67.5%
杏林大学	97.3%	国立長崎中央病院	66.9%
東京医科大学	97.0%	国立札幌病院	64.7%
東京大学	96.0%	旭川赤十字病院	56.1%
東邦大学大森病院	95.9%	岩手医科大学 ※	52.6%
成田赤十字病院	95.7%	川崎医科大学	51.5%
		市立釧路病院 ※	51.5%
京都第2赤十字病院	93.8%	国立仙台病院	44.6%
八幡病院	93.2%	久留米医科大学	40.8%
浜松医療センター	92.6%	鹿児島市立病院	35.1%
静岡済生会総合病院	92.5%		

※印：ICU 収容症例数が 100 例以下の病院

資源の集約化に関する研究」[6)] において，47 都道府県の救急医療担当者およびへき地医療担当者を調査対象として，以下の項目に関してアンケート調査を行った（へき地のない 4 府県〔大阪府，千葉県，神奈川県，埼玉県〕を除く 43 都道府県から回答を得た。平成 21 年度のデータ）。

I　へき地勤務医師確保に向けての取り組み
II　へき地における市町村合併等や人口減等を契機とした医療資源・医療スタッフの適正配置及び集約化に向けての取り組み
III　都道府県における広域救急搬送体制の特徴
IV　都道府県のへき地支援機構とへき地医療教育，救命救急センター及び地元消防機関との関連
V　へき地診療所における IT 機器を活用した情報システム
VI　へき地診療所における救急搬送や後方病院への搬送手段等

アンケートの結果を簡単に述べる。
　I は，第 10 次へき地保健医療計画についての質問であったが，厚生労働省が示した計画を行っていると回答した都道府県は，ほとんどの質問において 50％ に至らなかった。
　II は，医療施設，医療スタッフの集約化についての質問であったが，各種対策を行っているとした都道府県は 25％ に至らなかった。

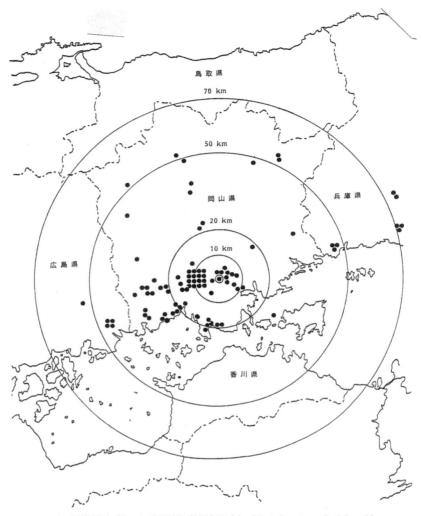

図 10-1　切断指肢患者の来院距離（川崎医大）（S.62. 4〜S.63. 3）

　Ⅲは，搬送に関しての質問であったが，二次医療に関しては 16 施設 37％が対応できるとしたが，施設の老朽化と医師，看護師の不足で，二次医療にも対応できなくなるとの意見が多かった。ヘリコプターを利用している都道府県が 50％あり，消防防災ヘリコプターの使用が最も多かったが，今はドクターヘリが増加していると思われる。夜間飛行は 14 施設が行っていた。それは消防防災ヘリと自衛隊，海上保安庁のヘリと県警のヘリであった。

　Ⅳは，へき地医療支援機構と地域保健・医療と救命救急センターとの関係を調査したのであるが，どちらも関与していない，連携なしが多かった。地元消防関係者との連携もなかった。

　Ⅴは，へき地診療所における IT 機器の使用に関する質問であったが，遠隔画像伝送が最も多かった。その他には遠隔 TV 会議，Web 会議，電子カルテがあった。

　Ⅵは，へき地診療所における救急搬送や後方搬送についての質問であったが，診療所の近くにヘリポートありが 56％もあった。

第 10 章　ドクターヘリとへき地・離島医療

　へき地・離島対策はいかにあるべきか

　筆者は長年，厚生医療行政，特に救急医療を実践し，へき地・離島救急医療の現状を現地調査，アンケート調査をして，その対策を研究，考察してきたが，**へき地・離島対策の原点は，医師不足にどう対応するかにあると思う。**だから，医師の数をどうするかを考えるとき，まず頭に浮かぶのが，大学医学部，医科大学における専門医医学教育が，総合診療医学教育，救急医学教育の実施を阻害していることである。このことから，卒後研修にへき地・離島における研修を義務づけるべきとも思うのである。本来は昔のインターン制度と同様に，1年間が理想であるが，最低でも半年間はへき地・離島での研修を義務化すべき，と思うのである。特に自治医科大学は，そのための大学なので，卒後研修として，へき地・離島における3か月の自治研修を義務づけるべきである。

　へき地・離島医療は，対象人口が少なく，財源がない道県にあるがゆえに，対応が不十分な状況にある。ドクターヘリは，都会の高度医療をへき地・離島に昼間提供している。今後は，24時間体制のドクターヘリの運用が望まれるが，これも膨大な予算を必要とする。しかし，へき地・離島に夜間対応できるヘリポートの設置ができれば，今以上の対応が可能になる。

　へき地・離島医療に関連する法律，省令

　法律は毎年改正される可能性がある。ここでは，各都道府県知事あてに出された，厚生労働省医政局長通知を示す。

へき地保健医療対策事業について（平成 13 年 5 月 16 日医政発 529 号）

　へき地における住民の保険医療の確保については，従来より地域の特性に応じた各種施策を講じてきたところであるが，平成 13 年度から第 9 次へき地保健医療計画（平成 13 年 4 月 2 日医政発第 384 号厚生労働省医政局長通知）を策定し，より総合的，体系的なへき地保健医療対策を推進することとしている。

　今般，事業の円滑な実施を図るため，別添のとおり「へき地保健医療対策実施要綱」を定めたので通知する。

　なお，この通知は，平成 13 年 4 月 1 日から適用し，平成 8 年 5 月 10 日健政発第 441 号「へき地保健医療対策実施要綱」は廃止する。

へき地保健医療対策等実施要綱
1．へき地医療支援機構
(1) 目的
　この事業は，都道府県単位で「へき地医療支援機構」（以下「機構」という。）を設置し，へ

き地診療所（国民健康保健直営診療所を含む。）及び過疎地域等特定診療所（以下「へき地診療所等」という。）並びに医師配置標準の特例措置の許可を受けた病院（以下「特例措置許可病院」という。）からの代診医の派遣要請等広域的なへき地医療支援事業の企画・調整等を行い，へき地医療対策の各種事業を円滑かつ効果的に実施することを目的とする。）

(2) 事業の実施主体
　この事業の実施主体は，都道府県とする。（委託を含む。）

(3) 運営基準
ア　都道府県知事は，原則へき地での診療経験を有する医師の中から，次のいずれかにより担当者を指定する（委託する場合については，委託先で担当者を指定する。）ものとし，同担当者は，へき地医療対策の各個別事業の実施について助言・調整を行うものとする。
　　＜中略＞

２．へき地医療拠点病院

(1) 目的
　この事業は，へき地診療所等への代診医等の派遣，へき地従事者に対する研修，遠隔診療支援等の診療支援事業等が実施可能な病院を都道府県単位で「へき地医療拠点病院」として編成し，へき地医療支援機構の指導・調整の下に各種事業を行い，へき地における住民の医療を確保することを目的とする。

(2) 事業の実施主体
　この事業の実施主体は，へき地医療支援機構を設置している都道府県及び当該都道府県知事の指名を受けた者とする。

(3) へき地医療拠点病院の指定
　都道府県知事は，原則として医療機関のない地域で，当該地区の中心的な場所を起点としておおむね半径4kmの区域内に50人以上が居住している地区であって，かつ容易に医療機関を利用することができない地区（以下「無医地区」という。）及び無医地区ではないが，これに準じて医療の確保が必要と都道府県知事が判断し，厚生労働大臣に協議し適当と認めた地区（以下「無医地区に準じる地区」という。）を対象として，機構の指導・調整の下に巡回診療，へき地診療所等への医師派遣，へき地診療所の医師等の休暇時等における代替医師等の派遣等の（4）に掲げる事業（（4）ア，イ又はカのいずれかの事業は必須）を実施した実績を有する又はこれらの事業を当該年度に実施できると認められる病院をへき地医療拠点病院として指定するものとする。

(4) 事業の内容
　へき地医療拠点病院は，へき地医療支援機構の指導・調整の下に次に掲げる事業を行うものとする。
ア　巡回診療等によるへき地住民の医療確保に関すること。
イ　へき地診療所等への代診医等の派遣（継続的な医師派遣も含む）及び技術指導，援助に関すること。

ウ　特例措置許可病院への医師の派遣に関すること。
エ　派遣医師等の確保に関すること。
オ　へき地の医療従事者に対する研修及び研究施設の提供に関すること。
カ　遠隔医療等の各種診療支援に関すること。
キ　総合的な診療能力を有し，プライマリ・ケアを実践できる医師の育成に関すること。
ク　その他都道府県及び市町村がへき地における医療確保のため実施する事業に対する協力に関すること。

(5) **整備基準**
ア　施設
　　へき地医療拠点病院の診療機能を高めるとともに，へき地地域からの入院患者の受け入れに応じるための病棟，検査，放射線，手術部門及び医師住宅を設けるものとする。
イ　設備
　　へき地医療拠点病院として必要な医療機器及び歯科医療機器を備えるものとする。

3．へき地診療所

(1) **目的**
　この事業は，無医地区及び無医地区に準じる地区（以下「無医地区等」という。）において診療所を整備，運営することにより，地域住民の医療を確保することを目的とする。

(2) **事業の実施主体**
　この事業の実施主体は，都道府県，市町村，日本赤十字社，社会福祉法人恩賜財団済生会，厚生農業協同組合連合会，社会福祉法人北海道社会事業協会，全国社会保険協会連合会，医療法人，学校法人，社会福祉法人，医療生協及びその他厚生労働大臣が認める者とする。

(3) **設置基準**
ア　へき地診療所を設置しようとする場所を中心としておおむね半径4kmの区域内に他に医療機関がなく，その区域内の人口が原則として人口1,000人以上であり，かつ，診療所の設置予定地から最寄医療機関まで通常の交通機関を利用して（通常の交通機関を利用できない場合は徒歩で）30分以上要するものであること。
イ　次に掲げる地域で，かつ，医療機関のない離島（以下「無医島」という。）のうち，人口が原則として300人以上，1,000人未満の離島に設置するものであること。
　　＜以下省略＞

■ **参考資料**

1) 小濱啓次，福田充宏：へき地・離島における現地調査―救急医療の確保を目指して―．川崎医科大学救急医学，平成6年度～平成13年度（1994～2001年）
2) 小濱啓次特別講演：へき地・離島医療は医療の原点―僻地・離島医療に想いを寄せて―．へき地・離島救急医療学会誌，16；5-9，2018

3) 小濱啓次, 他：広域救急医療体制に関する研究―現状分析と今後の施策―. 厚生行政科学研究, 1989年3月
4) 小濱啓次, 他：救急医療ヘリコプターの実用化に関する研究. 厚生行政科学研究, 1991年3月
5) 小濱啓次, 福田充宏, 他：へき地・離島における有効な救急医療の確保に関する研究. 平成8年度厚生科学研究費補助金, へき地・離島における有効な救急医療の確保2. 関する研究報告書, 平成9年3月
6) 福田充宏, 小濱啓次, 他：厚生労働科学研究へき地・離島救急医療体制における救急医療機関の連携と患者と医療資源の集約化に関する研究. へき地・離島救急医療体制における救急医療機関の連携と患者と医療資源の集約化に関する研究分担研究報告書, 平成21年3月

第11章 ドクターヘリの現状と今後のあり方

1 ドクターヘリの現状

1 ドクターヘリの配備状況

ドクターヘリは現在,47都道府県に57機存在する(京都府は単独運用していない)。また,基地医療機関は67医療機関が存在する。数が合わないのは,北海道には5か所(札幌,旭川,釧路2か所,函館)の基地医療機関があり4機のドクターヘリを活用し,青森,新潟,長野,千葉,静岡,愛知,兵庫,鹿児島県には2か所の基地医療機関があり,それぞれの医療機関がドクターヘリを活用し,茨木,三重,佐賀県は1機のヘリコプターを2か所の基地医療機関が管理しているからである。

出動件数は年間2.5〜3万件で,2〜2.5万人の重症傷病者が高度医療機関(救命救急センター)に救命搬送されている。疾患は,主に外傷,脳血管障害,心疾患,呼吸器疾患に熱傷,中毒等である。

出動の停止の理由としては,天候不良が最も多く,その他,重複要請,時間外要請(夜間)等がある。

2 ドクターヘリ現場出動における経過時間

表11-1は,わが国ドクターヘリの基本的な経過時間を示した表である(令和4〔2022〕年度全国平均)。119番覚知から出動までに約20分を要している。

要請から離陸までの時間を短くすることも重要であるが,119番覚知から出動依頼までの時間をいかに短くするかが,今後の重症疾患の救命に繋がっているのである。著者はこれまでに4回,消防防災ヘリを救急医療用ヘリコプターとして活用したが,要請から出動までに20分以上を必要とし,それから医師をピックアップするので,さらに20〜30分を必要とする。これでは,とても救急医療用ヘリコプターとして利用できないと判断したのである。

表 11-1　ドクターヘリの現場出動における平均現場経過時間

- 119番覚知からドクターヘリ要請：13.9分
- ドクターヘリ要請から基地医療機関離陸までの時間：5.9分
- 基地離陸から現場着陸時間：13.4分
- 現場滞在時間（現場着陸から離陸）：22.5分
- 現場離陸から受け入れ病院着陸／ヘリ搬送：10.2分
- 現場離陸から受け入れ病院着陸／ヘリ搬送以外：19.0分
- 一出動当たりの平均所要時間（基地離陸から着陸時間）：48.6分

3　ドクターヘリ運航実績の推移

図11-1は，ドクターヘリの年度別出動件数と運航総数の推移を示しているが，ドクターヘリは，最近では年間2.5万〜3万件出動しており，死亡事故は1件もない安全運航が，毎日行われているのである。

4　ドクターヘリ傷病者搬送件数の推移

図11-2は，傷病者の搬送件数と搬送総数の推移を示しているが，試行的事業における救命率45.6％を考えると，毎年相当数の傷病者が救命され，予後の改善を得ていることが推測される。

また，表11-2は，ドクターヘリが搬送した疾患を分類した表である。データの数値は少し古いが，その分類はあまり変わっていない。すなわち，事故による外傷と心大血管疾患と脳血管疾患の重症例が，適切に搬送されている。

2　ドクターヘリの今後のあり方

1　広域救急医療指令センターの創設と消防機関との協力体制

ドクターヘリ基地医療機関に，三次救急疾患に対応する医師，看護師，救急隊員を中心とした都道府県単位の広域救急医療指令センターの構築が望まれる。

これまでにも書いたが，今後のドクターヘリのあり方で最も重要なことは，ドクターヘリやドクターカーを増やすのではなく，**消防防災ヘリといかに有効に，協力体制を構築するか**が，最も重要なことだ，と著者は思っている。また，**救命率を向上させるためには，傷病者の搬送業務としてではなく，欧米諸国にみられるように，救急医療として対応しなければならない**のである。重症傷病者の場合は，全国の都道府県に配備されているドクターヘリ基地医療機関に，重症傷病者に対応するMCも含めた広域救急医療指令センターを構築し，重症疾患の搬送に関しては，すべてこのセンターで，ドクターヘリにするのか，消防防災ヘリにするのか，それ

第 11 章　ドクターヘリの現状と今後のあり方

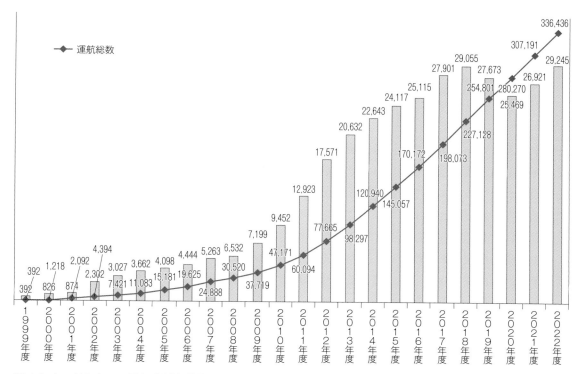

図 11-1　ドクターヘリ年度別出動件数と運航総数の推移

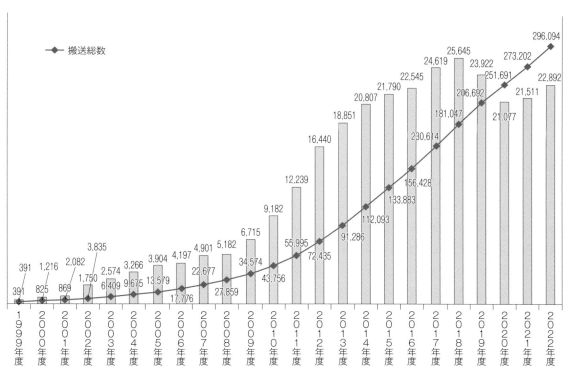

図 11-2　ドクターヘリ年度別傷病者搬送件数と搬送総数の推移

279

表 11-2　ドクターヘリによる搬送疾患（平成 28〔2016〕年度）

```
総搬送傷病者数　22,545 名
●外因性疾患　9,554 名（うち外傷　9,554 名：交通事故　4,359 名，その他　5,195 名）
○その他の外因性疾患　1,535 名
●内因性疾患　11,456 名（うち心大血管疾患　3,307 名，脳血管疾患　3,535 名）
○その他の内科疾患　4,614 名
```

　ともドクターカーにするのか，救急車にするのかを決めることが，今後の対応として最も重要なことであると著者は思っている。その最たるシステムは，パリ大学の Cara 教授が中心になって創設されたフランスの SAMU であろう。**医師が中心になって**システムを動かしており，その活動は多くの医師と市民によって支えられている。

　要するに，重症疾患に関しては，**搬送業務**としてではなく，**救急医療**として対応しなければ，よりよい救命治療はあり得ない，と著者は思うのである。諸外国では，医師が搬送に関与して，救命率の向上に努力しているのである。現在，熊本県で行われている熊本県方式が，その原点になるのではないかと著者は思っている。

　初期，二次に関しては，従来通り市町村が管理するが，重症疾患に関しては，救命するために必ず医師が救急医療として関与しなければならない。よって，三次重症疾患に関しては，**ドクターヘリ基地医療機関に都道府県単位の総合救急医療指令センターを創設し**，重症疾患に関して，都道府県単位に搬送手段，収容医療機関を決めるようにすれば，**重症傷病者の救命率の向上が得られる**のではないかと思われるのである。

2　ドクターカーの導入

　ドクターヘリの導入は，へき地・離島，現場における医師の救命治療の開始の時間を短縮し，現場，搬送途上での心肺停止をなくし，救命率の向上と予後の改善に効果をあげたが，都市では，救急救命士の特定行為によって，傷病者の医療機関への搬送が，30 分以上遅くなっている。このことについては，今もって特定行為が傷病者にとって，本当に，有効か否かの公的な判定がなされていないのである。特定行為によって，ドクターヘリと逆の現象である医療機関への搬入が遅くなっているので，その効果が良いのか，悪いのかの結果は，出ていると思うのであるが，効果がないのならば，法律にも書いてあるように，救急救命士の業務は，本来，搬送業務であり，いかに早く医療機関に搬送するかを検討すべき，と著者は思うのである。

　気管挿管は本来，救急専門医が行うべき医療行為であり，この医療行為を医師でない搬送を業務とする救急救命士に認めていること自体が，医療として，異常であると言わざるを得ないと，著者には思われるのである。厚生労働省は，早急に効果の有無を検討すべきと思うのである。

　著者は，救急救命士を創設した委員会に参加したが，救急救命士の気管チューブによる気管挿管は，医学的に決められたのではなく，行政的な意向から，決められた制度である，と著者

は思っている。要するに，医師のMCを得て，気道確保のために気管挿管を行うのが，救急の業務である，との前提にした法律を行政で決めたのである。著者は，救急救命士に気管挿管を認めるのならば，2～3年間，麻酔科かICUで研修すべき，と思うのである。

メモ11-1　ドクターカーとは

表11-3にドクターカーの定義を，表11-4にドクターカーの分類を示す。

本来のドクターカーとは，医師，看護師，救急救命士が搭乗し，重症傷病者を搬送できるスペースを有する救急車であり，基本的には，ECMO等の治療が可能な設備を有する医療用の救急車といえる。医師が救命治療を行い，看護師，研修医，救急救命士が，これをサポートするのが原点であろう。

表11-3　ドクターカーの定義（日本病院前救急診療医学会）

i）「緊急度・重症度の高い患者を病院外で診療するため，診療に必要な医療機器・医薬品等を搭載し，医師が搭乗した緊急自動車。傷病発生現場への出動，施設間搬送，在宅支援などに用いる。」
ii）道路交通法の緊急車両ではない車両（自動二輪車，自転車等）は，ドクターカーに該当しない。
iii）医療機関内に設置された消防分署又は，近隣消防機関の高規格救急車に医師が同乗して診療を行うシステム（ワークステーション；以下WS）について：
- 診療に必要な医療機器，医薬品等を搭載し，保険医療機関に所属する医師（看護師等の医療クルーを含む）が搭乗して，主体的に病院外で診療を行い，診療内容が当該医療機関の診療録に記載されるものは，ドクターカーに該当する。
- 搭乗医師が，メディカルコントロールを行う事例は，ドクターカーに該当しない。
ドクターカーを用いた救急医療サービスの略称：「**ドクターカー**」
- ドクターカーを用いた救急医療サービスの国際表記：「physician-staffed ground Emergency Medical Service（略称：physician-staffed GEMS）

表11-4　ドクターカーの類型と名称

類型	名称	車両の所属	患者搬送	医師派遣	主な機能
Ⅰ-①	（搬送機能付）ドクターカー	医療機関	○	○	現場出動 施設間搬送 その他
Ⅰ-②	ラピッド・ドクターカー	医療機関	×	○	現場出動 その他
Ⅱ	在宅ドクターカー	医療機関	×	○	往診 訪問診療
Ⅲ	ワークステーション型ドクターカー	消防機関	○	○	現場出動 施設間搬送 その他

3　固定翼航空機の導入

　札幌医科大学の浅井教授は，固定翼による重症傷病者の救命に努力されている．北海道のような広域へき地では，50kmまではヘリコプターで，それ以上は固定翼で，また離島の多い東京都，長崎，鹿児島，沖縄県では，今後は固定翼による搬送が必要になると思われるのである．ドイツのADACは固定翼機を持っている．また，今軍用に使用されているオスプレイ（LEONARDO：AW609 Tilt Rotor）が導入されるかもしれないのである．

4　高速道路への離着陸について

　高速道路への離着陸については，外国では当たり前であり，現場での救命治療が行われている．わが国では，すでに述べたように3省庁（国土交通省，総務省消防庁，厚生労働省）合意の文章が出ているが，事故現場への離着陸は，危険だとして認めていない．しかし，事故現場に離着陸するのが，管理上からも，医療からも便利で有効であるので，このような事例が増加すれば，事故現場への離着陸が大いに行われるようになる，と著者は思っている．

5　夜間運航について

　この問題は，今最も大きくて，必要な問題であるが，事故と費用のことを考えると，外国も同じであるが，急いで行わなければならない問題ではないと，著者は思っている．将来的には，災害は夜間も発生するので，消防機関がまず行い，その状況をみて，**夜間運航が医療上必要な地域に，夜間専用のヘリポートを設営し，実用化研究を行うべき**，と著者は考えている．
　「事故のない安全運航が，ドクターヘリ運航の原点」である．著者が，ドクターヘリのまとめとして本書を執筆するまでに，30万回近いドクターヘリの運航が行われているが，今まで事故による負傷者や死亡者が一人もいないことは，欧米の事例と比較してもあり得ない事実であり，このことによって，わが国はドクターヘリの安全性と治療効果が得られているのである．もし，川崎医科大学における（社）日本交通科学協議会による実用化研究で死亡事故が起こっていたら，ヘリコプターは危険だとして，ドクターヘリの全国展開はなかった，と著者は思っている．著者としては，関係している皆様に深く感謝申し上げたいと思うのである．
　世界の救急医療用ヘリコプターの関係者が，日本のドクターヘリにはどうして事故がないのかを見学に来ていただけるようになれば，日本のドクターヘリ運航が，世界のモデルになる日もそう遠くないとも思われるが，**「夜間運航もせずに，偉そうなことを言うな」**と言われる可能性もあるので，夜間運航に関しては，くれぐれも注意して対応していただきたいと思うのである．

6　へき地・離島に夜間照明付き臨時ヘリポートの設営

　今後は，へき地・離島に 24 時間体制の高度医療を提供するために，夜間照明付きの臨時ヘリポートを設営することが必要と思われるが，24 時間体制のドクターヘリを運航するためには，多額の費用が必要なので，そのためには，スイスの REGA のような半官半民の組織が必要と思われる。今後，厚生労働省，総務省消防庁，国土交通省，防衛省，警察庁等の国の組織とセコム等の民間組織が参加した協議会，検討会が必要であろう。

7　消防機関と厚生労働省，日本医師会との新しい協力体制の構築

　このためには，消防庁と厚生労働省，それに日本医師会を加えて，今の法律で定められている搬送業務を救急医療としてどうするかを検討しなければ，重症傷病者の救命にはならないと思われるのである。

8　基地病院でカバーできない地域への新しい基地医療機関の創設

　ドクターヘリの導入が可能な医療機関が存在しない地域には，新しい基地医療機関を創設することが必要だと思われる（北海道帯広にドクターヘリ基地医療機関ができれば，襟裳岬までの地域が 30 分以内にカバーできる）。

■ 参考資料

- 小濱啓次：ドクターヘリ．へるす出版，2003 年
- 日本航空医療学会監修，小濱啓次，杉山貢，西川渉：ドクターヘリー導入と運用のガイドブック．メディカルサイエンス社，2007 年
- ドクターヘリの広域運用．HEM-Net シンポジウム報告書，認定 NPO 法人救急ヘリ病院ネットワーク（HEM-Net），2012 年 10 月
- これからのドクターヘリ．HEM-Net シンポジウム報告書，2020 年 5 月

日本航空医療学会について

　日本航空医療学会は，1994（平成 6）年に「日本エアレスキュー研究会」として発足した。そして 2000（平成 12）年に「日本航空医療学会」と名称を改めた。
　日本における航空機による救急医療システムの確立とその普及を図り，さらには航空機に関連する医学，医療の向上に貢献することを目的としている。そのため，学術集会の開催，ドクターヘリ講習会の開催，機関誌の発行，関連出版物の刊行等の事業を行っている。

■役　員（任期：2023 年 11 月 2 日〜 2025 年 3 月 31 日に終了する事業年度にかかる定時評議員会の終結時まで）

理事長	猪口　貞樹	海老名総合病院	
理　事	荻野　隆光	水島協同病院	
	北村　伸哉	国保直営総合病院 君津中央病院	
	今　明秀	八戸市立市民病院	
	坂田久美子	愛知医科大学病院	
	坂本　照夫	大分大学医学部附属病院	
	篠田　伸夫	特定非営利活動法人 救急ヘリ病院ネットワーク	
	髙山　隼人	国立病院機構 長崎医療センター	
	早川　達也	総合病院 聖隷三方原病院	
	森岡　俊勝	セントラルヘリコプターサービス株式会社	
	柳川　洋一	順天堂大学医学部附属静岡病院	
	米盛　輝武	社会医療法人仁愛会 浦添総合病院	
監　事	小濱　啓次	川崎医科大学名誉教授	
	益子　邦洋	医療法人社団永生会 南多摩病院	
顧　問	國松　孝次	特定非営利活動法人 救急ヘリ病院ネットワーク	

ホームページ

https://jsas1994.jp/

◆著者略歴

小濱　啓次（こはま　あきつぐ）
1938（昭和13）年10月7日生

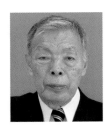

<学歴・職歴>

1964（昭和39）年3月　奈良県立医科大学卒業
1965（昭和40）年3月　聖路加国際病院インターン終了，同年医師国家試験合格，米国医師免許取得
1965（昭和40）年4月　奈良県立医科大学大学院医学研究科整形外科学入学
1966（昭和41）年4月　大阪大学大学院医学研究科麻酔学に転校
1969（昭和44）年3月　大阪大学大学院医学研究科麻酔学修了，医学博士
1969（昭和44）～1970（昭和45）年　アメリカ・ユタ大学メディカルセンターシニアレジデント
1970（昭和45）～1975（昭和50）年　兵庫県立西宮病院交通災害医療センター医長
1975（昭和50）年9月　川崎医科大学助教授（麻酔学第1講座），救急部長
1976（昭和51）年5月　川崎医科大学教授（麻酔学第3講座：救急部担当）
1977（昭和52）年4月　川崎医科大学救急医学講座主任教授
1979（昭和54）年6月　川崎医科大学附属病院救命救急センター部長
1981（昭和56）年4月　川崎医科大学附属病院高度救命救急センター部長
2004（平成16）年3月　川崎医科大学定年退職，同年川崎医科大学名誉教授
2004（平成16）年4月　川崎医療福祉大学保健看護学科教授
2012（平成24）年3月　川崎医療福祉大学退職
2012（平成24）～2014（平成26）年　川崎医療福祉大学非常勤講師
2014（平成26）年4月　青山病院名誉院長，現在に至る

<厚生省・財団・学会等役職>

- 厚生省救急医療体制基本問題検討委員会委員（1989〔平成元〕～1991〔平成3〕年）
- 日本救急医療研究・試験財団理事（1991〔平成3〕年12月13日～1998〔平成10〕年3月31日）
- 日本救急医療研修財団理事（1993〔平成5〕年6月18日～1998〔平成10〕年3月31日）
- 日本救急医療財団理事（1998〔平成10〕年4月～2010〔平成22〕年3月），副理事長（2004〔平成16〕年4月～2010〔平成22〕年3月），評議員（2010〔平成22〕4月～現在）
- 日本救急医療財団心肺蘇生法委員会委員長（1999〔平成11〕年7月～2002〔平成14〕年9月），委員（2002〔平成14〕10月～2005〔平成17〕3月，2024〔令和6〕8月～現在）
- 日本救急医療財団救急救命士試験委員会委員（1991〔平成3〕～1999〔平成11〕年）
- 日本医師会救急蘇生法教育検討委員会委員長（1992〔平成4〕～1994〔平成6〕年）
- 日本航空医療学会監事
- 認定NPO法人救急ヘリ病院ネットワーク（HEM-Net）顧問
- 日本病院前救急診療医学会理事
- へき地・離島救急医療学会監事
- 日本交通科学学会理事
- 日本救急医療財団評議員
- 岡山救急医療研究会顧問
- 日本赤十字社救急法研究委員会顧問
- 日本の医療を考える懇話会代表世話人

＜学会名誉会員・功労会員＞

日本救急医学会名誉会員，日本臨床救急医学会名誉会員，日本航空医療学会名誉理事長，日本災害医学会名誉会員，日本救命医療学会名誉会員，日本熱傷学会名誉会員，日本中毒学会名誉会員，日本脳死・脳蘇生学会名誉会員，日本蘇生協議会名誉会員，日本集中治療医学会功労会員，日本外科系連合学会功労会員

＜主な著作＞

『救急疾患の早期診断と初期治療』（新興医学出版社，1977年）
『心肺蘇生法の実際―心停止，呼吸停止における緊急処置』（へるす出版，1981年）
『救急マニュアル―救急初療から救命処置まで』（編著・医学書院，1983年）
『呼吸不全の臨床と生理』（分・中外医学社，1984年）
『症状を中心とした救急診療ハンドブック』（編著・中外医学社，1987年）
『標準救急医学』（共著・医学書院，1991年）
『虚血と臓器障害―虚血によって何が起こるか』（監修・へるす出版，1991年）
『アウトドア救急ハンドブック』（分・小学館，1994年）
『救急医学教育―その理論と実践』（へるす出版，1995年）
『ドクターヘリ』（へるす出版，2003年）
『救急医療改革―役割分担，連携，集約化と分散』（編著・東京法令出版，2008年）
『新しい救急医療体制の構築―救急医療体制改善のための提言』（編著・へるす出版，2009年）
『あなたは救命されるのか―わが国の救急医療の現状と問題解決策を考える』（へるす出版，2009年）
『救急医療40年―救急医学・救急医療改革への道程』（へるす出版，2011年）
『死とはなにか，いかなる死をいつ求めるのか』（文藝春秋社，2012年）
『生死学（臨床死生学）―医療・福祉現場における生から死への医学』（編著・へるす出版，2013年）
『病院前救急医学』（編著・へるす出版，2014年）
『ドクターヘリの全国展開と広域救急医療体制の構築』（へるす出版，2023年）

○主な受賞

- 緑風会奨励賞（1984〔昭和59〕年；救急医学教育）
- 岡山県医師会救急医療功労賞（1997〔平成9〕年；救急医療）
- 日本医師会最高優功賞（1998〔平成10〕年；救急・災害医療体制，心肺蘇生法の制定）
- 救急医療岡山県知事表彰（1999〔平成11〕年；救急医療体制）
- 救急医療功労賞厚生労働大臣表彰（2001〔平成13〕年；救急医療体制）
- 山陽新聞社賞（2004〔平成16〕年；救急医療体制，救急医学教育）
- 全日本交通安全協会緑十字金賞（警察庁長官賞）（2004〔平成16〕年；道路交通法改正により自動車運転免許証取得時における応急救護処置教育受講の義務化と教科書の作成）
- 救急功労者表彰（消防庁長官賞）（2006〔平成18〕年；救急救命士制度の導入と教育プログラムの作成，ドクターヘリの導入）
- 日本赤十字社社長救急法教育感謝状（2015〔平成27〕年；心肺蘇生法の教育指導）
- 瑞宝小綬章（2021〔令和3〕年；救急医学講座の創設と救急医学教育の導入）

```
┌─────────────────────────────────────────────────────────────┐
│ JCOPY 〈(社)出版者著作権管理機構 委託出版物〉                  │
│                                                             │
│   本書の無断複写は著作権法上での例外を除き禁じられています．│
│  複写される場合は，そのつど事前に，下記の許諾を得てください．│
│  (社)出版者著作権管理機構                                   │
│   TEL. 03-5244-5088   FAX. 03-5244-5089   e-mail：info@jcopy.or.jp │
└─────────────────────────────────────────────────────────────┘

## 改訂 ドクターヘリ
### 救急医療用ヘリコプターの現状と救命医療システムのこれからを考える

定価（本体価格 6,000 円＋税）

2003 年 12 月 1 日　第 1 版第 1 刷発行
2025 年 1 月 20 日　第 2 版第 1 刷発行

著　者／小濱　啓次
発行者／長谷川　潤
発行所／株式会社 へるす出版
　　　　〒164-0001　東京都中野区中野 2-2-3
　　　　Tel. 03（3384）8035［販売］　03（3384）8155［編集］
　　　　振替 00180-7-175971
　　　　https://www.herusu-shuppan.co.jp
印刷所／株式会社メイク

©Akitsugu Kohama, 2025, Printed in Japan
落丁本，乱丁本はお取り替えいたします。　　　　〈検印省略〉
ISBN978-4-86719-099-9
```